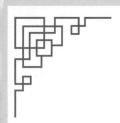

养老护理师资

主编 许虹 李冬梅

副主编 陈雪萍 吴秀仙 杨慧兰 邹继华

培训教程

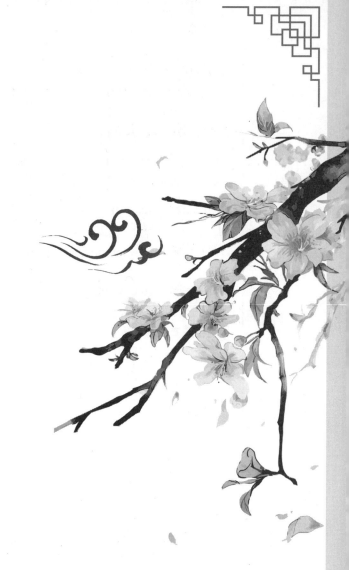

U0294741

人民卫生出版社

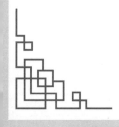
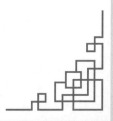

图书在版编目（CIP）数据

养老护理师资培训教程 / 许虹，李冬梅主编 . —北京：
人民卫生出版社，2018
ISBN 978-7-117-26130-2

Ⅰ . ①养…　Ⅱ . ①许…②李…　Ⅲ . ①老年医学 –
护理学 – 师资培训 – 教材　Ⅳ . ①R473

中国版本图书馆 CIP 数据核字（2018）第 040414 号

人卫智网	www.ipmph.com	医学教育、学术、考试、健康，
		购书智慧智能综合服务平台
人卫官网	www.pmph.com	人卫官方资讯发布平台

养老护理师资培训教程

主　　编：许　虹　李冬梅
出版发行：人民卫生出版社（中继线 010-59780011）
地　　址：北京市朝阳区潘家园南里 19 号
邮　　编：100021
E - mail：pmph @ pmph.com
购书热线：010-59787592　010-59787584　010-65264830
印　　刷：保定市中画美凯印刷有限公司
经　　销：新华书店
开　　本：787 × 1092　1/16　　印张：18
字　　数：438 千字
版　　次：2018 年 4 月第 1 版　2018 年 4 月第 1 版第 1 次印刷
标准书号：ISBN 978-7-117-26130-2/R・26131
定　　价：56.00 元

打击盗版举报电话：**010-59787491　E-mail：WQ @ pmph.com**
（凡属印装质量问题请与本社市场营销中心联系退换）

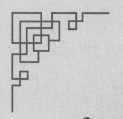 **编　委**（按姓氏拼音排序）

鲍冠君（衢州职业技术学院）

陈　昕（杭州师范大学医学院）

陈建华（丽水学院）

刁文华（山东中医药高等专科学校）

丁亚萍（杭州师范大学医学院）

范晓江（衢州职业技术学院）

范亚峰（杭州师范大学医学院）

高春燕（海宁市人民医院）

李冬梅（杭州师范大学医学院）

梁　琦（杭州师范大学医学院）

楼　妍（杭州师范大学医学院）

楼　艳（丽水学院）

罗　烨（衢州职业技术学院）

吕娟妹（海宁市人民医院）

毛　翠（衢州职业技术学院）

钱　英（杭州师范大学医学院）

孙曙青（杭州师范大学医学院）

陶月仙（杭州师范大学医学院）

王　珊（杭州职业技术学院）

吴秀仙（衢州职业技术学院）

吴育红（杭州师范大学医学院）

许　虹（杭州师范大学医学院）

杨慧兰（海宁卫生学校）

余红剑（杭州师范大学医学院）

张丽君（杭州师范大学医学院）

张欣颖（衢州职业技术学院）

赵　磊（丽水学院）

朱世敏（嘉兴市安定医院）

邹继华（丽水学院）

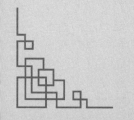 **秘　书**　陈　昕（兼）　刁文华（兼）

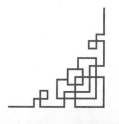

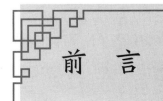
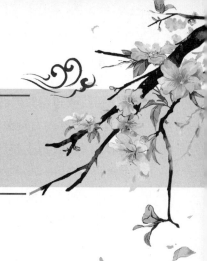

前　言

我国于1999年正式步入老龄化社会。由于老年人预期寿命不断提高,生育水平持续走低,使得老龄化进程更加迅猛。据预测,到2050年,中国老年人口将达到4.8亿,几乎占全球老年人口的1/4,呈现出规模大、增长速度快、未富先老的特征。由于城市化进程加速、家庭核心化、女性社会活动参与增多等原因导致传统家庭照护功能弱化,传统家庭养老向社区、机构养老等多元化养老模式转换,社会对养老护理人才的需求日益增长。但现阶段我国养老护理队伍的现状并不乐观,普遍存在着专业人员数量少、学历水平偏低、专业技术缺乏、素质不高、持证上岗率低及人才流失严重等问题。我国于2002年出台了《养老护理员国家职业标准》,将养老服务员列入国家劳动职业资格认证范围。自此,各省市地区陆续开始"试验田"式的培训,但这些培训仍旧存在着诸多问题,其中高素质、专业化的师资队伍是影响培训质量的关键因素。

杭州师范大学近些年依托与浙江省民政厅、浙江省人力资源与社会保障厅合作的平台,探索"校政、校校、校企合作培养养老护理人才模式",在老年护理人才培养、在职养老护理人员培训、老年服务与管理科学研究、养老护理省地方标准的制定、老年服务与管理专业规划教材的编写出版等方面取得了一定的成效。为了充分发挥省级培训中心和基地的引领示范作用,我们汇集了衢州、丽水、海宁三个分基地和杭州师范大学钱江学院、省内其他高校的资源,依据本团队制定的浙江省首个养老护理地方标准——《养老护理员培训规范》(DB33/T 2001—2016),编写了《养老护理师资培训教程》,旨在通过培训养老护理师资,快速提升养老护理队伍专业知识和能力。

《养老护理师资培训教程》分10章,内容涵盖绪论、老年人基础护理、老年康复护理、老年人的心理护理、教育理论与教育方法、养老护理服务管理、老年人社会照护与社会工作、养老文化、智慧养老、老年人健康管理。体例上每章首设本章要点、学习目标,导入案例与思考引入每章正文;为了增强本书的知识性与实践性,拓展读者的知识面,提高读者理论联系实际、自主运用所学知识的能力,体例上增设了知识链接;每章末尾设有思考题,运用案例培养学生分析问题、解决问题的能力,加强理论与实践、前期与后期课程知识的结合。书后附有参考文献,为学生提供学习资源。

该教程不仅是养老护理人员在职培训教材,也适合作为高等医学院校老年护理专业大专生、本科生、硕士研究生的参考教材以及各级卫生行政管理人员、临床和社区医护人员、养老机构行政和养老护理人员的参考书。在编写过程中,得到了人民卫生出版社、浙江省民政厅、浙江省人力资源和社会保障厅、浙江省质量技术监督局、参编作者单位和杭州师范大学领导的大力支持,同时,本教程参考和引用了国内外同行的文献,在此一并表示衷心的感谢!

由于初次依据规范编写职业培训教程,经验不足,难免有纰漏与不足,恳请同行专家及广大读者批评指正。

许 虹 李冬梅

2018 年 1 月

目 录

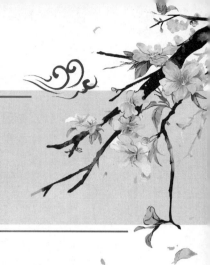

第一章
绪　论

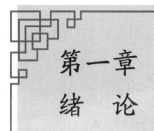

【本章要点】

1. 养老护理的概念、目标、工作内容和素质要求。
2. 道德、职业道德、养老护理职业道德的概念。
3. 养老护理职业道德的要求和管理。
4. 伦理、养老护理伦理的概念。
5. 养老护理伦理的要求和管理。
6. 我国老年人权益保障相关政策法规。
7. 养老护理人员从业资质及权益保障。

【学习目标】

识记：1. 简述养老护理目标。
　　　2. 简述养老护理职业道德要求。
　　　3. 简述养老护理伦理要求。
　　　4. 简述我国老年人权益保障相关政策法规内容。
理解：1. 理解养老护理的工作内容。
　　　2. 理解养老护理职业道德的管理内容。
　　　3. 理解养老护理伦理的管理内容。
运用：1. 能够运用养老护理道德与伦理等相关知识有效应对实践中出现的问题。
　　　2. 能运用所学政策法规知识保护老年人正当权益。

导入案例与思考

　　杨奶奶在某养老院住了4年多,因脑梗后遗症行动不便,平时很少回家。今天,杨奶奶听说孙女毕业要去外地工作想回家看看,可刚出养老院大门就因雨后路滑摔倒。护理员王某发现后马上将老人扶回房间,为老人擦身换衣、检查身体,在确认老人身体无大碍后,又忙着洗脏衣服。"多亏了她,没有她我可怎么过下去呀!"说起王护理员照顾自己的点点滴滴,杨奶奶不禁落下泪来。多年来,王护理员为老人们喂药喂饭、洗澡

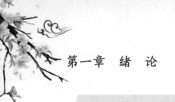
擦身、疏导谈心,先后获得"白求恩精神奖""全国劳动模范"和"全国优秀共产党员"等多项殊荣。在她的带动下,养老院的员工以她为标杆,尊老敬老,将老年人当做自家爷爷奶奶悉心照料。

请思考以下问题:

1. 什么是养老护理? 养老护理的工作内容和素质要求有哪些?
2. 什么是养老护理职业道德?
3. 通过此案例你认为养老护理员应具备什么样的职业道德?
4. 如何加强养老护理人员的职业道德教育?

高素质的养老护理人才是保证老年人获得高品质服务的关键因素,也是养老服务机构的核心,同时也与机构入住率和效益密切相关。随着我国人口老龄化程度日益加速,养老护理服务需求日趋多样化、专业化,对养老护理人员的专业知识与技能、职业道德与服务伦理提出了更高的要求。为了更好地规范、促进养老护理服务的发展,各国制定并执行了一系列政策法规,对促进社会福利和老龄事业的健康发展起到了积极的作用。

第一节 概 述

2002 年我国出台了《养老护理员国家职业标准》,2011 年修订为《养老护理员国家职业技能标准(试行)》,对养老护理员职业的活动范围、工作内容、技能要求和知识水平等作出了明确规定,养老护理服务走上了职业化发展的方向。

一、概念

(一)养老护理

养老护理是指以老年人为服务对象,以提高健康生活质量为目的,为失能或半失能者提供的一系列有目的、有计划的健康护理、个人照料和社会服务项目。

(二)养老护理员

养老护理员是指遵照国家法律法规,获得国家职业等级资格证书,对机构养老和居家养老需要照护的老年人提供生活照料、医疗护理、健康护理和心理疏导的专业服务人员。养老护理员作为养老护理服务的执行者和管理者,在提高老年人生活质量、增加国民幸福指数、减轻社会经济负担等方面肩负着重要的使命和责任。

(三)养老护理师资

养老护理师资是指接受过专门的教育和培训,具有养老护理相关的专业理论知识、实际操作和教学技能,能够承担养老护理员培训的人员。

二、养老护理的目标

老年人面临多种老年期变化和病痛,养老护理的最终目标是保持其最佳功能状态,提高生活质量。

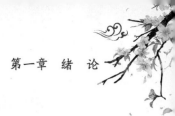

（一）增强自我照顾能力

大多数情况下老年人多以被动形式接受照护服务,处于依赖、无价值、丧失权利的感受中,自我照顾意识不足,久而久之使其自我照顾能力不断退化。因此,应善于利用老年人自身资源,通过健康教育等方式提供或维持自我照顾能力,维持和促进其功能。

（二）延缓衰退及恶化

通过健康教育和各种养老护理措施,提高老年人的自我保护意识,改变不良生活方式和行为,避免和减少危害健康的因素,预测老年人可能发生的问题,采取积极有效的措施预防并发症的发生,延缓病情恶化及衰老。

（三）提高生活质量

养老护理活动不仅仅是提供生活照护、护理及心理慰藉等,而应是促进老年人在生理、心理和社会方面处于完好状态,提高生活质量,体现其生命价值和尊严。

（四）安享生命晚年

当老年人处于临终状态时,养老护理人员应在生理、心理和社会等方面给予老年人及其家属支持和帮助,满足需要,并保持尊严,使其能够舒适度过生命最后时期。

三、养老护理的工作内容

养老护理工作为老年人提供生活照料、基础护理和康复护理活动,减轻痛苦和负担,并给予心理支持,维护生命尊严。

（一）提供生活照料

接受养老护理服务的老年人大都是失能或半失能、高龄者,因此首要任务是提供生活照料,满足老年人基本生活需求,包括日常生活起居、清洁卫生、睡眠照料、饮食照料、排泄照料、安全保护等。

（二）提供基础护理

由于身体功能的老化、患有各种疾病,缓解症状、减轻痛苦对于老年人来说是非常重要的。养老护理人员应协助医护人员为老年人提供给药、冷热应用、急救、健康教育等基础护理活动。

（三）提供康复护理

患有高血压、糖尿病、脑血管意外等老年人数量不断增加,因偏瘫、失语、认知障碍等致残者也随之增多。为老年人提供康复训练,组织开展各类休闲娱乐活动,对提高老年人生活质量具有重要意义。

（四）提供心理护理

步入老年期,老年人社会角色也随之发生变化,且承受衰老与疾病的痛苦,易产生孤独、抑郁、焦虑等情绪。养老护理人员应为老年人及其家属提供心理健康宣教,观察分析老年人心理变化,疏导不良情绪,协助解决临终老年人的心理与社会需求。

四、养老护理人员的素质要求

养老护理是人对人的服务,服务质量和效果在很大的程度上取决于提供服务的养老护理人员的素质。

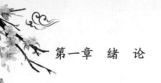

（一）热爱本职工作，忠于职守

养老护理服务直接关系到老年人的健康和生活质量，但由于工作强度大、社会地位不高、待遇低等因素，导致需求虽大但职业认同感低。因此，作为养老护理人员应热爱本职工作，根据老年人的生理、心理和社会特点，为其提供高质量养老护理服务，尊重其人格和自尊，维护隐私，保护合法权益。

（二）具有高度的责任心、爱心、耐心及奉献精神

老年人具有较多且特殊的健康问题和需求，对护理人员的依赖性较大。因此，养老护理服务人员应本着尊老、敬老、以人为本、服务第一、爱岗敬业、遵纪守法、自律奉献的精神，在工作中做到爱心、耐心、细心、热心和诚心照护老年人。

（三）掌握养老护理专业知识，敏锐观察和判断老年人健康问题

由于衰老，且多数老年人身患多种疾病，病程长，合并症、并发症多。因此，养老护理人员应全面掌握专业理论知识和技能，准确、敏锐地观察和判断老年人健康问题，及时采取有效干预措施，以满足其健康方面的需求，提高服务质量。

（四）具有良好的沟通交流能力

对于老年人群的诸多问题，养老服务人员应具备良好的沟通交流能力，以便准确、全面地评估其健康状况，及时发现现存和潜在的健康问题和各种需求，以助于老年人健康发展。

五、养老护理的发展

养老护理是老年护理的重要组成部分，发展起步较晚，与世界各国人口老龄化程度、国家经济水平、社会保障制度、护理教育发展等密切相关。

（一）国外养老护理的发展

第二次世界大战之前，国外养老仍以家庭为主，由家人为老年人提供经济、生活、精神上的照护。部分宗教群体和社区组织只为不能自理的贫困老年人提供护理服务。作为一门系统的学科，老年护理最早出现于美国，自 1900 年至今其发展共经历四个阶段：

1. 理论前期（1900—1955）　欧洲工业革命的兴起推动了社会、经济和科技的发展，人们的生活条件得到改善，进入出生率低、死亡率低阶段。老年护理获得重视，但这一阶段尚无健全的理论作为指导护理实践的基础。

2. 理论基础初期（1955—1965）　第二次世界大战之后，西方发达国家人口趋于老龄化，有关老年人的政策发生变化，养老步入社会化养老阶段。老年护理的理论和科学研究也进入快速发展阶段，第一本老年护理教材出版，1961 年美国护理协会设立老年护理专业小组，老年护理成为一门独立学科又向前跨了一步。

3. 推行老年人医疗保险福利制度后期（1965—1981）　随着世界人口老龄化加剧，用于老年人的财政支出日益沉重，社区照护服务兴起，老年护理活动开始与社会活动相结合。1966 年美国护理协会成立老年病护理分会，并在研究生课程开设老年护理专业；1969 年老年护理实务标准颁布，成为老年护理学发展的重要契机；1973 年老年护士制度开始实施；1975 年《老年护理杂志》创刊，老年护理真正成为护理学中一个独立的分支。

4. 全面完善和发展时期（1985 年至今）　西方国家进一步改革社区服务，提倡人文主义医疗卫生服务、社区服务相融合。在此背景下，老年护理专业得到进一步发展，1989 年老年专业护士制度开始实施，继续教育机构为方便护理人员提高老年护理知识与技能，建立了包括以网络为基础的课程、远程教学、老年护理专业网站等。同时,逐步形成了学士、硕士、博士等多层次老年护理人才梯队。

（二）我国养老护理的发展

20 世纪 90 年代末,我国进入老龄化社会,政府开始重视老年护理服务事业,先后发布了《关于加强老龄工作的决定》和《中国老龄事业发展纲要》等一系列相关政策。国内先后建立了老年学和老年医学研究机构,老年护理学也作为一门新兴学科受到广泛重视。1999年,中华护理学会正式成立"老年病护理专业委员会"。

进入 21 世纪,随着我国人口老龄化发展态势日益严峻,养老护理服务需求日益多样化与多层次化,老年护理人员严重匮乏,老年护理教育滞后,难以满足老年人的全身心照护需求。为促进老年护理事业发展,政府相继出台了相关政策。2014 年,教育部等九部门联合印发《关于加快推进养老服务业人才培养的意见》提出工作目标:"到 2020 年基本建立以职业教育为主体,应用型本科和研究生教育层次相互衔接,学历教育和职业培训并重的养老服务人才培养培训体系。"2017 年,我国教育部高等学校护理学专业教学指导委员会颁布的《本科医学教育标准——护理学专业》将老年护理列入护理学专业课程体系之内。目前,我国老年护理相关政策文件的相继出台,系列教材、刊物、专著等的大量出版,与国外老年护理学术交流广泛开展,但与国外相比尚存在一定距离,今后有待进一步加强。

第二节 养老护理人员的职业道德

老年人具有特殊的生理、心理、社会特点,要求养老护理人员不仅具备专业的知识和技能,还应具备良好的职业道德。在养老护理人员培养过程中,职业道德教育是最基础、最核心的内容,应放在人才培养的首要位置并贯穿于整个人才培养的全过程。

一、概述

从业人员在职业活动中都应遵守道德,即职业道德,它是社会化的角色道德,不同于人们在家庭中所承担的角色道德,是在社会职业活动中所表现出来的道德准则。

（一）道德

道德是人类社会生活中所特有的一种普遍的社会现象,是社会调整人与人之间、个人和社会之间关系的行为规范和准则。它以一定的价值标准,通过各种形式的教育和社会舆论评价人的各种行为,调整人们之间的关系。道德由一定的社会经济基础所决定,是人们判断是非、善恶、好坏、荣辱、公私的标准,具有一定的时代性。道德具有以下功能:

1. 调节职能 调节职能是最主要的社会功能。道德通过判断、评价等方式指导和纠正人们的行为,起到协调人与人之间、人与社会之间的关系。

2. 认识功能 道德通过道德批判、道德标准和道德理想等特殊形式,体现个人与他人、集体与社会的利益关系,使人们能够在与现实世界的价值关系中掌握道德选择的知识,从而明确其行为。

3. 教育功能 教育功能是指通过评价、激励等方式,形成社会舆论和社会风尚,树立道德榜样,塑造理想人格,达到培养人们道德观念、道德行为和道德品质的目的。

4. 评价功能 评价功能是指在道德活动中依据一定社会或一定阶级的道德标准对个

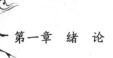

人或集体的道德行为和品质进行是非、善恶、荣辱、正当或不正当等道德价值判断和评论。道德在现实生活中的调节、教育等功能主要是依靠道德评价来实现。

（二）职业道德

职业道德是指在职业范围内所形成的比较稳定的道德观念、行为规范和习俗的总和，是从事一定职业的人们在其岗位上应遵循的特定行为规范，也是该行业对社会所负的道德责任和义务，它是职业品德、职业纪律、专业胜任力及职业责任等的总称。

职业道德是一种职业规范，受社会普遍的认可。但是，没有明确形式，通常以观念、习惯、信念等表现，通过员工自律实现。职业道德的标准多元化代表了各行业具有的不同价值观，承载该行业的文化和凝聚力。职业道德具有以下特征：

1. 行业性 职业道德内容与职业实践活动紧密联系，反映该特定职业活动对从业人员行为的道德要求。因此，职业道德的行业性很强，不具有全社会普遍的适用性。

2. 继承性 职业道德与职业活动密切相关，即使在不同社会经济发展阶段，服务对象、服务手段、职业利益、职业责任和义务也相对稳定，职业道德要求的核心内容会被继承和发扬。如春秋时代孔子所概括的"诲人不倦""因材施教"等教师职业道德规范一直传习至今。

3. 实践性 职业活动是具体的实践活动，根据职业实践经验概括出来的职业道德规范，具有较强的针对性和实践性。一般以行业公约、工作守则、行为须知、操作规范等具体的规章制度形式，来教育、约束本行业的从业人员。

（三）养老护理职业道德

养老护理职业道德是养老护理社会价值和养老护理人员理想价值的具体体现，是在一般社会道德基础上根据专业的性质、任务及其岗位对老年人健康所承担的社会义务和责任。养老护理职业道德是对养老护理工作者提出的职业道德标准和行为规范，用于指导自己言行，调整与老年人及其家属、养老服务组织及社会之间关系，判断自身和他人在生活照护、护理、预防保健、管理、科研等实践过程中行为是非、善恶、荣辱和褒贬的标准。

二、养老护理道德的价值

道德价值是指一定的道德观念、道德行为对社会和人所具有的道德意义。养老护理道德价值是道德价值在养老护理职业中的具体化，是从业人员在一定道德原则和规范指导下所形成的道德意识和行为在满足老年人及其家属、学科发展需要的一种社会属性。

（一）有助于提高养老护理服务质量

养老护理的工作质量取决于护理人员的技术条件及其服务态度，而服务态度又与自身的职业道德息息相关。具备良好职业道德的从业人员，能够将所掌握的知识科学有效地运用到实践中去；能够在面对老年人病程长、病情重的情况下不断勉励自己用最好的状态去护理老年人；能够更好地理解老年人的心理与生理需要，设身处地为他们着想；能够用亲切的言行给老年人以温暖、安慰，倾听其诉求，取得信任，从心理上减少顾虑，有助于增加老年人对生活的信心。

（二）有助于提高养老护理服务满意度

在养老护理服务过程中，护理人员与老年人的关系是最基本、最重要、最活跃的人际关系。树立高尚的职业道德，坚持"以人为本"的人文精神，给予老年人关怀、鼓励和帮助，使

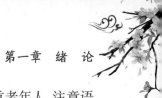

其获得安全感和信任感,主动配合养老护理工作。同时,在工作中充分尊重老年人,注意语言的礼貌,评估老年人及其家属的心理状态并给予适宜的护理措施,可提高养老护理服务满意度。

（三）有助于促进社会道德进步

养老护理道德是整个社会道德的重要组成部分,既是一种社会意识,又是养老护理人员的必备行为。作为社会意识,它来源于社会生活中的养老护理实践,又反过来对社会生活和养老护理实践起推动作用,是推动养老护理实践发展和社会生活进步的内在动力。从某种意义上讲,养老护理道德也是社会道德的一个窗口,它直接反映当今社会道德的总体风尚。因此,加强全体养老护理人员道德水平的培养和提高,有利于促进整个社会道德水平的提高。

三、养老护理职业道德的要求

养老护理是一种更具有社会意义和人道主义精神的职业,因此对从业人员的职业道德修养提出了更严格的要求。

（一）尊老敬老,以人为本

关爱老年人,不仅是一种美德,更是一种义务与责任。尊老爱老意味着不仅要赡养孝敬自己的父母长辈,还要尊重社会上与自己没有血缘关系的老年人。老年人为社会发展做出贡献,步入老年期在日常生活照料、护理及精神慰藉方面有着特殊需求。养老护理人员在照护老年人过程中应奉行尊老、敬老、爱老、助老的传统美德,充分体现"以老年人为本"的理念,从老年人根本利益出发,满足老年人合理需求,为其分忧解难,切实保障老年人的权益,让发展的成果惠及全体老年人。

（二）服务第一,爱岗敬业

养老护理作为一种服务性行业,要求将老年人的利益置于首要地位。养老护理工作范围广泛、烦琐,但在待遇与工作负荷上不成正比,热爱养老护理事业,认同这一职业是职业道德的首要规范。因此,养老护理人员应全身心地投入,以恭敬、严肃、负责的态度对待工作,一丝不苟,兢兢业业,专心致志,勤奋自强。

（三）遵章守法,自律奉献

当今社会分工日益细化,各行业都有一定的政策法规和技术章程,以及约定俗成的职业道德,约束从业人员按照其所规定的各项内容规范自己的言行,从而使该行业得以安全有序运行。作为养老护理人员,应遵守《中华人民共和国老年人权益保障法》《养老护理员国家职业技能标准(试行)》《劳动法》《劳动合同法》等政策法规。在提供服务过程中处处为老年人着想,严格要求自己,积极进取、精益求精,不断提高服务水平。

四、养老护理职业道德的管理

良好的养老护理道德,需要通过教育以及相关的规章制度进行规范,在实践中不断巩固增加认同感。

（一）通过在职培训树立养老护理职业道德

树立正确的养老护理职业道德,首先要对养老护理服务有正确的认识。通过入职培训的学习教育,进一步帮助护理人员树立正确的人生观、价值观,激发其职业情感、职业信念、

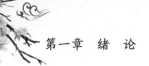

职业理想,从而形成正确的职业导向与培训规范的行为,如交往礼仪、语言行为规范、着装规范等等,通过行为将职业道德具体化;定期开展相关道德教育,列举经典案例,加深对养老护理服务认识的重要性,有针对性地开展职业道德教育,帮助护理人员增强道德意识,提高护理工作责任心;加强自身的心理素质,在面对各种情况时能够保持冷静,积极应对,不因个人的情绪而对工作有所影响。

（二）在日常工作中注意强化养老护理职业道德

职业道德修养是规范养老护理服务行为的准则,是保证工作顺利实施的前提。在护理老年人过程中,护理人员应对自己的言行举止有意识地进行控制和管束,不断把握、审视、检查、评价自我,对不良行为积极改正。从事养老护理服务资历较深的工作人员,应当以身作则,言传身教,并尊重、理解、关爱被带教人员,以自己的实际行动教育新同事。

提供养老护理服务的机构应营造良好的职业环境氛围,利用相关节日开展专业色彩浓厚、丰富多彩的知识竞赛或文娱体育活动,在宣传栏张贴服务标语和服务承诺,评选"服务标兵""微笑护理人员""星级护理人员"等。此类举措对发展护理人员的个性特长、培养良好的道德情操、意志品质均可起到积极的推动作用。搞好典型示范教育活动,请优秀护理人员介绍工作体会,引导护理人员对自身人生价值的思索和对工作的热爱。

（三）制定规章规范养老护理职业道德

养老护理服务组织应制定相应的规章制度规范约束养老护理人员的职业道德相关言行,如养老护理人员道德标准、服务文明用语等,且面向全体员工公布,接受职工、老年人及其家属监督,形成自律,还应建立投诉箱、举报电话,每月不定期深入老年人及其家属中抽查职业道德规范执行情况,定期进行护理服务满意度调查,对存在的问题或不良现象及时反馈整改,并纳入服务质量考核奖惩当中,使每一位护理人员的言行置于护理职业道德规范的约束和管理之中。

第三节　养老护理伦理

养老护理伦理是养老护理服务人员工作中必须遵循的基本道德原则,它对服务质量的提升与老年人生活质量的提高等具有重要的意义。养老机构应通过伦理教育等多种措施提高养老护理服务人员的伦理水平。

一、概述

道德是伦理的精神基础。道德表达的是最高意志,是一种精神的最高原则,是抽象的存在,而伦理是指社会的一种规范性质,是次高的、具体的。

（一）伦理

伦理中的"伦"本意指辈分,指人伦,即人与人的关系;"理"是指事理、情理、方法、规则,即人们为人处世应遵循的道德律令和原则。"伦理"就是处理人与人、人与社会的关系时应当遵守的道理和准则。

伦理是以人的行为为研究对象,研究行为的是与非、好与坏、善与恶、正义与非正义标准,而这些行为规范的总和就是道德。因此,伦理是研究道德的理论,是关于道德的科学。伦理学亦称为道德哲学,是全面研究道德现象及其发展规律的科学。

伦理和道德是一个前规范概念,但具有不同的维度。道德的应该与否较为宽容,其劝说留有一定余地,它不是命令,而是靠高度的自觉和醒悟来选择自己的行动;伦理是道德与法律中间的宽阔地带,是一种强硬的律令,是自律和他律之间的律法,有来自道德但又不是道德的觉悟,有来自法律但又不是法律的强迫性。

(二)养老护理伦理

养老护理伦理指在为老年人提供养老护理服务的过程中护理人员需遵循的一系列道德原则,包括护理人员与老年人及其家属、其他人员以及整个社会关系的护理道德意识、规范和行为,包含支持维护、行动负责、互助合作、关怀照顾等基本要素。养老护理伦理原则包括以下几点:

1. 自主原则 自主原则是指尊重老年人自己所做决定的原则。护理人员在为老年人提供专业性护理服务之前,应先说明目的、益处以及可能的结果,之后征求意见,由老年人自己做决定。但是,当老年人因各种原因出现认知功能障碍时,护理人员需审慎对待。

2. 不伤害原则 不伤害原则是指不给老年人带来完全可以避免的肉体和精神上的痛苦、损伤、疾病,甚至死亡,且不将其置于受害的危险情境中。在护理工作中可能给老年人造成伤害的行为有:护理人员业务知识和专业技能低下,对老年人的请求置之不理;歧视、侮辱老年人;拒绝提供护理服务;不适当地限制老年人的自由等。

3. 公正原则 护理人员应平等对待老年人,尊重其人格,以热忱的服务态度和认真负责的工作态度对待每位老年人;老年人的正当愿望和护理要求都应予以尊重和满足;尊重和维护老年人平等的基本照护权,公正分配照护资源。

4. 诚实 在护理过程中,养老护理人员应将老年人的需求放在第一位,不能因为个人好恶、情绪好坏而提供不同程度的护理;无论老年人的背景如何都应当提供自己所能达到的最高质量的服务。让老年人相信护理人员的全力照护,所获得的护理服务是正确的、适当的。

二、养老护理伦理的价值

养老护理伦理对于改善养老护理服务,提高护理质量和养老机构的精神文明建设等具有重要意义。

(一)有利于规范养老护理服务,提高护理质量

一方面,老年人的健康状况不同,而且性别、年龄、职业、民族也不尽相同,这就要求护理人员对老年人的健康状况、行为习惯做到心中有数,而且要尽可能创造条件满足不同老年人的合理要求;另一方面,护理人员作为养老护理服务的提供者,还涉及与老年人家属、养老机构、医院以及社会的信息沟通,由此决定了护理服务的丰富性、多样性和广泛性。通过伦理规范养老护理服务,对提高服务质量具有积极意义。

(二)有利于养老护理服务机构的精神文明建设

护理人员的职业道德品质和行为直接反映了社会精神文明建设的状况。具有良好道德品质的护理人员能取得老年人及其家属的信任,从而使其能以最佳的心理状态接受护理服务,有助于护理人员与老年人之间关系的和谐。同时,老年人及其家属也可以从护理人员的高尚护德、精良的技术操作、优质的服务态度中得到启迪,受到感染,并通过服务对象和家属传递到家庭、邻居、单位和社会,使之从中感到人与人之间的关系和温暖,促进社会的精神文

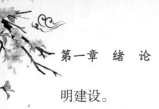

明建设。

（三）有利于提高老年人的生活质量

养老护理的目的是改善老年人的晚年生活,提高生命质量。养老护理伦理在一定程度上规范护理人员的服务提供,改善服务质量,从而使服务更有利于老年人的休养。

三、养老护理伦理的要求

养老护理伦理作为一种特殊的社会意识,对提高养老服务质量和管理水平,增进老年人健康,提高生命质量都具有其他社会意识无法比拟的能动作用。养老护理伦理要求养老护理人员做到以下五点:

（一）理解和尊重老年人

养老护理伦理要求护理人员在提供护理服务的过程中必须理解和尊重老年人。所谓尊重,就是护理工作者对于老年人给予平等的姿态,而非居高临下妄自施舍,包括尊重老年人的人格尊严、生命、价值观、信仰和权利等。由于各组织器官功能的减退,老年人的身体逐渐衰老,功能退化,感觉迟钝,智力衰退,常伴有多种不同的疾病,作为护理人员应充分给予理解和尊重,对提出的各种要求和建议应耐心细致地倾听,尽量满足其需求,即使老年人的要求或意见不合理,也要向其耐心解释,以取得谅解。

（二）加强心理护理

由于生理和病理的因素,老年人在体力和精力上均感到力不从心,且常伴有多种疾病,易出现焦虑、内疚、自责等心理,甚至消极悲观,自暴自弃。护理人员在为老年人提供服务的过程中,应及时了解老年人的心理状态,体谅老年人的心情,急老年人之所急、痛老年人之所痛,多一份关心和同情,为其提供心理支持。

（三）细致观察,审慎护理

高度的责任感、爱心、耐心及奉献精神是护理老年人时需要具备的最重要素质。老年人组织器官衰竭,功能退化,感觉迟钝,症状与体征常不明显,且常患有多种疾病,可能导致症状体征叠加,使病情变化不易预料。护理人员在护理过程中应审慎、认真周到地护理,细致观察,及时发现问题。

（四）加强与护理对象之间的沟通交流

护理人员应重视沟通,充分了解沟通的原则与技巧,保证与老年人之间建立畅通的沟通渠道。有效的人际沟通不仅可以收集到老年人准确的信息,还可以与其分享思想与情感,使其感受到来自护理人员的关心与温暖,以建立良好信任关系。

（五）遵循有利和不伤害原则

有利原则是指护理人员始终把老年人的健康利益置于首位,并将其作为选择护理行为的首要标准;不伤害原则是指在为老年人提供服务时,不使其身心遭受伤害。因此,在护理工作中应多从老年人的角度出发考虑问题,为其提供技术精湛、安全有效的专业技术服务,确保服务质量。护理人员在行使工作职责时应坚持以老年人的利益为第一,最大程度地促进生命健康。

四、养老护理伦理管理

养老护理人员应系统学习护理伦理学,提高伦理道德水准,不断完善自身,发挥养老护

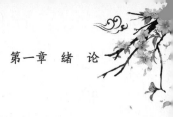

理伦理的社会价值。

（一）养老护理员伦理自我修炼

养老护理伦理修养是指护理人员在护理伦理品质形成中按照伦理学的基本原则和规范要求进行的自我教育、自我磨炼和自我陶冶的过程，以及所达到的伦理修养境界。护理人员良好的伦理修养不是与生俱来的，而是在后天的护理实践中逐步形成的，这是一个循序渐进、艰苦磨炼的过程。护理人员在进行自我修养管理的过程中需做到学习求知、躬行实践、持之以恒以及力行"慎独"。

（二）养老护理伦理教育

养老护理伦理教育是指按照护理伦理的基本原则和规范，运用各种教育方式和方法，有组织、有目的、有计划、有步骤地对护理人员施加道德影响的活动。常见的伦理教育方法有：①专业教育，以理导人的方法：如开展入职伦理教育、正面灌输系统的养老护理伦理学知识、开展养老护理伦理知识培训等；②说服教育，以情动人的方法：在教育的过程中以真挚的情感、耐心、细致地进行说服、诱导，教育者要积极与受教育者沟通情感，以情感去打开受教育者的心扉，使其产生情感上的共鸣，做到情景交融；③典型引导，以形感人的方法：教育者要善于利用古今中外养老护理道德高尚的人物、事例，特别是当今或是出现在受教育者周围的典型模范人物的优秀事迹进行引导、教育，使之受到感染和熏陶，产生共鸣，激发其仿效之情；④舆论扬抑，以境育人的方法：教育者要善于营造并利用健康的社会舆论，对好人好事加以倡导、褒奖，对不正之风予以鞭笞、贬抑，扶正祛邪，使高尚的护理道德蔚然成风，提高护理人员的道德义务和责任感，并使之养成良好的道德行为习惯。

（三）养老护理伦理评价

养老护理伦理评价是指在养老护理服务实践活动中，人们依据一定的伦理观点和原则，对护理行为和活动及其各类伦理现象所作的一种价值判断。养老护理伦理评价是养老护理伦理实践活动中不可缺少的方面，对于维护伦理原则和规范，促使其转化为护理人员的伦理品质和行为，形成良好的护理行风具有至关重要的作用。护理伦理评价的方式主要有社会舆论、传统习俗和内心信仰等。社会舆论和传统习俗是来自社会的评价，属于客观评价；内心信念则是自我评价，属于主观评价。在进行养老护理伦理评价时，必须把客观评价和主观评价有机结合起来，从而使评价更加客观、公正，更好地发挥养老护理伦理评价的作用。

第四节　相关政策与法规

养老护理工作者在专业实践中，利用直接或间接的工作方法照护、帮助老年人，掌握相关政策与法规，对维护老年人及自身权益尤为重要。

一、概述

政策与法规反映了人的利益，是一定时期内社会认识上的公平与正义，对协调社会群体之间的利益关系，促进社会整体化发展，提升社会质量，实现社会良性运行和健康发展有着不可替代的作用。其中，政策起到宏观指导作用，法规是微观上的具体准则。

（一）政策

政策是一个政党或国家为实现一定历史时期的任务而制定的行动纲领、方针和准则，是

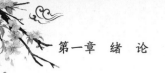

根据自身所代表的利益,在特定历史条件确定的行动总路线。政策作为政党和国家为实现某一阶段目标而制定的行为规范,在当代社会生活中扮演着重要的角色,无论是国家发展的各个领域还是个人的日常生活,都在相应的政策指导之下。

养老护理相关政策是政府为了满足养老护理服务需求的社会目标和促进第三产业发展的经济目标,对该行业的形成和发展进行干预的各种国家方针的总和,主要是为了提高老年人生活质量,弥补市场缺陷,有效配置资源,增强养老护理服务行业的适应能力。随着我国老龄化趋势日益严重,养老护理服务也更加受到人们关注。作为一种刚性需求,养老护理服务市场潜力巨大,但行业的健康发展仍须在国家政策的指导下,遵循国家制定的方针,实现以政策为导向建设养老护理服务行业及规范养老护理人员职业行为的目标。

(二)法规

法规是由国家制定或认可,并由国家强制执行或实施的具有普遍效力的行为规范体系。广义的法规包括国家公布的法律,国务院或地方人民政府颁布的行政管理条例,国务院所属部委颁布的部门规章和规范性文件;狭义的法规是指国务院或地方人民政府发布的行政管理条例。本文使用的是广义的法规概念。

养老护理相关法规是指规范与老年人有关的权利和义务、养老护理人员服务实践与教育培训相关的法规体系,以此处理与老年人有关的法律问题,保护老年人合法权益,监督、约束和指导养老护理服务工作的同时保护其职业权利。

二、相关政策法规的类型

对老年人权益的关注程度与一个国家经济发展水平、历史文化传统、政策和法律密切相关。国际组织和各国政府为老年人权益的实现提供了政策法规上、物质上、组织上的保障。

第一部专门以老年人为立法保护对象而单独制定的法律是 1963 年日本的《老年人福利法》。我国《老年人权益保障法》颁布于 1996 年 8 月,并于 2012 年 12 月修订,对有效保障老年人合法权益具有重要意义。当今各国老年人权益保障模式主要有两种:

1. 分散型 无单独立法,将各条款分散于其他相关政策法规之中。目前绝大多数国家属此种模式,且从属于社会保障和社会福利制度。该模式认为老年人是全体国民中的一个群体,老年为人生历程的一个阶段。

2. 独立型 以专门立法的形式保障老年人权益。该模式针对老年群体的特殊性,制定老年人应享有的特殊权利,如老年人权益保护法、老年人福利法、长期照护保险法、老年人就业促进法等。

三、国外相关政策与法规

伴随着人口老龄化,养老成为当今世界最显突出的社会问题,日益冲击着各国的经济、社会、文化、家庭和个人。作为应对人口老龄化问题的相关政策法规,得到了发达国家及发展中国家的普遍重视,其中以英国、美国、日本为主要代表。

(一)英国

英国国家医疗服务体系(National Health System,NHS)是欧洲最大的公费医疗机构和世界上最完善的医疗服务体系之一,其养老护理服务相对于其他各国来说更为规范化与标准化。英国对老年人主要采取的是社区养老模式,是当代西方发达国家社区保障的一个范例。

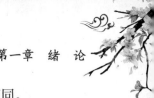

养老护理服务由 NHS 和当地政府提供,其区别在于筹资方式与支付方式的不同。

NHS 提供的养老护理服务称为 NHS 继续健康照护(NHS Continuing Healthcare),包括远程护理、CareHomes、24 小时长期照护等一系列服务,由 NHS 负责筹资,个人无需其他花费。但 NHS 提供的养老护理服务有严格的准入标准,申请服务的老人需通过临床医生委托团体(clinical commissioning groups,CCGs)的资质评估,具体包括需要何种服务、服务需求的复杂程度、需求频率、疾病严重程度、风险评估等,若评估通过 NHS 将会为申请对象提供服务并支付相关费用。

地方政府提供的养老护理服务是在《英国人权法案》及《1990 年全民医疗服务和社区护理法案》指导下开展的,其主要服务对象为不符合 NHS 服务资格的但仍需照护服务的老人。资金由政府与个人共同筹资,个人支付比例由本人收入、税收及失能程度决定。地方政府的职责主要在于向社会提供必要的照护设施,包括必须设备、费用小于 1000 英镑的居家照护、用于残疾人的康复设施和设备等。

英国养老护理从业者包括护理助手、护士和管理者。根据国家职业技能等级培训(national vocation qualification,NVQ)设立了规范的培训制度,主要针对护理助手分为 1~4 级。在日常护理工作中 80%~90% 的工作都是由护理助手负责完成,主要是满足患者各种舒适要求,比如整理床单位、穿衣、喂食、帮助移动、生命体征和体重测量等。

(二)美国

美国作为高度市场化的国家,严格意义上并未建立起独立的养老护理保障制度,主要由医疗照顾计划(medicare)、医疗救助计划(medicaid)、长期照护保险(long term care insurance)组成。2010 年,美国通过社区生活援助服务与支持法案(Community Living Assistance Services and Supports,CLASS Act),涉及老年人的住院、护理、日间照护、家庭服务等一系列医疗和社会服务,弥补了如医疗救助计划侧重机构照护、费用昂贵、不能充分满足老年人需求等的不足。

1. 医疗照顾计划 由联邦政府筹资,主要为 65 岁及以上老年人提供的住院及医疗保险服务,分为强制参加的 Part A(医疗保险)及自愿参加的 Part B(补充性医疗保险)、Part C(医疗照顾优势计划)三部分。此计划主要支助医疗费,仅有一少部分照顾性质的长期护理项目,如短期医生居家访视服务等。

2. 医疗救助计划 由联邦政府与州政府共同出资,需经过严格的生计审查,主要为低收入群体提供养老护理服务。此计划是护理之家、日间照护机构及居家护理服务等的主要公共资金来源。受益资格根据身体功能状况、个人收入及资产等决定。受益者只有在"花尽"或耗尽个人资产后才可获得此类服务。

3. 长期护理保险 属于商业性质的健康保险项目,依据个人的意愿自愿购买,供求关系由市场决定。政府不承担经济责任,不干预市场保险公司的经营,只负责监管市场、制定与长期照护保险相关的法律法规。

4. 社区生活援助服务与支持法案 由联邦政府直接向公众出售私人保险。属于公共长期护理保险项目,不仅提供居家照护、生活辅助、护理院服务,还将服务范围扩大至住宅修缮、辅助技术及喘息服务等。

在美国,养老护理人员大多分布在医院、养老机构,所需服务专业性较强,从业人员多以注册护士为主,且已形成了学士、硕士、博士等多层次养老护理人才梯队。其中,高级执业护

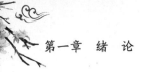

士具备熟练的专业知识技能和研究生学历,经认证能够处理老年人复杂的照护问题;高级执业护士包括老年开业护士(geriatric nurse practitioners,GNP)、临床护理专家(clinical nurses specialists,CNS),GNP可在多种场所为老年人提供初级保健服务,CNS则注重对老年人心理、生活质量及常见老年病的护理。

(三)日本

日本于 2000 年 4 月实施《长期照护公共保险计划》(The Public Insurance Scheme for Long-Term Care,简称 Kaigo Hoken),又称介保险法,实行以居家照护为主、机构照护为辅的长期护理服务体系。受益者资格包括:①第 1 号被保险者:指 65 岁以上的所有老年人;②第 2 号被保险者:是指 40~64 岁,被确诊患有帕金森症、老年痴呆症、中风等老年性疾病的人群。

介护服务等级分为要介护和要援助两大类,前者分五类,后者为两类。要援助属于介护预防服务,主要以居家照护为主;要介护服务包括居家照护和机构照护。其中,居家照护服务主要包括身体照护、家务援助、康复训练、居家疗养管理指导等 15 项;机构照护是指老年人享受机构所提供的生活照、健康管理、康复训练及医疗等专业化照顾服务。每日照护时间按级别提供,级别越低照护时间越短,级别越高价格越高。

2005 年,日本厚生劳动省对介护保险法进行了改革,为防止轻度失能转为重度失能,建立了系列预防体系,由地方政府负责建立支援中心,建设小规模多功能住宅护理、家庭访视护理、老年痴呆症患者专用设施等;介护中心向社会公开信息,加强服务机构的规范化管理及护理人员的培训、资格审查制度,提高业务的中立性和独立性。2011 年修改《介护保险法》,增设了短期寻访、随时对应型访问介护看护及复合型服务等,进一步完善了养老护理服务供给制度,提高了养老护理服务的多样性。

在养老护理从业人员相关政策上,日本政府于 1992 年 6 月实施了《关于促进看护师等人才确保法律》,为专业化的养老护理人才培养和规范制定了统一标准。经培训后的介护生可参加由国家统一举行的介护资格考试,取得国家资格证书后从事介护工作。介护士主要提供生活护理,专科护士主要关注养老院病人的医疗护理。

四、国内相关政策与法规

在我国,老年人社会福利所覆盖的人群范围较窄,主要为特困群体提供经济供养、医疗救助等方面的救助,属于补缺型的社会福利体制。随着经济社会的进步和生活水平的提高,我国正加快向适度普惠型社会福利方向发展。

(一)老年人权益保障

我国目前已经形成了一个以宪法为依据,由相关法律法规组成的老年人合法权益保护制度体系。《宪法》规定"中华人民共和国公民在年老、疾病或者丧失劳动能力的情况下,有从国家和社会获得物质帮助的权利";《刑法》规定了遗弃罪;《婚姻法》规定"禁止家庭成员间的遗弃和虐待,子女对父母有赡养扶助的义务"。

1996 年《老年人权益保障法》正式颁布实施,对老年人权益的保护发挥了重要作用,2012 年对此法进行了修订。《老年人权益保障法》明确规定了老年人享有的政治权利、人身自由权、社会经济权、赡养权、财产所有权、居住权、继承权、文化教育权等九项权利,并对老年人的赡养问题、婚姻与财产处理、住房、养老金、医疗、参与社会发展及权益受到侵害的处理等问题进行了阐述和约束,将"常回家看看"写入法律,将老年人所需的精神赡养需求纳

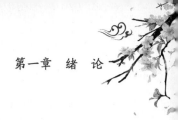

入法律范畴。

（二）医养结合

目前，基本养老和医疗制度基本实现全覆盖，奠定了全民养老保障的制度基础。我国现行的城乡居民社会养老保险制度和社会医疗保险制度织就了全民基本养老和基本医疗保障网。但是，有限的医疗卫生和养老服务资源以及彼此相对独立的服务体系远不能满足老年人的需要，需要为老年人提供医疗卫生与养老相结合的服务。我国政府于2015年颁布《关于推进医疗卫生与养老服务相结合的指导意见》，力图实现医疗卫生和养老服务资源实现有序共享，基层医疗卫生机构为居家老年人提供上门服务的能力明显提升。所有医疗机构开设为老年人提供挂号、就医等便利服务的绿色通道，所有养老机构能够以不同形式为入住老年人提供医疗卫生服务，基本适应老年人健康养老服务需求。

（三）养老护理人员从业资质及权益保障

《养老护理员国家职业技能标准》中指出养老护理员是"对老年人生活进行照料、护理的服务人员"，分为初级、中级、高级、技师四个等级，并对培训时间及内容、职称考试申报条件、鉴定方式等作出具体规定。该《标准》通过对养老护理人员实行知识技能职业准入，改变保姆式照料方式，提高护理水平，使各地养老机构对养老护理员的使用和管理有了规范，促进了养老机构服务的专业化。

《劳动法》于1995年开始实施，对劳动合同、工作时间、休息休假、工资待遇、劳动安全卫生、女职工和未成年工特殊保护等进行了全面规定。《劳动合同法》于2008年颁布实施，针对"强资本、弱劳工"的现实，侧重于对劳动者权益的保护，使劳动者能够与用人单位的地位达到一个相对平衡的水平，以期通过权利和义务的相对性构建和发展稳定的劳动关系。

【思考题】

1. 这个春节，养老护理员小孟又在中心度过。她说老年人需要他们，尤其是特护区的老年人生活不能自理或自理困难，每天都由护理人员协助洗漱、喂饭、收拾床铺、定时翻身，甚至协助大小便。"小孟啊，你过来一下，陪我聊会儿天。"80多岁的赵爹爹站在门口，朝着正在干活的小孟说。"好嘞，我马上就来，我先给您搬把椅子。"搬完椅子，小孟小心翼翼地扶老人坐下。

（1）关于养老护理的工作，下列说法中正确的是（　　　）

A. 只是一项繁杂的体力劳动

B. 只是一项要花费脑力的劳动

C. 目的是提高健康生活质量

D. 照顾好老年人的生活起居即可

E. 因为不是专业的心理工作者，因此不需要提供心理护理

（2）关于养老护理的工作内容，正确的说法是（　　　）

A. 提供生活照料　　　　　B. 提供康复护理　　　　　C. 提供基础护理

D. 提供心理护理　　　　　E. 以上均是

（3）养老护理人员在工作中对老年人应（　　　）

A. 视老年人社会地位不同区别对待　　　B. 无论老年人条件如何均同等对待

C. 视老年人经济条件不同区别对待　　　D. 视老年人学历不同区别对待

E. 视老年人文化背景不同区别对待

（4）对养老护理从业者职业素质的要求是（　　　）

A. 为老年人服务是第一位　　　B. 时时处处为老年人着想　　　C. 遵章守法，自律奉献

D. 全心全意为老年人服务　　　E. 以上都是

2. 2009 年 2 月 29 日，东亚经贸新闻报道了德惠市米沙子镇福利中心老人王某走失 5 个月未通知家属事件；同年 4 月 5 日，德惠市岔路口镇社会福利中心发生了托管人员行凶致一死两伤事件。近来媒体频频曝出某些社会福利机构不能善待老年人的事件。

（1）保障老人的合法权益是＿＿＿的责任（　　　）

A. 老人自己　　　　　　　　B. 老人子女　　　　　　　　C. 养老护理人员

D. 老年工作志愿者　　　　　E. 全社会

（2）老年人合法权益保护制度体系中法律法规包括（　　　）

①宪法　②刑法　③婚姻法　④老年人权益保障法

A. ①②③　　　B. ①③④　　　C. ②③④　　　D. ①②④　　　E. ①②③④

（3）这两起事件违反了养老护理伦理中哪两项原则（　　　）

①自主原则　②不伤害原则　③公正原则　④诚实

A. ①②　　　B. ①③　　　C. ②③　　　D. ②④　　　E. ③④

参考答案

1. （1）C　　　（2）E　　　（3）B　　　（4）E

2. （1）E　　　（2）E　　　（3）D

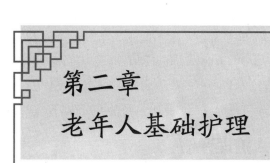
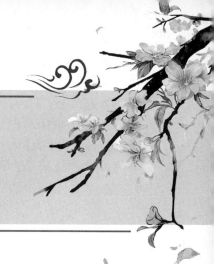

第二章
老年人基础护理

【本章要点】

1. 老年人护理评估的内容、常用方法。
2. 老年人护理评估资料的整理与分析。
3. 老年人护理干预的目标、措施制定、准备、实施、记录、注意事项和评价。
4. 老化与安全的环境、老年人安全危险因素的评估。
5. 环境设计的目的、内容和注意事项。
6. 老年人的环境管理和预防老年人跌倒的环境因素及管理。
7. 养老护理研究论文基本撰写程序。

【学习目标】

识记:1. 简述老年人护理评估的内容。
　　　2. 简述老年人护理干预措施制定的原则。
理解:1. 理解老年人护理评估的方法。
　　　2. 理解老年人居住环境管理的措施。
　　　3. 理解老年人用品设计的原则。
运用:1. 能够运用护理评估方法对老年人进行有效评估。
　　　2. 能运用所学知识选择、论证、申报养老护理科研课题并参与养老护理科研成果的鉴定与推广。

导入案例与思考

　　李某,男,65岁,曾担任当地政府部门领导,现退休1年。近日来,情绪较为低落,对原来热衷的事情不再感兴趣,少言寡语、反应迟钝,觉得生活没有意义,并且常常有疲倦无力、睡眠障碍、肠胃疼痛等不适。请思考以下问题:

　　1. 应重点从哪些方面对李某进行护理评估?
　　2. 评估的方法有哪些?可借助哪些量表进行评估?
　　3. 针对李某现存状况可采取哪些护理干预措施?

人进入老年期,人体因老化在生理、心理与社会方面会发生不同于人生其他阶段的改变。因此,对老年人进行生理、心理、社会等方面进行全面综合性的评估,以此为依据提供有效的护理干预措施显得尤为重要,从而促进其身心健康,提高其生活质量。本章主要围绕老年人护理评估、护理干预、环境管理等内容展开。

第一节　老年人护理评估

护理评估是护理老年人的第一步,通过评估系统收集老年人健康相关资料,为提供有效的护理措施奠定基础。由于老年人生理功能逐渐减退,感官、认知功能发生相应改变,信息接收、沟通能力、表述能力等均下降,因此在评估老年人时应充分考虑老年人的特殊性,通过恰当的评估方法获得完整的评估资料,以此判断其健康状况。

一、老年人护理评估的内容

老年人护理评估的重点是预防问题的发生,而不只是处理已经发生的问题。全面的护理评估主要包括一般性评估、日常生活能力评估、心理评估以及社会功能评估等内容。

(一)老年人的一般性评估

老年人的一般性评估包括基本情况、健康状况、居住环境等。

1. 基本情况　包括姓名、性别、年龄、婚姻状况、民族、职业、籍贯、文化程度、宗教信仰、家庭住址与联系方式、医疗费用支付方式、入院时间、既往史、药物过敏史等。

2. 健康状况

(1)生命体征:①体温:与成年人相比,老年人基础体温较低。70岁以上的老年人感染时一般发热的表现不明显,如果午后的体温比清晨高出1℃以上,应视为发热。②脉搏:老年人的脉搏较弱,因此测脉搏的时间不能少于30秒。③血压:高血压和直立性低血压在老年人群中较常见。高血压是指至少2次在非同日静息状态下测得收缩压≥140mmHg和(或)舒张压≥90mmHg。老年人平卧10分钟后测量血压,然后直立后1分钟、3分钟、5分钟再各测1次血压,如直立时的任何一次收缩压比平卧位降低≥20mmHg或舒张压降低≥10mmHg,则诊断为直立性低血压。④呼吸:老年人的正常呼吸频率为16~25次/分钟,若老年人呼吸频率>25次/分钟,无临床表现出现时可考虑是否发生下呼吸道感染。

(2)营养状态:评估老年人的饮食情况,有无饮食限制,测量身高、体重。一般从50岁开始,由于脊柱的退化,人体的身高会逐渐降低。随着年龄的增大,肌肉和脂肪组织也逐渐减少,至80~90岁体重会明显减轻。

(3)智力、意识状态:意识状态反映的是老年人对周围环境的认识和对身体所处状态的识别能力,可有助于判断有无颅内病变。对记忆力和定向力进行评估,有助于阿尔茨海默症的早期诊断。

3. 居住环境　居住环境指的是老年人的生活场所。随着"高龄化""空巢化"问题的突显,大量老年人都面临着独立居住的问题。评估时需了解老年人居住环境、对生活环境的特殊需求,尤其要关注居家环境的安全情况,见表2-1。

表 2-1　老年人居家环境安全评估表

部位	评估要点
一般居室	
光线	是否充足？
温度	是否适宜？
地面	是否平整、干燥、无障碍物？
地毯	是否平整、不滑动？
家具	放置是否合理、稳妥、固定有序,有无阻碍通道？
床	高度是否在老人膝盖下、与其小腿长度基本相等？
电线	放置是否合理、稳妥？ 是否远离火源、热源？
取暖设备	设置是否妥善？
电话	紧急电话号码是否放在易见、易取之处？
厨房	
地板	是否防滑？
燃气	"开""关"的按钮标志是否醒目？
浴室	
浴室门	门锁是否内外皆可打开？
地板	是否防滑？
便器	高度是否合适？ 有无扶手？
浴盆	高度是否合适？ 盆底是否有防滑胶垫？
楼梯	
光线	是否充足？
台阶	是否平整无损？ 高度是否合适？ 台阶之间的颜色差异是否明显？
扶手	有无扶手？

（二）老年人日常生活能力评估

老年人处理日常生活的能力决定其生活质量。因此,通过对日常生活能力的评估可以了解老年人的生活起居、判断其功能是否缺失,为制订护理措施提供依据,包括日常生活活动能力、工具性日常生活活动能力、高级日常生活活动能力等。

1. 日常生活活动能力评估　日常生活活动能力（activities of daily living, ADL）是老年人最基本的自理能力,指个体每天所必需的生活能力,包括衣（穿脱衣、鞋、帽,修饰打扮）、食（进餐）、住（洗漱、沐浴、如厕、控制大小便）、行（行走、变换体位、上下楼）等活动能力。正常人能自己独立完成,身体功能受限的老年人则需要依赖别人或辅助具才能完成这些活动。

使用最为广泛的是 Katz 日常生活功能指数评价量表,见表 2-2。该量表将 ADL 功能分为 6 个维度来测定老年人各项功能完成的独立程度。通过被测者自填问卷或与被测者、照顾者交谈,进行各项评分,再计算总分。总分为 0~12 分,分值越高,代表被测者的日常生活能力越高。得分为 12 分表示功能完好;6 分为中度受损;4 分为严重受损。

表 2-2　Katz 日常生活功能指数评价量表

生活能力	项目	分值
进食	进食自理,无需帮助	2
	需要帮助备餐,能自己进食	1
	进食或经静脉给营养时需要帮助	0
更衣(取衣、穿衣、扣扣、系带)	完全独立完成	2
	仅需要帮助系鞋带	1
	取衣、穿衣需要协助	0
沐浴(擦浴、盆浴、淋浴)	独立完成	2
	仅需要部分帮助(如背部)	1
	需要帮助(不能自行沐浴)	0
移动(起床、卧床,从椅子上站立或坐下)	自如(可使用手杖等辅助器具)	2
	需要帮助	1
	不能起床	0
如厕(大小便自如、便后自洁及整理衣裤)	无需帮助,或借助辅助器具能进出厕所	2
	需帮助进出厕所、便后清洁或整理衣裤	1
	不能自行进出厕所完成排泄过程	0
控制大小便	能完全控制	2
	偶尔大小便失禁	1
	排尿、排便需别人帮助,需用尿管或大小便失禁	0

2. 工具性日常生活活动能力评估　工具性日常生活活动能力(instrumental activities of daily living,IADL)是指老年人独立生活应该具备的一些基本素质或能力。主要包括洗衣、做饭、使用电话、家庭清洁和整理、购物、服药和处理金钱等。

Lawton IADL 量表常用于测量工具性日常生活活动能力,见表 2-3。此量表将 IADL 功能分为 9 个维度,通过被测者自填问卷或与被测者、家属或照顾者等的交谈,进行各项评分,再计算总分。其中第 4~7 题有性别的特异性,评估者需要酌情考虑。量表总分为 9~27 分,分数越低表示独立生活能力越差。

3. 高级日常生活活动能力评估　高级日常生活活动能力(advanced activities of daily living,AADL)是指老年人的智能能动性和社会角色功能,包括主动参与社交、职业活动、娱乐活动等。高级日常生活活动能力的缺失一般要比日常生活能力和工具性日常生活活动能力的缺失出现得早。AADL 一旦缺失,则预示着老年人将出现更严重的功能下降,需进一步对其他功能状态进行评估,如 ADL 和 IADL 的评估。

表 2-3　Lawton IADL 量表

日常生活活动	项目	分值
1. 您能打电话吗?	不需要帮助	3
	需要一些帮助	2
	完全不能打电话	1
2. 您能走一段路吗?	不需要帮助	3
	需要一些帮助	2
	完全不能履行,除非做特别安排	1
3. 您能出去购物吗?	不需要帮助	3
	需要一些帮助	2
	完全不能购物	1
4. 您能自己做饭吗?	不需要帮助	3
	需要一些帮助	2
	完全不能做饭	1
5. 您能自己做家务吗?	不需要帮助	3
	需要一些帮助	2
	完全不能做家务	1
6. 您能做勤杂工所做的工作吗?	不需要帮助	3
	需要一些帮助	2
	完全不能做	1
7. 您能自己洗衣服吗?	不需要帮助	3
	需要一些帮助	2
	完全不能洗	1
8. 您能自己服药吗?	不需要帮助(服药剂量、时间正确)	3
	需要一些帮助(由他人备好或提醒您)	2
	完全不能自己服药	1
9. 您能自己理财吗?	不需要帮助	3
	需要一些帮助	2
	完全不能理财	1

(三)老年人心理评估

　　老年人在面对和适应各种压力事件的过程中会出现一些特殊的心理活动,表现出某些老年期的个性特征。心理健康直接影响着老年人的躯体健康和社会功能状态,是实现健康老龄化不可或缺的一部分。老年人心理评估包括情绪和情感、认知能力、社会功能等方面。

　　1. 老年人情绪和情感的评估　情绪和情感是反映个体对客观事物是否符合自身需要的内心体验及相应的行为反应,是个体身心是否健康的重要标志。老年人的情绪和情感通常不太稳定,其中焦虑和抑郁是最常见的也是最需要外界干预的心理状态。

(1)焦虑:是个体感受到威胁时,心理上出现的一种紧张和不愉快的情绪反应,表现为紧张、不安、焦躁、难以入睡等。目前可用于焦虑的测量工具见表2-4,其中最容易使用也是被广泛接受的是汉密尔顿焦虑量表(表2-5)和焦虑自评量表(表2-6)。

表2-4　常用焦虑评估量表

序号	量表
1	汉密尔顿焦虑量表(Hamilton anxiety scale,HAMA)
2	状态 - 特质焦虑问卷(state-trait anxiety inventory,STAI)
3	Zung 焦虑自评量表(self-rating anxiety scale,SAS)
4	贝克焦虑量表(Beck anxiety inventory,BAI)

1)汉密尔顿焦虑量表(Hamilton anxiety scale,HAMA):该量表含有 14 个条目,分为精神性和躯体性两大类,分别由 7 个条目组成。前者为第 1~6 项和第 14 项,后者为第 7~13 项。

表2-5　汉密尔顿焦虑量表

项目	主要表现
1. 焦虑心境	担心、担忧,感到最坏的事情将要发生,容易激惹
2. 紧张	紧张感、易疲劳,不能放松,情绪反应,易哭、颤抖、感到不安
3. 害怕	害怕黑暗、陌生人、一人独处、动物、乘车或旅游、公共场合
4. 失眠	难以入睡、易醒、睡眠浅、多梦、夜惊、醒后感觉疲倦
5. 认知功能	注意力不能集中、注意障碍、记忆力差
6. 抑郁心境	丧失兴趣、抑郁、对以往的爱好缺乏快感
7. 肌肉系统症状	肌肉酸痛、活动不灵活、肌肉和肢体抽动、牙齿打战、声音发抖
8. 感觉系统症状	视物模糊、发冷发热、软弱无力、浑身刺痛
9. 心血管系统症状	心动过速、心悸、胸痛、血管跳动感、昏倒感、心搏脱漏
10. 呼吸系统症状	胸闷、窒息感、叹息、呼吸困难
11. 胃肠道症状	吞咽困难、嗳气、消化不良、肠动感、肠鸣、腹泻、体重减轻、便秘
12. 生殖泌尿系统症状	尿频、尿急、停经、性冷淡、早泄、阳痿
13. 自主神经系统症状	口干、潮红、苍白、易出汗、紧张性头痛、毛发竖起
14. 会谈时行为表现	①一般表现:紧张、面肌抽动、不宁顿足、手发抖、皱眉、肌张力高、叹息样呼吸、面色苍白;②生理表现:吞咽,呃逆,安静时心率、呼吸快,腱反射亢进,震颤,瞳孔放大,眼睑跳动,易出汗,眼球突出

量表评定方法:量表采用 0~4 分的 5 级评分法,评分标准为:0= 无症状;1= 轻度;2= 中等,有肯定的症状,但不影响生活和劳动;3= 重度,症状重,需进行处理或影响生活和劳动;4= 极重度,症状极重,严重影响生活。检查时需由经过训练的 2 名专业人员对被测者进行联合检查,再独自评分。第 14 项需结合观察,其余各项都根据被测者的口头叙述来评分。总分 >29 分,提示严重焦虑;>21 分,提示有明显焦虑;>14 分,提示有肯定的焦虑;>7 分,提示可能有焦虑;<7 分,提示没有焦虑。

2）焦虑自评量表（self-rating anxiety scale，SAS）：由华裔教授 Zung 等于 1971 年编制，应用比较广泛，适用于患有焦虑症状的老年人。SAS 含有 20 个条目，每个条目按过去 1 周内症状出现的频度分 4 个等级：1= 没有或很少时间；2= 小部分时间；3= 相当多时间；4= 绝大部分或全部时间。见表 2-6。

表 2-6　焦虑自评量表（SAS）

序号	评估内容	自评选项				得分
1	我觉得比平时容易紧张和着急	1	2	3	4	
2	我无缘无故地感到害怕（恐惧）	1	2	3	4	
3	我容易心里烦乱或觉得惊恐（惊恐）	1	2	3	4	
4	我觉得我可能将要发疯（发疯感）	1	2	3	4	
5	* 我觉得一切都很好，也不会发生什么不幸（不幸预感）	1	2	3	4	
6	我手脚发抖打颤（手足颤抖）	1	2	3	4	
7	我因为头痛、颈痛和背痛而苦恼（躯体疼痛）	1	2	3	4	
8	我感觉容易衰弱和疲乏（乏力）	1	2	3	4	
9	* 我觉得心平气和，并且容易安静坐着（静坐不能）	1	2	3	4	
10	我觉得心跳很快（心悸）	1	2	3	4	
11	我因为一阵阵头昏而苦恼（头晕）	1	2	3	4	
12	我有晕倒发作或觉得要晕倒似的（晕厥感）	1	2	3	4	
13	* 我呼气吸气都感到很容易（呼吸困难）	1	2	3	4	
14	我手脚麻木和刺痛（手足刺痛）	1	2	3	4	
15	我因为胃痛和消化不良而苦恼（胃痛或消化不良）	1	2	3	4	
16	我常常要小便（尿频）	1	2	3	4	
17	* 我的手常常是干燥温暖的（多汗）	1	2	3	4	
18	我脸红发热（面部潮红）	1	2	3	4	
19	* 我容易入睡并且一夜睡得很好（睡眠障碍）	1	2	3	4	
20	我做噩梦（噩梦）	1	2	3	4	

量表说明：①20 个条目中有 15 个条目为负性词陈述，按 1~4 顺序评分。其余（表中用 * 注明）为（第 5、9、13、17、19 项）正性词陈述，按 4~1 顺序反向计分。②SAS 的主要统计指标为总分。将 20 个项目的各个得分相加，即得粗分；用粗分乘以 1.25 以后取整数部分，就得到标准分，或者可以查表做相同的转化。③按照中国常规结果，SAS 标准分的分界值为 50 分；其中 50~59 分为轻度焦虑；60~69 分为中度焦虑，70 分以上为重度焦虑。

（2）抑郁：是指当个体失去某种其重视或追求的东西时产生的情绪状态，表现为情绪低落，甚至出现自责、悲哀、失眠及性欲减退等表现。

可用于老年人抑郁评估的量表，见表 2-7。其中应用简便并被广泛接受的是 Zung 抑郁自评量表（表 2-8）、老年抑郁量表（表 2-9）。

表 2-7　常用抑郁评估量表

序号	量表
1	汉密尔顿抑郁量表（Hamilton depression scale，HAMD）
2	老年抑郁量表（the geriatric depression scale，GDS）
3	流调中心用抑郁量表（the center for epidemiological studies depression，CES-D）
4	Zung 抑郁自评量表（self-rating depression scale，SDS）
5	贝克抑郁量表（Beck depression inventory，BDI）

1）Zung 抑郁自评量表（self-rating depression scale，SDS）：1968 年由 Zung 等编制，用于评估抑郁状态的程度及其在治疗中的变化，是目前使用最广泛的抑郁症状评估工具之一。SDS 的使用简便易行，20 条题目按症状出现的程度分为 4 级，一半项目反映消极情绪，另一半则反映积极情绪。老年人可根据自己的感觉分别做出"没有""很少""经常"或"持续"的选择，见表 2-8。

表 2-8　Zung 抑郁自评量表（SDS）

序号	评估内容	自评选项				得分
		偶 / 无	有时	经常	持续	
1	我感到情绪沮丧、郁闷	1	2	3	4	
2	*我感到早晨心情最好	1	2	3	4	
3	我要哭或想哭	1	2	3	4	
4	我夜间睡眠不好	1	2	3	4	
5	*我吃饭像平时一样多	1	2	3	4	
6	*我的性功能正常	1	2	3	4	
7	我感到体重减轻	1	2	3	4	
8	我为便秘烦恼	1	2	3	4	
9	我的心跳比平时快	1	2	3	4	
10	我无故感到疲劳	1	2	3	4	
11	*我的头像往常一样清楚	1	2	3	4	
12	*我做事情像平时一样不感到困难	1	2	3	4	
13	我坐卧不安，难以保持平静	1	2	3	4	
14	*我对未来感到有希望	1	2	3	4	
15	我比平时更易激动	1	2	3	4	
16	*我觉得决定事情很容易	1	2	3	4	
17	*我感到自己是有用的和不可缺少的人	1	2	3	4	
18	*我的生活很有意义	1	2	3	4	

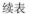

续表

序号	评估内容	自评选项				得分
		偶/无	有时	经常	持续	
19	假如我死了别人会过得更好	1	2	3	4	
20	*我仍旧喜欢自己平时喜欢的东西	1	2	3	4	

量表评定方法:第2、5、6、11、12、14、16、17、18和20项是正性词陈述(表中用*注明),为反序计分,其余10项是负性词陈述,按上述1~4顺序记分。SDS评定的抑郁严重度指数按下述公式计算:抑郁严重指数 = 各条目累积分/80(最高总分),指数范围为0.25~1.0。指数越高,抑郁程度越高。评分指数 >0.50(总得分 <40):无抑郁症风险;0.50~0.59(总得分40~47):可能有轻微至轻度抑郁症;0.60~0.69(总得分48~55):有中度至重度抑郁症;≥0.70(总得分≥56):有重度抑郁症。

2)老年抑郁量表(the geriatric depression scale,GDS):由Brink等于1982年创制,是专用于老年人抑郁筛查的查表。该量表有30个条目,包括情绪低落、活动减少、易激惹,退缩痛苦的想法,对过去、现在和将来的消极评分,见表2-9。

表2-9 老年抑郁量表

项目	回答	
1. 你对生活基本满意吗	是	否
2. 你是否已放弃了许多活动与兴趣	是	否
3. 你是否觉得生活空虚	是	否
4. 你是否感到厌倦	是	否
5. 你觉得未来有希望吗	是	否
6. 你是否因为脑子里一些想法摆脱不掉而烦恼	是	否
7. 你是否大部分时间精力充沛	是	否
8. 你是否害怕会有不幸的事落到你头上	是	否
9. 你是否大部分时间感到幸福	是	否
10. 你是否感到孤立无援	是	否
11. 你是否经常坐立不安、心烦意乱	是	否
12. 你是否希望待在家里而不愿不去做些新鲜事	是	否
13. 你是否常常担心将来	是	否
14. 你是否觉得记忆力比以前差	是	否
15. 你觉得现在活得很惬意吗	是	否
16. 你是否常感到心情沉重、郁闷	是	否
17. 你是否觉得像现在这样活着毫无意义	是	否
18. 你是否总为过去的事忧愁	是	否
19. 你觉得生活很令人兴奋吗	是	否
20. 你开始一件新的工作很困难吗	是	否

项目	回答	
21. 你觉得生活充满活力吗	是	否
22. 你是否觉得你的处境已毫无希望	是	否
23. 你是否觉得大多数人比你强得多	是	否
24. 你是否常为些小事伤心	是	否
25. 你是否觉得想哭	是	否
26. 你集中精力有困难吗	是	否
27. 你早晨起来很快活吗	是	否
28. 你希望避开聚会吗	是	否
29. 你作出决定很容易吗	是	否
30. 你的头脑像往常一样清晰吗	是	否

量表评定方法:每个条目要求被测者回答"是"或"否",其中第 1、5、7、9、15、19、21、27、29、30 条采用反向计分(回答"否"表示抑郁存在)。每项表示抑郁的回答得 1 分。用于一般筛查目的时建议采用:总分 0~10,正常;11~20 分,轻度抑郁;21~30 分,中重度抑郁。

2. 认知能力的评估 认知是指人们认识、理解、判断、推理事物的过程,通过行为、语言表现出来,反映个体的思维能力。认知的评估内容分为包括知觉、记忆力、注意力、思维、定性力、计算能力等。常使用的量表有简易心智状态量表(mini-mental state examination,MMSE)、蒙特利尔认知评估量表(Montreal cognitive assessment,MoCA)与简短操作心智状态问卷(short portable mental status questionnaire,SPMSQ)。

(1)简易心智状态量表(MMSE):此量表是最具影响力的认知缺损筛选工具之一,适用于老年群体的认知功能筛查,见表 2-10。该量表共 19 项,项目 1~5 是时间定向;6~10 为地点定向;项目 11 为语言即刻记忆,分 3 小项;项目 12 检查注意力和计算能力,共 5 小项;项目 13 检查短期记忆,分 3 小项;项目 14 为物品命名,分 2 小项;项目 15 为语言复述;项目 16 为阅读理解;项目 17 为语言理解,分 3 小项;项目 18 监测语言表达;项目 19 为描图。共 30 个小项。

表 2-10 简易心智状态量表

	正确	错误
1. 今天是哪一年?	1	5
2. 现在是什么季节?	1	5
3. 今天是几号?	1	5
4. 今天是星期几?	1	5
5. 现在是几月份?	1	5
6. 你能告诉我现在我们在哪里?	1	5
7. 你住在什么区(县)?	1	5

续表

	正确	错误
8. 你住在什么街道?	1	5
9. 我们现在在几楼?	1	5
10. 这里是什么地方?	1	5

11. 现在我要说3种物品的名称,在我讲完之后,请您复述一遍(请仔细说清楚,每种物品1秒)。"皮球""国旗""树木",请您把这3种物品说一遍(以第一次答案计分)

	对	错	拒绝回答
皮球_____	1	5	9
国旗_____	1	5	9
树木_____	1	5	9

12. 现在请您从100减去7,然后将所得的数目再减去7,如此一直计算,把每个答案告诉我,直到我说"停"为止(若错了,但以下答案都是对的,只记一次错误)

	对	错	说不会做	其他原因不做
93_____	1	5	7	9
86_____	1	5	7	9
79_____	1	5	7	9
72_____	1	5	7	9
65_____	1	5	7	9

停止

13. 现在请您告诉我,刚才我要您记住的3种物品是什么?

	对	错	说不会做	其他原因不做
皮球_____	1	5	7	9
国旗_____	1	5	7	9
树木_____	1	5	7	9

14. 请问这是什么?(评估者手指手表)

	对	错	拒绝
手表_____	1	5	9

请问这是什么?(评估者手指铅笔)

	对	错	拒绝
铅笔_____	1	5	9

15. 现在我说句话,请您清楚地复述一遍,"四十四只石狮子"(只能说一遍,咬字清楚的记1分)

	正确	不清楚	拒绝
四十四只石狮子_____	1	5	9

续表

	正确	错误

16. 请按照卡片上的要求做（评估者把写有"闭上您的眼睛"大字的卡片交给被评估者）

	有	没有	说不会做	拒绝	文盲
闭眼睛＿＿＿＿＿	1	5	7	9	8

17. 请您用右手拿这张纸,再用双手把纸对折,然后将纸放在您的大腿上

	对	错	说不会做	拒绝
用右手拿纸＿＿＿＿＿	1	5	7	9
把纸对折＿＿＿＿＿	1	5	7	9
放在大腿上＿＿＿＿＿	1	5	7	9

18. 请您说一句完整的有意义的句子（句子必须有主语、动词）记录所述句子的全文＿＿＿＿＿＿

句子合乎标准＿＿＿＿＿　1　　　　　　句子不合乎标准＿＿＿＿＿　5
不会做＿＿＿＿＿　7　　　　　　　　　拒绝＿＿＿＿＿　9

19. 照这张图把它画出来（两个五边形的图案,交叉处形成个小四边形）

对＿＿＿＿＿　1　　　　　　　不对＿＿＿＿＿　5
说不会做＿＿＿＿＿　7　　　　拒绝＿＿＿＿＿　9

　　量表评定方法:评定时,向被试者直接询问,一次检查需5～10分钟。被试者回答或操作正确记1分,错误记5分,拒绝或说不会做记9分和7分,全部答对总分为30分。主要统计量为所有记"1"的项目（和小项）的总和,即回答/操作正确的项目/小项数,称为MMSE总分,范围为0～30分。MMSE总分与受教育程度有关,按教育程度划分分界值,未受教育（文盲）组17分,教育年限≤6年组20分,教育年限>6年组24分;低于分界值的,则认为有认知功能缺失。

　　（2）蒙特利尔认知评估量表（Montreal cognitive assessment,MoCA）:2004年由加拿大学者Nasreddine制定并投入临床应用,是主要用于筛查轻度认知功能障碍的一种简便、快捷的工具,评定认知领域的注意与集中、执行功能、记忆、语言、视空间技能、抽象思维、计算和定向力,见表2-11。

　　（3）简短操作心智状态问卷（SPMSQ）:该问卷由Pfeiffer编制,易操作,耗时少,适合比较老年人认知状态前后改变情况。①内容:共10个问题,包括定向感、个人基本资料、短程记忆、长程记忆和注意力,如"今天几号?""今天星期几?""您今年多大?""您在哪儿出生?""您家的电话号码是多少?""您的家庭地址?",以及20减3并一直减下去;②方法:总分最高为10分,错0～2项表示认知功能完整,错3～4项提示轻度认知功能损害,错5～7项为中度认知功能损害,错8～10项提示为严重的认知功能损害。

　　（四）老年人社会功能评估
　　社会功能评估是对老年的社会健康状态和社会功能进行评定,主要包括角色功能、社会环境、文化与家庭等方面。
　　1. **角色功能的评估**　老年人的一生经历了许多角色转变,角色功能评估是要明确被评估者的角色感知、对承担角色是否满意、有无角色适应不良等问题,以便及时采取干预措施。老年人角色功能评估的内容主要包括:

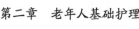

表 2-11 蒙特利尔认知评估量表（MoCA）

视空间与执行功能		复制立方体	画钟表（11点过10分）（3分）	得分
戊 结束　　甲 ⑤ 乙　② ① 开始 丁　④　③ 丙 [　]		[　]	[　]　　[　]　　[　] 轮廓　　数字　　指针	___/5
命名	狮子　犀牛　骆驼 [　]　　　　　　[　]　　　　　　[　]			___/3

记忆	读出下列词语，而后由患者重复上述过程重复2次5分钟后回忆		面孔	天鹅绒	教堂	菊花	红色	不计分
		第一次						
		第二次						

注意	读出下列数字，请患者重复 （每秒1个）	顺背　[　] 2 1 8 5 4 倒背　[　] 7 4 2	___/2
	读出下列数字，每当数字1出现时，患者必须用手敲一下桌面，错误数大于或等于2个不给分 [　] 5 2 1 3 9 4 1 1 8 0 6 2 1 5 1 9 4 5 1 1 1 4 1 9 0 5 1 1 2		___/1
	100连续减7　　[ ] 93　　　[ ] 86　　　[ ] 79　　　[ ] 72　　　[ ] 65 4~5个正确给3分，2~3个正确给2分，1个正确给1分，全都错误为0分		___/3
语言	重复：我只知道今天张亮是来帮过忙的人 [　] 　　　狗在房间的时候，猫总是躲在沙发下面 [　]		___/2
	流畅性：在1分钟内尽可多地说出动物的名字　　　　　　　[　] ___（N≥11名称）		___/1
抽象	词语相似性：如香蕉–橘子 = 水果　　[　] 火车–自行车　[　] 手表–尺子		___/2

延迟回忆	回忆时不能提示	面孔 [　]	天鹅绒 [　]	教堂 [　]	菊花 [　]	红色 [　]	仅根据非提示回忆计分	___/5
选项	分类提示							
	多选提示							

定向	[　] 日期　　　[　] 月份　　　[　] 年代　　　[　] 星期几　　[　] 地点　　　[　] 城市	___/6

Beijing version 26 August, 2006 translated by Wei Wang & Hengge Xie

总分	___/30

量表说明：把右侧栏目中各项得分相加即为总分，满分30分。量表设计者的英文原版应用结果表明，如果受教育年限≤12年则加1分，最高分为30分，≥26分属于正常。

（1）角色承担：①一般角色：评估角色的承担情况，了解老年人曾经的职业、离退休年份以及现在有无继续工作，确定目前是否适应现有的角色。可咨询：最近1周内忙了什么事？什么事情占了大部分时间？什么事情是重要的？什么事情很困难。②家庭角色：老年人退休后，大部分都升级为祖父母，承担了新的角色，常需照看第三代。若老伴去世，就失去一些角色。③社会角色：社会关系可反映其社会支持资源的情况。收集老年人每日活动的资料，如对每日活动不能明确表述，提示其不能融入到社会活动或是社会角色有缺失。

（2）角色的认知：了解老年人对自身的角色感知和别人对其承担角色的期望，步入老年期后对生活方式、人际关系方面的影响，还需询问他人对其角色期望是否认同。

（3）角色的适应：了解老年人对自己所承担的角色是否满意、是否与自己的角色期望相符，观察有无头痛、失眠、焦虑等角色适应不良的身心行为反应。

2. 社会环境评估　主要包括经济状况、生活方式、社会关系和社会支持等诸多方面。

（1）经济状况：在社会环境因素中，经济对老年人的健康以及患者角色适应影响最大。可向其询问：①您平时的经济来源有哪些？单位工资及福利如何？收入低的老年人，要询问平时收入是否足够支付食物、生活用品和部分医疗费用；②家庭经济是否困难？是否有失业或待业人员；③医疗费用的支付形式？

（2）生活方式：良好的生活方式可维持老年人的健康。通过评估老年人饮食、睡眠、活动、娱乐、吸烟、酗酒等方面的习惯，及时帮助其改变不良的生活方式，并进一步了解给老年人带来的影响。

（3）社会关系和社会支持：评估老年人支持性社会关系网络的范围，如家庭关系是否和谐，家庭成员是否相亲相爱，家庭成员对老年人的态度及为老年人提供帮助的能力，与邻里、老同事的关系，可获得的支持性服务情况。

3. 文化与家庭的评估

（1）文化评估：文化的核心要素是价值观、信念和信仰，这些与健康密切相关。老年人文化评估要注意的是住院的老年人容易发生文化休克，应结合观察进行询问；独居老人，要详细询问是否有亲近的朋友、家属。

（2）家庭评估：家庭是社会基本构成单位，家庭功能是否健全、家庭关系是否和谐，都关系到老年人的身心健康。家庭评估包括家庭成员的基本情况、家庭结构及成员间的关系、家庭经济状况、家庭功能等内容。家庭功能评估常用量表有APGAR家庭功能评估表（表2-12）、Procidano和Heller的家庭支持量表（表2-13）。

1）APGAR家庭功能评估表：该量表包括5个条目，评分标准为3个等级，经常=2分、有时=1分、很少=0分。总分7~10分，表示家庭功能无障碍；4~6分，表示家庭功能中度障碍；0~3分，则说明家庭功能严重障碍。

表2-12　APGAR家庭功能评估表

项目	经常	有时	很少
1. 当我遇到困难时，可以从家人处得到满意的帮助 补充说明			
2. 我很满意家人与我讨论各种事情以及分担问题的方式 补充说明			

项目	经常	有时	很少
3. 当我希望从事新的活动或发展时,家人能接受并给予支持 补充说明			
4. 我很满意家人对我表达情感的方式以及对我愤怒、悲伤等情绪的反应 补充说明			
5. 我很满意家人与我共度美好时光的方式 补充说明			

2)Procidano 和 Heller 的家庭支持量表:该量表共有 9 个条目,是 =1 分,否 =0 分。总分 7~9 分,表示家庭支持良好;4~6 分,表示家庭支持中度障碍;0~3 分,表示严重障碍。

表 2-13 Procidano 和 Heller 的家庭支持量表

项目	是	否
1. 我的家庭给予我所需的精神支持		
2. 遇到棘手的问题时家人帮助我出主意		
3. 我的家人愿意倾听我的想法		
4. 我的家人给予我情感支持		
5. 我和我的家人能开诚布公地交谈		
6. 我的家人和我分享我的兴趣和爱好		
7. 我的家人能时时察觉到我的需求		
8. 我的家人善于帮助我解决问题		
9. 我和我的家人感情深厚		

二、老年人护理评估的常用方法

由于老年人感觉功能和生理功能的衰退以及认知功能的下降,其接受信息与他人沟通的能力都会有所下降。因此,对老年人进行护理评估时,评估者必须耐心细致地进行观察、询问和体格检查,并巧妙地运用语言和非语言性的沟通技巧,从而获得全面、客观的资料。老年人护理评估的常用方法主要包括以下五种。

(一)交谈

通过与老年人自身、家属、照顾者、相关医务人员的交谈了解其健康状况。在交谈时评估者要注意眼神交流,耐心倾听。一般选用易于回答的开放式问题,避免使用命令、说教、批评、责问等语气,对含糊不清、有歧义或相互矛盾之处要进行澄清和核实,从而获取有效的健康资料和信息。

(二)观察

评估者可运用视、听、嗅、触等多种感官获取老年人的健康资料,通过观察面色、精神状态、心理状态及所处的环境发现存在的健康问题,必要时可借用辅助仪器,增强观察效果。

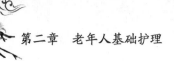

（三）体格检查

评估者对老年人可通过视诊、触诊、叩诊、听诊等体格检查的方法进行全面有目的的检查。

（四）查阅资料

可通过查阅病历、各项辅助检查的结果及医疗和护理记录等获取信息。

（五）测试

可采用标准化问卷或量表测试老年人的健康状况。

三、老年人护理评估资料的整理与分析

整理分析资料是将收集到的资料进行分类、核实、筛选、分析和记录的过程。

（一）资料分类

资料分类的方法较多，目前常用的有以下两种：

1. 按马斯洛的需要层次理论分类

（1）生理需要：如氧气、饮食、活动等。

（2）安全需要：如对环境的陌生、对疾病的恐惧等。

（3）爱与归属的需要：如思念亲人、害怕孤独等。

（4）自尊和被尊重的需要：如疾病导致的自卑感等。

（5）自我实现的需要：如人生理想或目标的实现情况等。

2. 按 Gordon 的健康型态分类

（1）健康感知 - 健康管理型态：如老年人对健康知识的知晓、健康行为等。

（2）营养代谢型态：如饮食、营养状态等。

（3）排泄型态：如排便、排尿、排汗情况。

（4）活动 - 运动型态：如日常活动能力、活动量和活动方式等。

（5）睡眠休息型态：如每日休息、睡眠情况。

（6）认知 - 感知型态：如个人的舒适感、对疾病的认识和感知能力等。

（7）自我感受 - 自我概念型态：如个人对自己的体像、能力、同一性、价值取向等的认识。

（8）角色 - 关系型态：如家庭、邻里之间的关系状态。

（9）应对 - 应激耐受型态：对一些变故如生病、丧亲等的反应。

（10）性 - 生殖型态：如对性的态度、是否有性生活。

（11）价值 - 信念型态：如老年人的价值观、宗教信仰、人生目标等。

（二）资料的复查核实及筛选

对一些有疑点或不清楚的资料需重新询问、确认，补充新资料。对收集到的所有资料进行选择，剔除对老年人健康无意义的部分，以便于重点关注要解决的问题。

（三）资料分析与记录

可通过与正常值或与其健康时的状态作比较来分析老年人生理、心理、社会等方面存在的问题，并预测潜在性问题。记录有效的资料并存档，记录时要做到全面、客观、及时、准确，符合护理文书的书写规范。

第二节　老年人护理干预

老年人护理干预是指护理人员基于一定科学理论,按事先制定的干预方法针对老年人的生理、心理与社会等方面的健康问题所提供的一系列护理活动。

一、护理干预目标、措施的制定

在对老年人评估的基础上,针对老年人的健康问题制定相应的护理目标及护理措施,使护理活动能够有组织、有系统地进行,以解决老年人健康问题,满足其个性化需求。

(一)护理干预目标的制定

预期目标是指老年人在接受干预之后,期望能够达到的健康状态或行为的改变、情绪与情感的稳定。预期目标是选择干预措施的依据,也是评价干预措施的标准。

1. 目标分类　干预目标可分为短期目标和长期目标。

(1)短期目标:指在相对较短的时间内(一般指1周之内)可达到的目标。

(2)长期目标:指需要相对较长时间才能实现的目标,通常需要超过1周甚至要数月才能实现。长期目标常需通过若干短期目标才能逐步实现。

2. 干预目标的陈述公式为　主语＋谓语＋行为标准＋时间、条件状语。

主语:指干预对象或其任何一部分。

谓语:指干预对象将要完成的行为动作。

行为标准:指干预对象完成该行为动作所要达到的程度。

时间状语:指干预对象完成该行为动作所需的时间限定。

条件状语:指干预对象完成该行为动作所必须具备的条件状况。

3. 目标的陈述要求

(1)以干预对象为中心:目标应反映护理对象经过干预后的变化,是干预活动的结果,而非养老护理员的行为或干预活动本身。例如"协助老年人在病区内活动10分钟"反映的是护理人员的行为和干预活动内容,目标陈述上是不妥当的。正确的应是"老年人能自行在养老院内活动10分钟"。

(2)针对性和单一性:每个目标都应明确针对一个干预问题,并只提出一种行为反应,以利于准确评价干预效果,如"能列出吸烟的危害并戒烟"等此类陈述不妥,因为干预对象也许只能达到某一个目标。

(3)可观察性:可观察性指老年人健康状况一旦发生改变,护理人员可以通过直接询问或评估及时发现问题。可观察的可以是生理、认知和行为上的改变。

(4)可测量性:目标陈述应使用可测量性的术语,以利于护理人员客观地测评干预对象状况的改变及其改变的程度。避免使用模糊的限定词,如正常、稳定、可接受或足够的等。

(5)时限性:每个目标都应有实现目标的时间限定,使护理人员能够确定老年人健康状况改善情况。

(6)互动性:互动地制定预期目标确保老年人和护理人员在干预的方向和实现目标的时限。

(7)可行性:确定目标时必须对干预对象、环境、资源进行全面评估,以保证制定目标是

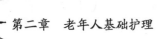

有可能达到的。

（二）护理干预措施的制定

护理干预措施是护理人员帮助老年人实现预期目标的护理活动和具体实施方法,规定解决健康相关问题的方式与步骤。制定干预措施的过程是一个决策的过程,护理人员应运用评判性思维,并将老年人的评估资料与自身专业知识和实践经验加以综合,选择最有利于预期目标实现的干预措施。

1. 干预措施的类型　可以分为独立性干预措施和合作性干预措施。独立性干预措施是护理人员运用科学的护理知识和技能独立进行的护理活动。合作性干预措施是需要护理人员与其他健康保健人员共同合作实施的活动,如养老护理员与营养师一起讨论制订老年人饮食营养计划。

2. 干预措施的内容　主要包括基础护理、心理护理、功能锻炼、健康教育、病情观察等。

3. 制定干预措施的要求

（1）具有针对性:干预措施应针对预期目标。一个干预目标可以通过几项干预措施来实现,按主次、承启关系并列排序。

（2）切实可行:制定措施时考虑老年人的具体情况如年龄、身体状况等,以及养老院现有条件、设施等。

（3）明确、具体、全面:干预措施必须具有可操作性,一项完整的干预措施应该包括日期、具体的内容、执行的方法、执行的时间等。

（4）保证老年人的安全:所有的干预措施都应考虑到老年人的基础疾病及耐力等。

（5）以科学的理论为依据:每项干预措施都应有科学的措施依据,可以是医学、护理学或社会学等相关知识。

（6）鼓励家属参与:老年人及其家属参与干预目标的制定能够使其理解干预措施的意义和功能,更好地接受、配合护理活动,从而获得干预措施的最佳效果。

二、护理干预计划的实施

护理干预的实施是指护理人员为帮助老年人达到预期目标所采取的具体护理活动,包括缓解老年人症状、促进舒适的护理措施、健康教育等。实施过程中应使护理行为个体化、安全化,并应根据老年人情况的不断变化,及时修改计划。实施效果与护理人员的专业素养、知识、人际关系技巧、操作技术水平等有关。

（一）实施前的准备

1. 进一步熟悉和理解计划　在实施之前护理人员应熟悉护理干预措施的目标、要求、方法和时间,核对老年人的健康状况,注意干预措施是否符合老年人现阶段的情况,以保证干预措施的安全性、有效性和合理性。

2. 熟练掌握所需要的护理知识和技术　护理人员应熟练掌握实施干预措施所需要的护理知识和技术,如有所欠缺,应及时改进,请教有关人员或查阅有关资料。

3. 预防可能发生的照护问题　某些护理措施的实施有可能对老年人产生一定的损伤或存在危险因素,应采取必要的预防措施。如冰袋降温可导致老年人局部冻伤,护理人员应用毛巾包裹冰袋,并严密观察皮肤情况。

4. 合理运用组织资源 实施干预措施前应根据预期目标和制订的计划,时间选择和安排应恰当,并保证有足够的时间完成,防止因忙乱而出错。在人力安排上也应确保足够的人力完成相应的任务。此外,还应考虑所需设备、环境等因素。

（二）干预的实施

为提高干预的实施效果,护理人员应为老年人营造安全、舒适的环境,及时发现和处理出现的各种问题或困难;继续收集相关资料,将制定的干预措施加以组织,落实任务;做好与老年人及其家属的沟通,解决各种咨询问题,鼓励积极参与,以达到最佳干预效果;定期了解干预实施情况,避免各种干扰因素的影响,并随时进行调整。

三、老年人护理干预记录

护理干预记录是护理人员开展干预工作的一份全面记录和总结。既是本次干预工作的总结,也为下次干预提供经验,同时也为科研提供重要资料。完整的干预记录还可体现出整个方案是否合理、措施落实的是否到位。因此,为了干预记录的质量,护理人员应以负责的精神和实事求是的科学态度,严肃、认真地书写记录。主要做到以下几点:

1. 客观 工作记录应按事实情况客观书写,不可增加或减少相关数据、夸大或缩小干预效果及干预对象的情况反馈。

2. 及时 工作记录尽可能第一时间书写,以防疏漏,时间不允许时应简要记录重要内容并及时补记。

3. 准确 要充分理解老年人的诉求,准确记录所表达的内容。

4. 规范 记录必须规范才可以方便以后查阅。记录的内容应使用国际通用专业术语;药物名称可用中文、英文或拉丁文,但不得用化学分子式。

各项记录必须有完整日期,按"年、月、日"顺序填写(如 1991.11.27)。必要时应加注时间,按照"小时、分 / 上、下午"方式书写,或用 Am 代表上午,Pm 代表下午,中午 12 时为12N,午夜 12 时为 12MN。

四、老年人护理干预注意事项

要做好老年人护理干预,必须重视质量控制,才能确保各项干预工作保质保量地完成。在不同的干预工作中,有不同的质量要求和标准,即使是相同的活动,因目标人群的不同也可能有不同的质量要求和标准。因此,在干预过程中应注意以下问题:

1. 保证老年人的安全 在整个干预过程中将安全问题放在首位。

2. 干预的最初阶段 要明确干预的质量、数量和标准等指标。

3. 干预过程 要注重进度监测、内容监测、活动数量与覆盖范围监测、费用监测及目标人群监测;有遇到一些意外情况的可能性,应及时识别和处理。

五、老年人护理干预效果评价

此阶段的主要任务是评价实施护理干预措施后的效果,即将老年人实施状态与预期目标进行比较,确定目标实现的程度。通过评价可以确定是否达到预期目标,了解护理活动的效果或效率、谋求护理干预措施的改善方案等。

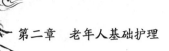

（一）评价内容

1. 组织管理的评价　是评价养老机构的组织管理质量是否有效地保证了干预计划的贯彻执行。主要内容有：各种文书的规范化、人员分工的组织形式、护理人员履行职责情况、机构环境调节是否有利于干预计划的实施等。

2. 干预过程的评价　是检查护理人员进行干预活动的行为过程是否符合标准。

3. 干预效果的评价　是评价中最重要的部分，核心内容是评价老年人的行为和身心健康的改善情况是否达到预期目标。

（二）评价步骤

1. 建立评价标准　根据标准，选择能验证干预目标实现的可观察、可测量的指标作为评价标准。

2. 收集资料　根据评价标准和评价内容收集各类主客观资料。

3. 对照检查　对照各项评价标准，衡量目标实现程度及各项工作达标情况。目标实现大致分3种水平：一是目标完全实现，二是目标部分实现，三是目标未实现。

4. 分析确定目标未实现的原因　对目标未实现部分及未达标的工作内容进行分析讨论，以发现导致目标未实现的原因。目标未实现通常有以下几个原因：一是所收集的资料是否真实、正确、全面；二是所做的干预计划是否正确；三是所制定的目标是否有针对性、切实可行；四是所采取的干预措施是否有针对性，是否有效，执行过程是否出现偏差；五是老年人的状况是否有变化；六是老年人的家属是否配合。

5. 重新修订干预计划　根据分析的结果，对干预计划进行修订。修订通常有以下方法：

（1）停止：对已实现的干预目标和已解决的问题，停止原有的干预措施。

（2）继续：干预目标正确，干预目标有一点程度改善，但未彻底解决，继续执行计划。

（3）取消：原有的潜在干预问题未发生，危险性不存在可取消相应目标、措施等。

（4）修订：对目标未实现或部分未实现，问题仍然存在的，应重新收集资料，分析目标未实现的原因，修正不适当的诊断、目标或措施。对出现的新问题再次收集资料，进行新一循环的干预活动，直至最终达到目标。

第三节　老年人环境管理

随着老龄社会的到来，各种养老院、福利院等不断增加，老年人居室环境安全问题日益突出。目前，相当多的养老建筑及其环境设施没有充分考虑老年人的生理、心理、行为等方面的需求，特殊性针对重视不够。因此，为了适应日益发展的人口老龄化社会发展，提高老年人的生活品质，为老年人创造安全、舒适、健康、方便的环境是十分必要的。

一、老化与安全的环境

随着年龄的增长，老年人各系统器官功能日渐衰退，易发生多种安全问题。为老年人提供安全适宜的环境可以预防和减少各类意外事故的发生。

（一）老化的概念和特点

人体从出生到成熟期后，随着年龄的增长在形态、结构、功能和心理上发生的进行性、衰退性变化，称之为老化。老化现象存在于人的整个生命过程中，是一个逐步累积加重、不可逆的过程。老化分为生理性老化和病理性老化。生理性老化是机体在生长过程中随着年龄增长而发生的生理性衰退变化,符合自然规律的;病理性老化是指因疾病或其他异常因素导致的老化,可使衰老现象提早出现,加快老化的进程。老化具有以下特点:

1. 累积性 老化并非一朝一夕所致,而是机体在形态、结构和功能上的一些细小变化长期累积的结果,不可逆转。

2. 差异性 老化不可避免,但在个体之间存在差异,有的人虽年过七十,依然健步如飞,思维敏捷,而有的人未满六十就显得老态龙钟、行动不便。一般把与年龄相符的老化称为衰老,把与年龄不相符的老化称为早衰,即通常所说的"未老先衰"。

3. 渐进性 老化是一个循序渐进的演变过程,且逐步加重,并非跳跃式发展,往往在不知不觉中即出现了老化现象。

4. 危害性 老化是一种生理现象,使老年人机体功能改变,耐受力下降,易患疾病。但老化不等于疾病,其本身不会减少老年人独立生活的机会。

📖 **知识链接**

联合国世界卫生组织经过对全球人体素质和平均寿命进行测定,对年龄的划分标准作出了新的规定,该规定将人的一生分为 5 个年龄段,即:0~17 岁为未成年人,18~65 岁为青年人,66~79 岁为中年人,80~99 岁为老年人,100 岁以上为长寿老人。

（二）老年人各系统特点与安全的环境

1. 老年人各系统特点

（1）感官系统特点:①皮肤老化:皮肤松弛,弹性差;皮肤变薄,易受伤,愈合慢;对冷、热敏感性下降,易发生烫伤、冻伤。②眼睛老化:视力下降、视野缩小,易发生碰撞;易患白内障等常见疾病。③耳朵老化:耳廓弹性减退,辨别声音方向的能力降低;声音传导能力下降,导致听力下降或耳聋。④嗅觉、味觉改变:味蕾萎缩,数量减少,味觉减退;嗅黏膜萎缩,嗅觉功能减退,二者可影响老年人食欲,可致过食盐、酱油等调味品而损害健康。

（2）运动系统特点:①骨骼老化:易出现骨质疏松、骨折等;②关节退行性变:使关节弹性、韧性、灵活性、活动度降低、骨刺的形成等,可造成关节疼痛、僵硬,活动范围受限;③肌肉萎缩:导致老年人动作迟缓、笨拙,易疲劳,易出现腰酸背痛,长期卧床可引起肌肉萎缩;④运动能力下降:老年人骨、关节、肌肉的老化,使老年人的外形和运动能力下降,出现驼背、腰痛、关节疼痛、走路缓慢、跌倒、骨折等现象发生。

（3）循环系统特点:①心脏功能下降:易出现心功能不全、心力衰竭等,但坚持体育锻炼可增强心脏功能;②血管硬化:易发生脑出血、脑血栓形成、心肌梗死、心绞痛等;③心血管调节能力下降:易发生直立性低血压等。

（4）呼吸系统特点:①呼吸道防御功能下降:易发生感冒、呼吸道分泌物潴留、肺炎等;②肺功能减退:易出现肺气肿、肺活量下降等;③胸廓顺应性下降:影响胸廓的呼吸运动,进而影响肺功能。

（5）消化系统特点：①咀嚼、吞咽功能下降：可引起老年人进食方式改变，易发生吞咽困难、误吸、呛咳、噎食。②胃肠道黏膜萎缩、蠕动功能下降：易引起便秘、消化不良等。③消化腺功能下降：肝萎缩，肝功能下降；胆汁分泌减少，胆汁变稠，易发生结石；胰腺分泌胰酶减少，使消化功能下降，易出现 2 型糖尿病。

（6）泌尿系统特点：①肾功能下降：可出现夜尿增多、脱水、药物中毒等；②输尿管易反流：引起泌尿系统逆行感染；③膀胱肌肉萎缩：出现尿频、泌尿道感染等；④易发生尿失禁、尿潴留或排尿困难。

（7）内分泌系统及免疫系统特点：①内分泌系统特点：性激素分泌减少，出现围绝经期综合征；甲状腺萎缩，使基础代谢率下降，出现怕冷、疲倦等；肾上腺皮质激素减少，应激能力下降，不能耐受内外环境如手术、创伤等应激；胰岛素分泌下降，使糖尿病发病率上升等。②免疫系统特点：免疫系统老化使免疫防御、免疫监视、免疫自稳功能下降，易患各种感染性疾病、自身免疫性疾病和恶性肿瘤等。

2. 老年人活动与安全的环境　老年人各系统功能均呈下降趋势，使其在活动时容易出现各种意外伤害的发生。老年人适当的活动与体育锻炼能够促进全身各系统的功能，预防各种疾病的发生，如促进血液循环，促进脂肪代谢，降低血压、血脂；改善肺功能；促进肠蠕动和消化液分泌，有利于消化和吸收；增加肾脏的血液供给，提高肾脏排泄废物的能力；改善肌肉、骨关节功能，提高关节的弹性、灵活性和稳定性。

老年人身体各系统的特点决定了老年人的活动能力与年轻时相比大大下降，容易遭受各种不安全因素的影响，所以在布置老年人居住的环境时，要充分考虑到老年人的生理特点，创造良好的居住环境，减少可能导致身体危害或损伤的环境因素，以增进老年人的身心健康。

二、老年人安全危险因素

老年人的生理功能、反应能力的减退使其受到外界侵害的风险越来越高，如跌倒、坠床、烫伤、误服等成为最常见的安全问题。因此，加强对老年人安全危险隐患的预防和护理，对提高生活质量，促进身心健康非常重要。

（一）生活危险因素

1. 生理因素

（1）随着年龄增长，老年人骨、关节及肌肉发生老化，使其外形及运动力发生改变；记忆力下降，反应速度减退；吞咽肌群不协调，咀嚼困难等状况。

（2）骨骼肌系统、韧带等结构和功能受到损害，降低了人体的稳定能力。

（3）老年人视力减退，视野变窄，对声音灵敏度降低等。

2. 环境因素　环境评估的内容包括环境是否危险和老年人对环境是否适应。如地面光滑或不平整、光照不适宜、无扶手、床和家具高度不合适、太大太长的衣裤、不按规范使用助行器、无人陪伴等都是影响老年人安全的危险因素。

3. 心理因素　焦虑、恐惧、孤独等都可造成老年人安全意外的发生。

4. 药物因素　如服用镇静药、精神类、降血糖、降血压等药物会影响人的平衡能力，可引起跌倒等发生。

5. 物理因素 煤气、微波炉、电磁炉等易燃、易爆的危险物品在使用不当时易引发火灾,危害到老年人的安全。

6. 生物因素 由蚊子、苍蝇、蟑螂等微生物和昆虫引起的疾病传播。

(二) 老年人常见安全问题

1. 跌倒 世界卫生组织指出,跌倒是老年人慢性致残的第三大原因,每年 65 岁以上的老年人中约有 30% 发生过跌倒。跌倒的常见影响因素有:

(1) 生理因素:随着年龄的增长,老年人全身各系统功能均呈下降趋势,肌肉萎缩、体力下降、身体协调性变差、不易维持身体平衡等,再加上视觉、听力下降,对危险环境和突发状况不易作出正确及时的判断和反应,容易发生跌倒。

(2) 医源性因素:老年人易患慢性疾病如骨关节疾病、心脑血管系统疾病等而导致活动障碍、活动的稳定性和协调性下降,容易发生跌倒。使用降压药、扩血管药等易发生直立性低血压等,增加跌倒的发生率。

(3) 环境因素:跌倒率随着年龄增长呈直线上升,女性跌倒率超过男性,以夜间去卫生间不慎跌倒居多。与老年人跌倒有关的环境因素常见的有:①地面:地面不平整,地面光滑,地面潮湿、堆放过多杂物等;②照明:照明不足或灯具位置不对;③卫生间安全度不够:未安装扶手,无防滑设施、未安装地灯等;④不合适的家具及家具摆放不合理;⑤不合适的衣着;⑥辅助器具有损坏;⑦未安装报警系统。

2. 压疮 局部皮肤由于长久受压或因剪切力等作用,导致局部组织缺血坏死。压疮的常见影响因素有:

(1) 力学因素:包括垂直压力、剪切力和摩擦力,其中垂直压力是压疮形成的最重要因素。衣服床单粗糙、不平整,拖拉老年人等可增加摩擦力而损伤皮肤。剪切力会使供应皮肤、皮下组织、肌层的毛细血管受牵拉、撕裂发生缺血缺氧而坏死。

(2) 皮肤受潮湿和排泄物刺激。

(3) 活动受限:如偏瘫老年人没有能力自主改变体位,肢体长期处于某一体位,易导致局部组织长时间受压发生压疮。

(4) 营养状况:存在营养不良、过度肥胖、水肿、贫血等的老年人容易发生压疮。

3. 呛噎 因老年人食管衰老性、退行性变化而导致。常与下列因素有关:

(1) 吞咽功能减退:与部分知觉减退、神经肌肉协调性下降、吞咽反射减低、咀嚼功能下降等有关。

(2) 不良进食习惯:如仰卧进食、边吃边聊边笑、狼吞虎咽等均容易导致呛噎发生。

(3) 食物性状:如进食粗糙、大块、干燥、黏稠的食物,因难以咀嚼或嚼细而直接吞咽,易发生呛噎。

4. 自杀 常与以下因素有关:

(1) 生理因素:如罹患疾病后产生的严重疼痛、大小便失禁等。

(2) 心理因素:心理疾病如忧郁症等导致自杀概率增加。

(3) 社会因素:与老年人和社会结合程度、社会支持程度、社会关注程度低有关。如退休后的无力感、经济负担过重、家庭关系不融洽、独居等。

(4) 家庭因素:家庭失和、没有儿女、丧偶、经历亲人自杀等。

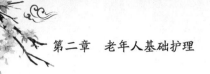

知识链接

Morse 跌倒危险因素评估量表（Morse fall scale，MFS）

项目	评分标准	MFS 值
近 3 个月有无跌倒	无：0 有：25	
多于一个疾病诊断	无：0 有：15	
步行需要帮助	否：0 拐杖、助步器、手杖：15	
	轮椅、平车：0	
接受药物治疗	否：0 是：20	
步态 / 移动	正常、卧床不能移动：0	
	虚弱：10 严重虚弱：20	
精神状态	自主行为能力：0	
	无控制能力：15	
总得分		

说明：

危险程度	MFS 值	措施
零危险	0~24	一般措施
低度危险	25~45	标准防止跌倒措施
高度危险	>45	高危险防止跌倒措施

三、老年人居住环境设计

人口老龄化对于国家社会的影响是全方位的，在建筑学领域，老龄化造成的问题是各种老年人专用设施需求的增长。本着提高生活自主能力、便捷简单、舒适悦目、满足物质与精神需要的设计理念，提供无压力、无干扰、温暖宜人的居住环境。

（一）老年人居住环境设计的目的

老年人的环境设计应本着一切为了老人、一切方便老人的原则实行人性化设计，从根本上减少或消除安全隐患，方便老年人生活，为其营造一个安全、舒适、方便的居住环境，使老年人能够与其他健康人一样独立生活，实现自我价值并享有尊严。

（二）老年人居住环境设计的内容

老年人居住环境设计的内容包括：户型设计、面积大小、厨卫空间、门户空间、楼层、电梯、阳台、居室设置、床铺安置、地面材质、安全扶手、紧急呼叫按钮、休息座椅、门、娱乐设施、交流空间和噪声控制、温湿度、通风、色彩、采光、植物选择等。

（三）老年人居住环境设计的注意事项

1. 无障碍设计 是以各种程度的身心障碍者为服务对象，帮助消除因身心残障带来的阻碍，保障其享受与正常人平等的生活权利为工作内容的设计。无障碍设计可分为：

（1）物质环境无障碍：保证道路方便残障者轮椅、助行器等通行；电梯、地面、扶手、卫生间、房间等设置相应设施方便老年人使用。

（2）社会文化无障碍：包括消除学习、交流及各种社会交往中的障碍。

2. 声学环境专门化设计 老年人听觉退化，听力下降，影响交流，减少各种类型的噪声对生活的影响，要方便与家人或护理人员交流。

3. 光学环境专门化设计 老年人视觉老化，视力下降，应为其提供充分的照度。除了尽可能利用自然光外，还要提高人工照明照度标准，以帮助老年人视觉适应。

4. 厨房设计 独立的厨房至少包含冰箱、操作台、洗涤池、电磁炉或煤气灶、抽油烟机、电水壶等。冰箱的作用不仅仅是存储食物与药品，更是老年人生活独立性的保证；要尽可能保证平面无障碍，做到室内无高差；保证空间无障碍，轮椅可以自由通行，即一个没有障碍物且宽度超过 85cm 的通道及可供轮椅回旋的超过 1.5m 半径的圆形空间；安全明亮，使用操作方便简单。

5. 卫生间设计 独立的卫生间，与卧室就近布置，有坐便器和洗手池，有安全扶手；设置感应式夜灯以方便老年人晚上上卫生间时使用。重点在于安全、采光和通风。

四、老年人居住环境的管理

老年人的居住环境应注意尽量去除妨碍生活行为的因素，或调整环境使其能补偿机体缺损的功能，促进生活质量的提高。

（一）居室设置

1. 空间布局

（1）居家地面尽量不设台阶、不平的地板、光滑的地砖等，以防止老年人跌倒。

（2）过道尽量不设门槛，门略宽，方便轮椅进出。

（3）卧室尽量靠近卫生间和浴室，方便进出。

2. 家具要求

（1）通道不能有太多杂物，门厅设座方便老年人换鞋。

（2）常用物品摆放便于老年人取用。

（3）厨房操作台高度合适[（身高 ÷2+5~10）cm]。

（4）开关和插座离地 90~100cm 左右。

（5）避免高空收纳，避免凳椅子过矮且没有扶手。

（6）椅子或沙发要稳固，座面高度以老年人上身与大腿能呈垂直角度为宜，要有椅背与扶手，以协助老人起身。

（7）家具边角圆滑或加装防护垫，防止老年人碰撞到突出硬角或尖锐边缘。

3. 床铺安置

（1）床的高度不能太高或太低，以 40~50cm 为宜，便于老人上下床。若有使用轮椅的老年人，床面高度则需要与轮椅坐面高度齐平。

（2）床垫不宜过软，以免老年人起身困难。

（3）可在床边设置扶手，便于老人起身时借力。

（4）床两边设有护栏。

（5）设床旁桌，便于行动不便的老年人床边用餐。

（6）床上方设床头灯，最好有呼叫铃和插座，以方便必要时使用。

4. 选用防滑地面材料

（1）卧室、起居室等宜选用平整、防滑、耐磨的装修材料如塑胶板、木地板等。

（2）卫生间、厨房、过道宜采用清扫方便的防滑地砖。

5. 安全扶手和淋浴凳

（1）过道、淋浴房、浴缸边设置安全扶手。如选择圆形扶手，以 35mm 为最适宜，直径太宽难以把握，直径太细给人不安的感觉，扶手和墙壁的间距 = 手指直径 × 1.5（安全率）≈ 38mm。

（2）坐便器两侧扶手的位置应设定在离马桶 15~30mm 的墙壁上。

（3）选择淋浴凳或坐式淋浴器可为老年人洗澡提供便利。

（4）浴室内外安置防滑垫，以防老年人移动时滑倒或摔倒。

6. 安全炊具

（1）如果使用燃气器具，最好带有安全装置，可以免于忘记关闭火时的危险。

（2）选择一款好的电磁炉，没有煤气泄漏和脱离可能明火造成的潜在危险。

（3）厨房吊柜建议使用升降类五金，减少踮起脚时平衡不当的危险（避免爬高），收纳应满足手方便拿取。

（二）居室环境

1. 噪声 老年人一般喜静，应避免嘈杂，当所处环境的噪声在 50~60dB 时会有吵闹感，故房间夜间噪声最好低于 40dB，白天低于 50dB。电梯间、锅炉房等设备空间尽量远离卧室。门窗、卫生洁具、换气装置、冰箱等的选定与安装部位，应考虑减少噪声对卧室的影响。

2. 温湿度 最适宜的温度 18~20℃，湿度应当保持在 50%~70%。淋浴时，可选择地暖或暖风机、空调等预先提温，以减低起居室和浴室的温度差。

3. 通风 卧室、起居室等宜采用自然通风；卫生间可采用机械通风；厨房可采用自然通风并设排油烟机。经常开窗通风，保持室内空气清新，建议合适的通风时间应在上午 8—10 时，下午 2—4 时。

4. 采光和室内照明 房间一般以坐北朝南为佳，充分利用天然光源，保证光线充足。随着年龄的增长，视力会逐渐减弱，与年轻人相比老年人更需要增强照明的亮度。如看报纸或者写作时，可多使用辅助照明，尤其要注意夜间照明，走道、卫生间可安装智能吸顶灯和地灯。

5. 色彩 颜色不仅能提升空间效果，还能改变人的心情和生理状况，优化色彩组合，最大限度地利用颜色效果可创造老年人舒适的住宅环境。室内墙面宜采用耐碰撞、易擦拭的装修材料，色调宜用暖色；卫生洁具宜选用白色。一般来说，浅色显得轻巧明快，深色显得平稳庄重，可根据老年人的喜好来选择色彩，但应尽量少用黯淡色。

6. 绿色植物 绿色植物可消除不安心理与急躁情绪，植物的颜色、香味可刺激视觉、嗅觉、味觉，使老年人感受大自然的气息，可种植百合花、绿萝、仙人掌、菊花、茉莉花等，促进身心健康。

五、预防老年人跌倒的环境管理

居家老年人跌倒有 50% 是由外在的环境因素导致的，所以做好环境管理，对预防老年人跌倒有着重要的意义。

（一）清理地面

1. 使用防滑的地板或地砖,如用地毯要保持地毯平整没有卷边。

2. 去除地板上堆放的杂物如小件家具、纸箱、电线、书本等。

3. 地面上有水、果汁要立即擦干净。

4. 在门口、拐角处和浴缸前垫上防滑垫或贴上防滑胶条。

5. 室内尽量不设台阶,如有台阶应安装安全扶手。

（二）保证充足的照明

1. 阳光入户　窗户可提供自然光线,白天可拉开窗帘和百叶窗,提高其能见度。为了便于拉开窗帘,窗户(或窗台)的位置宜偏低,窗户的五金件应便于操作和维护。

2. 走廊和卧室入口处安装智能化的吸顶灯,重要区域(客厅和浴室)要安装两盏照明灯,从卧室至卫生间的走道安装地灯,以防止夜间如厕时跌倒。

（三）安全的卫生间

卫生间是老年人跌倒的常见地点。在深夜,当老年人还没有完全清醒或恢复方向感时,很容易因为摸索电灯开关而摔倒。湿滑的淋浴房和坚硬的浴缸表面会导致严重的外伤。

1. 在坐便器周围安装安全护栏或安全扶手,能让老年人更方便地坐下和站起来。

2. 安装防滑地砖,淋浴房墙上安装安全扶手,使用坐浴凳等。

（四）家具尺寸合适,摆放科学,便于老人行走（见第四节）

（五）合适的衣着

老年人穿的衣服、裤子、袜子不要太大或太小,鞋子要合脚,防滑性能好。

（六）检查老年人使用的辅助器具是否完好和合适

1. 使用合适的辅助器具　使用熟悉的、用的惯的辅助器具;辅助器具尺寸要合适。

2. 适当提供帮助　如老年人使用拐杖时有专人扶持。

（七）安装报警系统

在床头、餐桌旁、卫生间、淋浴房等处安装报警系统,方便老年人在跌倒时可以第一时间发出求救信号。

第四节　技术创新

中国将成为全球老龄产业市场潜力最大的国家。但是,由于老年消费者需求存在个性化与多样化并存的特征,为保持养老行业竞争优势,开发具有市场吸引力的人才、技术、产品和服务是机构自我发展的必然要求。

一、概述

（一）概念

1912 年美国经济学家约瑟夫·熊彼特(Joseph A.Schumpeter)在出版的《经济发展理论》一书中首次提出,技术创新是指把一种从来没有过的关于生产要素的"新组合"引入生产体系。技术创新包括五个方面:①产品创新;②工艺创新或生产技术创新;③市场创新;④开发新的资源;⑤实行一种新的企业组织形式,即组织管理创新。后有学者把创新划分为技术创新和制度创新两种类型,其中技术创新是指经营者抓住市场潜在盈利机会,以获取经济利益为目的,重组生产条件和要素,不断研制推出新产品、新工艺、新技术,以获得市场认同的一个综合性过程。

养老护理技术创新是指从养老护理新思想、新概念出发,通过改进现有或创造新的产品、生产过程或服务方式,使其具有经济价值和社会价值并得到实际成功应用的技术活动。

（二）养老护理技术创新的特点

养老护理技术创新应在满足老年人基本需求、安全的前提下,以这一群体特定心理和生理特征为基本依据,使其在满足个性化需求的同时注重对老年人的人文关怀。

1. 创造性 技术创新直接表现为创造出新的资源以及对生产要素的重新组合,活动本身伴随着改进与提高。创造性是技术创新的最基本特征,如智能机器不仅能够帮助老人处理日常事务,还可以与其进行互动交流,增强了情感化沟通。

2. 累积性 新的技术创新不是否定原有产品和生产要素的组合,而是以先前创新成果为基础进行,即在已有知识累积到一定程度时对旧有产品和生产要素组合的一种扬弃和技术突破。

3. 效益性 技术创新不是技术行为,而是一种经济行为。养老产品、技术与服务的创新需要一定数量的资源投入,成功的技术创新又会获得一定新增财富或利益,此为进行技术创新的根本动力所在。技术创新的效益性具有一定社会效益和宏观经济效益,是养老服务行业不断发展的基本保证。

4. 风险性 技术创新是一项高风险活动。技术创新所能获得的增量收入与所面临的风险大小相对应。创新过程中各种未知因素常难以预测,创新结果普遍呈随机现象,且未来养老市场具有一定的不确定性,会给创新带来一定风险。

5. 扩散性 技术创新产生最大经济影响力的一个重要途径就是促进其成果的扩散,以促进周围养老护理技术产品和生产力水平提高,宏观经济效益才得以实现。

（三）养老护理技术创新的意义

随着老龄化的进一步深入,使得养老市场渐渐成为未来非常具有潜力的消费市场之一。但是,目前市场大部分针对的是18~65岁之间的群体,提供能够满足老年人需要的养老护理产品、服务和技术,对实现"老有所养、老有所居、老有所乐"具有积极的意义。

1. 提高老年消费者满意度 通过技术创新,满足老年人的各种需求且安全可靠,赋予时尚和娱乐元素的同时使其感受到人性的关怀,以提高老年消费者满意度,最终提高老年人的生活质量。

2. 有助于降低经营成本 提高养老产品、能源的利用效率,减少服务提供过程环节,降低资源利用成本,实现老年需求与服务供给的快速对接;开发各种节约原材料和人力的产品,解决养老服务行业存在的问题,使机构具有更强的竞争力。

3. 提高竞争能力 技术创新可降低养老护理产品、服务的成本。产品创新可使企业能够为老年人提供数量丰富、价格低廉的养老产品,且通过材质的改善促进产品质量的提高,以提高老年消费者的满意度,降低产品的生产成本;服务条件创新降低劳动力强度,提高劳动生产效率,从而促进服务成本的下降,提高机构的竞争能力。

4. 促进及带动养老产业的发展 技术创新所来的新技术在市场成功之后,不仅是技术创新企业扩大生产规模,其他看好此技术的企业也会紧跟其后,通过购买取得新技术的合法使用权,或通过学习模仿、研制、生产类似产品,从而促进养老产品和市场进一步发展。

二、老年人用品设计

设计往往受到潮流趋向的影响,而潮流常由年轻人引导,因此老年人用品在过去几乎成为设计的盲点。目前,老龄化已成为社会发展的趋势,老年人用品设计成为新的课题。为老年人设计的用品应解决其在生活过程中所遇到的问题,在物质和精神上给予更多的关怀。

(一)老年人用品设计的原则

1. 安全性原则　进入老年期,老年人的判断力、认知能力以及反应能力都有不同程度的降低,使用产品的过程中常出现错误操作,如面临威胁身心健康状况时无法及时有效地躲避和自我保护。因此,在老年人产品设计中安全性是首要原则,如提高用品的容错能力、尽量减少操作过程、对于复杂产品设置安全操作提示等。

2. 便利性原则　解决老年人生活中的不便是养老护理工作的主要任务,老年人用品的无障碍、便利性是设计的重要原则。一些老年人不了解新产品的功能原理,其操作思维与老年人业已形成的经验和思维观念不一致,导致部分老年人患有"高科技的恐惧症"。联想公司开发的新一代触摸屏电脑——"天乐"电脑,采用触摸屏技术、手写识别技术、嵌入技术等,符合老年人操作简单、要求直观的特点。

3. 实用性原则　老年人理性、务实的生活态度使得用品的主要功能能够体现可靠性、有效性、持久性。用品设计应关注老年人各种生活现象的深层次文化因素以及生理和心理方面的差异。步行辅助车(pedestrian assistive technology,PAT)通过人性化的设计鼓励行动不便的老年人走出家门。用品轻便、坚固、承载能力强,且造型优雅,缓解了老年人心理上的抵触。

4. 人性化原则　是指在满足产品使用功能的基础上,从人体工学出发,使之更加符合老年人使用。通过设计的形式要素引发老年人积极的情感体验和心理感受,赋予设计物以"人性化的"品格,使得原本冰冷的用品更加富有人情味,体现社会对老年人的关怀。

5. 文化性原则　老年人的生活经历使其拥有自身独到的价值理念,具有一定思想文化深度的事物常常引起老年人回味和思考。生活在不同年代、不同地域的老年人对价值观念、人生价值、伦理道德和审美批判等有不同的理解,注重产品设计中的文化因素,使其转化为用品的造型语言或形象语言,可达到社会价值的一种自我暗示和肯定。

(二)老年人用品设计的策略

1. 多渠道感知,多样化反馈　老年人通过感知系统能够方便、无障碍地与用品进行互动,多渠道感知、多样化反馈使其更易读懂用品。能够通过眼睛看清用品界面的操作命令按钮;能够听见用品执行命令后的反馈声音;能够通过触觉、嗅觉、味觉等知觉系统了解产品的性质、材料、外观及属性。

2. 功能优化,逻辑匹配　老年人用品应重点体现功能的简洁化,使功能的多少与老年人的接受程度之间达到最佳的平衡。任务执行层级不可过深,过深的任务执行层级会使老年人无法完成任务。另外,用品应符合老年人熟悉的逻辑关系,使其操作学习顺畅、自然。

3. 安全保护与人性关怀相结合　在老年人产品设计时,应尽可能关注其安全保护和人性关怀,如针对老年人腿部肌肉乏力,坐下后站起费力,且长时间下蹲后站起易头晕跌倒的特点设计的助起马桶,此款产品的设计,不但体现了对安全保护,也体现了对老年人的关怀。

4. 充分考虑人机工程学在用品设计中的运用　老年群体需求具有其特殊性、多样性,设计应符合老年人的特征。使老年人用品与其人体尺寸、形体及用力应相互配合;防止操作时产生意外伤害、错用时发生危险;各组件在安置上做到准确无误、易于辨识;用品应便于清洗、保养及修理。

5. 造型颜色富有时代感　设计老年人用品,在造型上应考虑不同的年龄阶段、地域环境、气候条件、民俗习惯等的差异性,色彩上不应过于对比刺激,克服以往大多数用品颜色黯淡、色彩单一的缺点,增加个性化和时代感元素的应用。

三、养老护理研究论文的撰写

养老护理直接影响到老年人的生活质量,其水平的提高需要通过大量的研究不断完善。为适应养老护理服务事业不断发展的需要,满足老年人日益增长的需求,养老护理工作者应不断总结经验,对养老护理的内容、方法、技术、管理以及人才培训等诸多方面进行深入探讨,从而提高服务质量,提高养老护理工作的社会地位。

（一）概念

研究论文是反映研究成果的一种载体,阐述研究成果或进展,记录前人尚未报道的新成果、新技术、新方法和新产品的资料,此类报告或记载对经济和社会进步具有重要的意义。

（二）研究论文撰写程序

研究论文应具备科学性、客观性、创新性和应用性,写作的基本程序包括选题、拟定提纲、撰写初稿、修改定稿四个环节。

1. 选题　选题是确定论点的过程,即选择"写什么"。选题是论文撰写的第一步,也是最关键的步骤。确定选题的途径包括以下几个方面:

（1）过去和正在进行的研究:通过大量的阅读文献,从以往研究中寻找论文所要研究的问题。一项研究难以回答所有问题,不同研究结果在解释同一现象时也可能会有较大差距,给研究留有一定空间。

（2）对现实的观察:在观察养老护理实践活动中可发现一些有意义的线索,也可以成为值得研究的问题。

（3）现实的需要:在养老护理现实中,存在着一些迫切需要解决的问题,这也可为研究提供良好的选题。

（4）个人的兴趣:养老护理工作者在实践中对一些问题持有特别的兴趣,也可以从中提炼出有价值的研究问题。

在选题过程中通常会出现几个想要研究的问题,对拟研究的问题进行评估和筛选,从中确定最有可能作为研究论文的主题。在筛选过程中可考虑以下问题:研究这一问题有何意义;通过研究能否获得具有普遍意义的结论;解决所研究的问题是否可以提高人们的认识水平;研究结果是否有应用价值等。

2. 拟定提纲　提纲是论文的前期形态和简化形式,有助于使研究者从全局出发,构建论文基本框架体系。提纲在论文撰写过程中起到前后照应、协调统一、总论点和分论点有机结合、不重复或遗漏等作用。

拟定提纲应在分析相关研究资料、认真构思的基础上进行,遵循全面性、全局性、简洁性、逻辑性、灵活性的原则。撰写论文的过程中既要遵循提纲,又不要受提纲约束,不断开拓思路。

3. 撰写初稿　撰写初稿是指按照前期所写的提纲,围绕论文主题把研究成果和思想、观点表达出来的过程。一般研究论文的写作思路是:提出问题、分析(解决)问题、得出结果和结论。

引言部分的重点是提出问题,即让读者明白"为什么要提出这个问题",提出这个问题的"必要性和重要性";正文部分的重点是"如何分析(解决)问题",具有一定的深度与广度,使读者明白"研究者从不同角度已把产生问题的原因分析透彻""解决问题的方法符合科学性原则""得到了可以使人相信的结果";结论部分的重点是研究者对自己的研究成果作出结论。初稿是论文的雏形,内容应尽量丰富、充分,行文应符合论文规范。

4. 修改定稿　修改是提高论文质量的重要环节,是对论文不断深化、优化和选择直至定稿的过程。论文修改过程中不仅需要注意语言修辞等问题,且应对全文论点及论据进行再次推敲,使论文的思想、观点表达准确、鲜明、简练。

定稿是论文撰写的最后程序。论文达到以下几点后可定稿:观点正确,富有新意;论据充分可靠,论述层次清晰;逻辑性强,语言应用准确。

【思考题】

1. 田女士,68 岁,2 年前丧偶,膝下有一女儿在国外定居,因无人照顾入住养老院。

(1)目前田女士主要的心理需求是(　　　)

A. 苦闷与自卑　　　　　　B. 自尊心强　　　　　　C. 好胜心强

D. 渴望亲情　　　　　　　E. 无特殊需求

(2)入住养老院后对田女士进行功能状况评估时最基本的是评定(　　　)

A. ADL　　　　　　　　　B. 认知能力　　　　　　C. 心理功能

D. 社会功能　　　　　　　E. 生活功能

(3)与田女士交谈时,下面哪种做法不可取(　　　)

A. 注意进行眼神交流

B. 选用易于回答的开放性问题

C. 耐心倾听

D. 使用命令、说教的语气

E. 对含糊不清、有歧义之处进行澄清和核实

2. 小王父亲 72 岁,身体健康;母亲 75 岁,身高 155cm,体重 150 余斤,患有关节炎,行走不便。父母两人单独居住,生活能自理,能自行烧饭。小王想对房子进行再次装修,让父母住得更舒服些。

(1)在装修入住过程中,与老年人跌倒不相关的因素是(　　　)

A. 帮助老年人对布局、方位和设施的记忆

B. 卧室与卫生间距离相对较近

C. 卫生间安装坐便器并设扶手

D. 安装浴缸,方便老年人洗澡

E. 选用防滑地砖或老年人专用地胶

(2)小王的母亲因关节疼痛而需卧床静养,如何预防压疮的发生(　　　)

A. 每隔 2 小时翻身 1 次

B. 使用 60℃以上的热水袋减轻关节疼痛

C. 加软垫在骨隆突处加以保护

D. 少吃或不吃以减轻体重

E. 使用拖、拉法来帮助翻身

参考答案

1.（1）D　　（2）A　　（3）D

2.（1）D　　（2）B

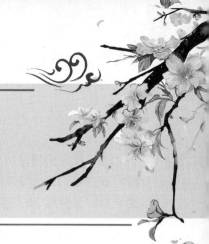

第三章
老年康复护理

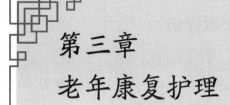

导入案例与思考

林奶奶,73岁,5个月前的某一天早晨,起床30分钟后突然摔倒,神志不清,口角歪斜,右侧肢体不能活动被家人送进医院,诊断为脑卒中。经治疗后,林奶奶病情好转出院,神志清楚,精神差,语言表达不清,右侧肢体肌力2级,大部分时间需卧床休息。

请思考以下问题:

1. 林奶奶康复护理的主要目的是什么?
2. 护理人员应如何对林奶奶进行康复护理评估?
3. 林奶奶的康复护理措施主要包括哪些?

老年人随着年龄的增长,机体的组织器官出现不同程度的退行性改变,功能逐渐衰退,加之慢性疾病的影响,易使老年人行动受限,进一步影响身心健康,导致生活质量下降。适宜的康复护理可帮助老年人及慢性病患者维持和改善躯体和社会功能,提高其生存质量。

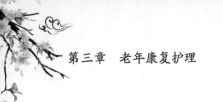

第一节　老年康复护理评估

老年康复护理评估是指有目的地和有系统地收集、分析老年人相关资料,采用一定的方法有效和准确地评定功能障碍种类、性质、部位、严重程度、预后和转归的过程,是制订康复护理目标和措施、确定康复方案、监测康复进程和判定康复效果的重要依据。

一、老年康复护理的概念

康复护理是伴随着康复医学产生的一门新兴学科,是护理学的一个重要分支。护理工作者掌握基本的康复护理技能,对提高整体护理质量、改善和恢复功能障碍、减少和预防残疾的发生有着积极的影响。

(一)康复护理

康复护理是康复治疗计划实施过程中,为使康复对象在躯体、精神、社会和职业上达到全面康复的目的,康复专业人员对其采用的运动、作业治疗等的功能训练方法。

(二)老年康复护理

老年康复护理是指运用护理学、康复医学、社会学和教育学的知识和技能,有计划地对伤、残、疾或亚健康的老年人实施康复的护理过程,旨在完全恢复或尽可能恢复老年人的生理、心理健康和良好的社会适应功能,最大程度地恢复或改善生活自理能力,提高生活质量。老年康复护理应注意以下问题:

1. 老年人基础体力和储备能力低下,易并发多种慢性疾病,多器官衰竭,故对康复护理技术的要求更高。

2. 老年人保持生活独立和社会参与的能力,康复护理时应注重提高老年人的自我照顾能力。

3. 应考虑老年人的生理和心理因素、生活方式和个人习惯,以及个人健康潜能、所处环境。

4. 老年人机体老化所带来的改变,使其自我保护能力降低,日常生活中的不安全因素增多,因此康复护理时需特别关注其安全问题,并且在饮食、心理、用药等方面给予科学指导。

二、老年康复护理的工作内容

老年康复护理旨在通过综合、协调地应用各种康复护理措施,消除或减轻老年伤、病、残者身心、社会功能障碍,达到和保持生理、心理健康和社会功能上的最佳水平。

(一)康复评估与康复计划制订

为保证整个康复护理计划顺利进行,康复专业人员应对老年人做出正确的评估。评估主要包括收集老年人相关健康资料,对其进行比较、分析;了解老年人功能障碍的程度,根据评估结果制订符合老年人实际的康复护理计划。

(二)功能训练

老年人由于疾病、外伤、退行性病变等原因易发生并发症,为缩短病程、预防或减少可能发生的功能障碍和减少后遗症,应进行预防性的康复训练;对功能障碍已经形成的老年人应根据具体情况进行恢复期康复训练,以尽可能恢复其生活自理能力,如脑卒中偏瘫的老年人,应从偏瘫侧肢体的抓、握、旋转及腿的伸、屈功能训练开始,到训练自主吞咽、进食、站立、行走等,最后以能够达到最大程度的生活自理。

(三)日常生活活动能力训练

老年人由于疾病或残疾的影响部分或全部失去日常生活自理能力,针对其丧失的功能,通过康复指导、训练,以维持、促进和改善健康状况,最终达到恢复自理能力和提高生活质量的目的。日常生活活动能力训练主要包括进食、个人卫生、入浴、穿衣、床上转移和如厕等。

(四)自我照顾能力训练

自我照顾是个体在稳定或变化后的环境中参与某种活动,并发挥主动性、创造性,以维持生命,增进健康和幸福,确保自身功能健全和发展为目标而进行的活动。在病情允许的条件下,护理人员可训练老年人进行自理;对残疾老年人进行必要的康复知识宣传,通过耐心的引导、鼓励和训练,使其掌握自我照顾的技能,从而部分或全面地做到生活自理,以便重返家庭和社会。

(五)康复辅助器械使用的训练

护理人员还应掌握常见康复辅助器械的使用方法、注意事项,根据老年人功能障碍的程度指导选用合适的康复器具,并训练在日常生活中正确使用。常见的康复辅助器械包括假肢、矫形器、自助器、助行器等。

(六)康复心理护理

康复是一个漫长的过程,需要坚强的意志和持之以恒的精神。老年人心理较脆弱,易对疾病的康复丧失信心,参加康复训练积极性不高。护理人员应及时、敏锐、正确地发现老年人的心理变化,有针对性地开展心理护理,与老年人及家属一起全面分析康复的意义、当前面临的困难、今后共同努力的方向等,以减轻压力,消除其烦恼,促使老年人主动积极地参与康复。

(七)康复健康教育

针对老年人的疾病特点,护理人员应积极对老人和家属开展健康教育,包括介绍相关疾病的发生、发展及预后,科学合理地解释康复治疗和康复护理的作用及药物的副作用;指导基本康复知识和训练技巧,强调康复训练的意义和重要性;配合医护人员提高老年人对治疗和康复的自觉性,增进其疾病的认识,改变不健康的行为,以实现康复目标。

三、老年康复护理的目标

老年康复护理的目标是使老年人的残存功能和能力得到最大限度的恢复,协助其进行康复训练,独立完成自我照顾。

(一)预防继发性残疾和并发症

预防继发性残疾和并发症是老年康复护理的重点工作,如老年人关节活动度下降引起肌肉萎缩、关节挛缩、骨质疏松,长期卧床引起的压疮等都可影响疾病痊愈和健康恢复,严重威胁着老年人身体健康。老年人各器官的退行性改变和神经反应系统功能的减低,对各种危险因素的反应不敏感,易发生意外伤害。因此,养老护理员进行康复护理时,在病情允许的情况下,协助患者早期离床活动,以防止失用性萎缩;降低意外的发生,如加床档、护栏等措施防止坠床、跌伤等;使用拐杖、轮椅或扶栏杆协助行走时防止跌倒及摔伤等,都可有效预

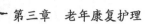

防各种继发性残疾和合并症的发生。

（二）提高日常生活自理能力

日常生活自理能力训练，是提高生活自理能力的基础。对老年人来说，疾病康复和身体各项功能的恢复都十分困难，有时甚至难以实现。因此，最大限度地发挥老年人的残存功能，发挥其主动性，提高日常生活自理能力是老年康复护理的目标之一。

（三）提高自我照顾能力

提高自我照顾能力是提高老年人生活质量的保证。养老护理员通过健康教育指导和鼓励老年人独立完成力所能及的生活，避免过度依赖导致部分能力的丧失。慢性疾病的老年人要帮助其掌握自身疾病特点和防治措施，在健康状况允许的条件下学会相关护理操作，如监测血糖、尿糖、血压等。伤残老年人可通过康复治疗和辅助器械的使用，提高自理能力。

（四）心理及社会功能得到改善

老年人常因身体衰老、生活能力和决断能力下降，同时受退休或离休后，地位和角色的转换的影响，易产生失落感、孤独感等心理问题，甚至因康复过程进展缓慢，康复难度大以及经济负担重而产生挫败感。因此，康复护理过程中护理人员应尊重老年人，增强老年人的适应性，发挥他们的潜力，鼓励老年人做力所能及的事，解除其对康复护理效果的疑虑，增进自我心理保健能力。

四、老年康复护理评估的对象

老年康复护理评估的对象包括：①有明确残疾的老年人，如偏瘫、截瘫、骨折和截肢、神经肌肉疾患等；②虽无明确残疾，但因各种慢性病所致功能障碍的老年人；③虽未患病，但因年老体弱引起的耳目失聪、咀嚼困难、活动受限等各种功能减退者。

五、老年康复护理评估的方法

评估是康复护理的关键一步，是顺利进行康复护理工作的基础和制订护理计划的重要依据。老年康复护理评估方法主要包括调查法、观察法、量表法以及仪器测量法。

（一）调查法

调查法是以提出问题的形式收集老年人资料的评估方法。回答问题的形式可分为开放式和封闭式两种。调查方式除一般询问外，还可采用调查表（问卷）的方式进行，最常用的是封闭式问卷法，其优点是可以结合纵向和横向两个方面的内容，广泛而快速地收集资料。不足之处是调查常为间接性评估，材料真实性易受老年人文化程度、记忆、分析能力和情绪等的影响。

（二）观察法

观察法是指通过感官、知觉等严密而有技巧地收集有关老年人情况、想法或感受等资料的一种评估方法。观察法的优点是材料较真实和客观，对老年人的心理评估以及一些精神障碍者的评估而言，观察法显得尤为重要。不足之处是观察法得到的只是外显行为，不易重复。观察结果的有效性取决于观察者的洞察能力、分析综合能力等。

（三）量表法

量表法是采用标准化的评估量表对老年人进行康复护理评估的方法，一般可分为直接量表法和间接量表法两大类。直接量表法由调查者设计问题并询问被调查者，被调查者在有关量表上评定其态度;间接量表则由被调查者按其态度或意愿,在大量的备选问题或语句中选择出合适的语句代表其态度。量表法在短时间内能够获得评估对象的客观情况,且易于进行结果比较。缺点是量表的设置常与实际情况存在一定出入,量表设计的有效性也直接影响评估质量。

（四）仪器测量法

仪器测量法是使用特定工具或仪器设备对老年人形态功能进行评估的方法,如肌电图、脑电图、平衡能力测定,以及假肢、矫形器、助行器等进行测量评估。

六、老年康复护理评估的内容

老年康复护理评估的内容包括健康史的采集、日常生活能力、运动功能、心理功能、认知功能和社会功能评估。

（一）健康史

评估老年人的现病史、过去史、家族史、用药史,尤其是目前所患疾病的起病时间、患病年限及严重程度,以及对日常生活能力和社会功能的影响。此外,还要注意收集老年人日常生活活动资料,包括运动、睡眠及饮食习惯、吸烟、饮酒及服药以及排泄情况等。由于老年人常有认知功能的改变,且老年病具有病程长、病情复杂、临床表现不典型等特点,与成年人相比较,老年人健康史评估的价值相对小,而且采集困难。护理人员应以更多耐心和技巧进行询问,必要时向病人家属核实。

（二）日常生活能力评估

老化和疾病可导致日常生活活动能力的下降,而功能状态即生活自理能力决定着老年人生活质量的高低,故日常生活能力评估至关重要,包括基本日常生活活动能力、工具性日常生活活动能力和高级日常生活活动能力评估三个层次（详见第二章）。

（三）运动功能评估

运动是指骨骼肌的活动,包括随意运动和不随意运动。随意运动由锥体束司理,不随意运动由锥体外系和小脑司理。运动功能评估从肌力、肌张力、不随意运动和共济运动四方面进行评估。

1. 肌力　肌力是主动运动时肌肉产生收缩力。评估时令老年人做肢体伸屈动作,护理人员分别从相反的方向测试对阻力的克服力量,注意两侧对比。肌力可分为以下6级。

0级:完全瘫痪。

1级:肌肉可收缩,但无肢体活动。

2级:肢体在床面上能移动,但不能抬离床面。

3级:肢体能抬离床面,但不能抗阻力。

4级:能做抗阻力动作,但较正常人差。

5级:正常肌力。

2. 肌张力　指静息状态下肌肉的紧张度。评估老年人的肌张力可通过触诊肌肉的硬度和肌肉完全松弛时关节被动运动的阻力来判断。

肌张力异常表现有:①肌张力增强:肌肉坚实,被动运动时阻力增加,常见于锥体束或锥体外系损害;②肌张力减弱:肌肉松软,伸屈其肢体时阻力降低,关节运动范围扩大,可表现为关节过伸,常见于周围神经炎、脊髓前角灰质炎或小脑病变等。

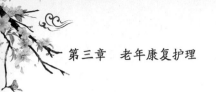

知识链接

肌 力 异 常

肌力异常主要表现为瘫痪。自主运动时肌力减退称为不完全性瘫痪,肌力消失称为完全性瘫痪。不同部位或不同组合的瘫痪分别命名为:

1. 单瘫 为单一肢体瘫痪,多见于脊髓灰质炎。

2. 偏瘫 为一侧肢体(上、下肢)瘫痪,伴有同侧脑神经损害,见于脑出血、脑血栓形成、脑栓塞、脑肿瘤等。

3. 截瘫 多为双侧下肢瘫痪,见于脊髓外伤、炎症等所致脊髓横贯性损伤。

4. 交叉瘫 为一侧脑干损害所致的同侧周围性脑神经麻痹及对侧肢体的中枢性偏瘫。

3. 不随意运动 是随意肌不自主收缩所发生的一些无目的的异常动作,多数为锥体外系损伤的表现。老年人不随意运动异常表现有:

(1)震颤:为两组拮抗肌交替收缩引起的不自主动作,可有以下几种类型:①静止性震颤:静止时震颤明显,意向性动作时则减轻或消失,常伴有肌张力增高,多见于帕金森病;②动作性震颤:在随意运动时发生,愈近目的物愈明显,静止时可缓解,常见于小脑疾患;③老年性震颤:与震颤麻痹类似,为静止性震颤,常表现为头或手抖,通常由肌张力不高导致。

(2)舞蹈样运动:为突发肢体大关节的快速、无目的、有规律、不对称的运动,类似舞蹈,睡眠时症状可减轻或消失,还可见于面、舌、唇等部位,表现为挤眉、弄眼、伸舌等。常见于各种舞蹈病及脑炎、中毒性脑病。

(3)抽搐:为反复发生的、无意识的、刻板式的一定肌群的快速抽动,频度不等,振幅较大,可由一处向远处扩展,常伴躯体不适感,做出如眨眼、耸眉、转头等动作。入睡后消失,多为精神因素所致,也可为脑部疾病的症状。

(4)其他:尚有手足徐动,见于脑性瘫痪、肝豆状核变性和脑基底节变性。

4. 共济运动 机体任一动作的完成均依赖于主动肌、拮抗肌、协同肌、固定肌协调一致的运动来完成,称为共济运动,这种协调主要依靠小脑的功能。此外,前庭神经、深感觉及锥体外系均参与作用。老年人共济运动常用的评估方法有以下几种:

(1)指鼻试验:嘱老年人手臂伸直外展,用示指触及自己的鼻尖,先慢后快,先睁眼后闭眼,重复进行。正常人动作准确,共济失调者多指鼻有误。

(2)指指试验:嘱老年人用示指指触评估者的示指,先睁眼后闭眼,重复数次。正常人能准确完成。若总是偏向一侧,提示该侧小脑或迷路有病损。

(3)跟-膝-胫试验:老年人仰卧,抬起一侧下肢将足跟置于另一侧膝部下端,沿胫骨直线下移。共济失调者出现动作不稳或失误。

(4)轮替动作:嘱老年人伸直手掌做快速旋前、旋后动作。共济失调者动作缓慢,不协调。

（5）闭目难立征：也叫 Romberg 征，嘱老年人闭目直立，双足并拢，两臂前伸，出现摇晃或倾斜即为阳性。仅闭目不稳者提示两下肢有感觉障碍，闭目睁目皆不稳者提示小脑病变。

（四）心理功能评估

心理健康是反映老年人健康的重要方面。进入老年期后，会遇到许多人生大事件，如退休、丧偶、亲朋好友去世、慢性病折磨、身体功能下降以及经济保障水平降低，均可影响老年人的心理健康。老人适应不良时，可出现自尊低下、对生活和自我不满、焦虑等心理问题，甚至罹患老年期抑郁症。

1. 焦虑评估　焦虑是老年人广泛存在的，以持续或反复发作为主要特征的神经症状性疾病，常用的焦虑评估工具有焦虑自评量表和汉密尔顿焦虑量表（详见第二章）。

2. 抑郁评估　抑郁是老年人常见的精神障碍，严重时可导致老年人自杀。对老年人抑郁评估是心理功能评估的重要部分，评估抑郁的量表较多，常见的有 Zung 抑郁自评量表和老年抑郁量表（详见第二章）。

（五）认知功能评估

随着年龄的增长，老年人的认知功能有不同程度的减退。认知功能对老年人晚年是否能独立生活以及生活质量的好坏起着重要的作用。认知是认识、理解、判断、推理事物的过程，并通过个体的行为和语言表达，通过定量评估可判断老年人是否有认知功能受损及其严重程度。老年人常用的认知状态评估工具有简易智力状态检查表与蒙特利尔认知评估量表（详见第二章）。

（六）社会功能评估

旨在评估老年人社会功能，社会功能状态与社会适应性相关，即老年人适应社会环境时才能发挥其良好的社会功能。主要通过老人的日常活动、社交记录以及社会资源评定表、功能活动调查表进行评估。

社会资源评定表（OARS）主要用于测量老年人的一般社会功能。评估内容包括：家庭结构、亲朋好友来往方式（娱乐）、现有知己、困难时可获得的帮助（人力、精神及经济）。应用简单的记分和定式的询问评估老年人的社会资源。

📖 **知识链接**

老年康复的主要模式

根据老年人生活功能减退的状态，可把老年康复分为三种模式，即脑卒中模式、失用综合征模式、痴呆模式。也有的专家只采用两种模式，即"脑卒中模式"和"失用综合征模式"。

"脑卒中模式"是针对日常生活功能急剧减退而开发的康复方法。脑卒中、骨折和脊椎损伤等疾患会引起生活功能急剧减退，然后再恢复到相对稳定的状态。康复的目的是促进功能的恢复，最大限度地利用残存的功能，提高代偿性的活动能力。

"失用综合征模式"是针对生活功能逐渐减退而开发的康复方法。康复的目的首先是预防失用综合征，其次是早期发现日常生活功能减退的状况，通过康复训练早期恢复。

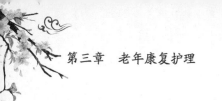

第二节　老年康复护理措施

康复护理措施是护理人员运用各种康复护理技术针对康复对象的功能障碍和残疾进行康复训练和护理活动。老年康复护理措施的种类较多,常用的有日常生活活动能力训练、认知训练、运动训练、作业训练以及常见慢性病的康复护理等。

一、日常生活活动能力训练

日常生活活动能力训练是以提高老年人日常生活活动能力为目的,使其在家庭和社会中尽量减少对他人的依赖而进行的日常生活活动训练活动。

（一）进食动作训练

1. 抓握餐具训练　开始先练习抓握木条,继之练习使用汤匙、筷子、刀叉等。

2. 进食动作训练　先模仿进食,训练手部的协调动作,然后准备易被拿取的食物,练习进食。

（二）防止误咽训练

1. 颈部的活动度训练　指导老年人进行颈部活动,增强颈部肌力、舌和喉头的运动以及呼吸辅助肌的肌力。

2. 呼吸道训练　呼吸训练,反复进行吸气—憋气—咳出,以提高咳出能力;另外可进行咳嗽训练,建立排除气管异物的各种防御能力,引发咽下反射,防止误咽的发生。

3. 颈部旋转训练　指导老年人咽下时头部向麻痹侧旋转,以使咽腔的麻痹侧变小,健侧的食管口增大,使食物顺利通过梨状窝。

4. 吞咽反射的强化训练　对老年人进行咽部冷刺激,用棉棒蘸取冰盐水、糖水等不同味道的液体,轻轻刺激并按摩舌面部、软腭、舌根和咽后壁,再指导其做空吞咽动作,另外可发声训练。

（三）穿脱衣训练

原则是先穿患侧,再穿健侧。将患侧手由颈后抓住衣领向上提拉至患侧肩膀,再将健侧手插入衣袖内,用健侧手系扣并整理衣服。脱衣时先脱健侧,后脱患侧。

（四）清洁、修饰动作训练

根据老年人的残疾程度,进行洗漱、梳头、如厕、沐浴等个人卫生训练,对于偏瘫老年人,为防止肌肉的失用性萎缩,应尽早对偏瘫侧进行训练,健侧肢体可适当帮助完成动作。如拧毛巾时可将毛巾绕在水龙头上,用健侧手拧干;沐浴时可用健侧手持毛巾或用带柄的洗澡刷清洗。

（五）移动动作训练

1. 床上移动　偏瘫老年人,翻身前头先偏向一侧,采用 Bobath 式握手(双手掌心相对,十指交叉地握手,病变拇指在健拇指的上方)伸展上肢移向翻身侧,同时屈曲双腿倒向该侧至侧卧位,再返回到仰卧位;按照同样的方法向另一侧翻身。每日按照康复计划进行,以不引起疲劳为宜。

2. 立位移动训练　当老年人能平衡站立时应进行立位移动训练,包括扶持行走、独立行走和上下楼梯训练。

（1）扶持行走训练:平衡失调的老年人需要扶行,护理人员应扶持患肢侧,为了安全,可在腰间系带子,便于扶持,且不限制其双手活动。

（2）独立行走训练:先将两脚保持在立位平衡状态,行走时一只脚先行迈出,身体逐渐前倾,重心转移到对侧下肢,两脚交替迈出。

（3）上下楼梯训练:能在平地行走后,可进行上下楼梯训练。指导或协助老年人健手扶栏,上楼时,先将健足踏上一级台阶,伸直健腿,将患腿提到同一级台阶;下楼时,患足先下到下一级台阶,然后健足再下与患足并齐。

3. 轮椅训练　轮椅对于行走困难或无力远距离行走的老年人来说是一种重要的代步工具,有助于日常生活活动,参加各种社会娱乐活动,从而促进生活质量的提高,有益身心健康。

（1）从床移到轮椅:老年人平卧于床上,用健手将患侧上肢从腕部提起,将其放于腹部,再将健足放在患侧腿膝部下面,向下滑动至患侧踝部,用健侧的腿和足使患侧腿稍屈曲并抬起,保持足支撑位;健手抓住床扶手,两腿滚到健侧位,向健侧翻身,用健侧上肢支撑起身体,准备坐起,腿移过床沿时,将躯干摆动到坐位;将轮椅置于老年人健侧,与床呈30°~45°角,面向床尾,关好刹车,将脚踏板移向一侧,此时身体前倾,同时健侧手足向下撑而移向床边;以健侧手扶住轮椅远侧扶手,以健侧腿为轴心旋转身体坐在轮椅上,调好位置,松开刹车,用健侧足抬起患足,放于脚踏板上。

双下肢瘫痪转移步骤:轮椅直角对床,关好刹车,老年人背向轮椅,用双手掌在床上撑起,臀部移向床边;双手握住轮椅扶手中央,撑起上身,向后使臀部落于轮椅内,打开刹车离床,直到足跟移到床沿,关好刹车,足置于踏板上。

（2）轮椅到床:轮椅朝向床头,关好刹车,健手提患足,将脚踏板移到旁边;躯干向前倾斜并向下撑而移至轮椅的前沿,抓住床扶手,身体前移,用健侧上、下肢的力量支持体重而站立,转身坐到床边,推开轮椅,双足收回。

（3）轮椅到马桶:马桶最好高出地面50cm,两侧须安装扶手。首先将轮椅移至马桶边,关好刹车;双足离开踏板将其旋开,解开裤子,用健手握紧轮椅扶手站起,后握住马桶旁扶手,旋转身体坐在马桶上。

（六）家务活动训练

老年人家务活动能力的训练,在康复护理中,经常被人们所忽视,认为家务琐事对老人的康复无足轻重。事实上,这对维持老人独立生活能力,有着很大的现实意义。通过家务活动训练,还能鼓励老人的自信心和独创性,使老人在心理上得到益处。

家务活动训练具体方法有:①烹调配餐,如洗切蔬菜、剁肉、打蛋、煮饭、洗涤锅碗瓢盆;②保持室内整洁,如使用扫把、拖把打扫卫生,擦抹门窗,清理垃圾,整理抽屉;③使用电器,如打开电视机,使用冰箱、洗衣机等;④购物;⑤家庭理财;⑥必要的社会交往,处理子女之间的关系等。

二、认知训练

认知训练是根据中枢神经系统的结构、功能重组和可塑性原理,通过训练注意力、记忆力、抽象思维能力等,使丧失的认知功能重新恢复或得到改善。常用的认知训练方法主要有以下几种:

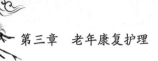

（一）注意力训练

注意力和记忆的关系甚为密切。对有记忆障碍的老年人，改善其注意力是记忆康复的前提。注意力训练可使用数字卡片，让老年人按顺序排好，或者根据奇偶、倍数等要求排列，或抽出卡片比较异同点，以训练其的注意力和解决问题能力。

（二）记忆力训练

记忆力训练主要是逐渐增加或延长刺激与回忆的间隔时间，使老年人能在相对较长的时间后仍能记住应当进行的活动。根据训练内容，可分为事件回顾训练和执行具体任务训练。事件回顾训练包括故事回忆、购物单回忆等，如让老人回忆往事，特别是有趣的和让人有成就感的事情。具体任务训练包括数字、词组的记忆等。

（三）推理训练

通过阅读、算术等的训练，提高老年人推理能力及其他认知功能。

（四）时空感训练

在确保安全情况下，鼓励老年人积极参加社会活动，通过认路、认人等方式增强时空感。当记忆严重障碍时，可通过使用辅助物，如标签、术语等帮助记忆。

（五）理解力训练

选择老年人熟悉的或者感兴趣的阅读材料，让其阅读完后进行复述，可锻炼表达能力和记忆力，以增强其理解力。

三、运动训练

运动训练是运用传统和现代体育运动方法和手段，根据人体解剖生理特点，以徒手或器械进行局部或全身功能的运动训练，以恢复或改善功能障碍。常用的运动训练方法主要有以下几种：

（一）关节活动度训练

应用特定方法维持和恢复各种因素引起的关节活动功能障碍，根据是否借助外力可分为3类：

1. 主动关节活动度训练 指通过主动用力收缩完成的训练，适用于肌力 >3 级的老年人，其目的是改善与恢复肌肉功能、关节功能和神经协调功能等。最常用的训练方式是各种徒手体操，根据老年人关节受损的情况进行有针对性的动作训练。主动训练动作宜平缓缓慢，每个关节尽可能达到最大幅度，如股骨骨折的老人，在后期康复中患侧的髋、膝、踝关节要进行各个方向的主动运动，以尽量牵伸挛缩、粘连的组织。

2. 主动 - 辅助关节活动度训练 指在外力的辅助下，主动收缩肌肉来完成的运动或动作，用于肌力 >2 级以上的老年人。训练时，助力可由治疗师、护理员、健侧肢体、器械、引力等提供，其目的是逐步增强肌力，建立协调运动模式。常用的有器械练习、悬吊练习和滑轮练习。如肩周炎老人的关节活动训练可采用拉环运动，双手分别握住滑轮拉环的两个环，健侧手向下拉环，带动患侧上举，此运动可锻炼患肩外展、上举功能。

3. 被动关节活动度训练 指老年人不能主动活动，完全依靠康复师或护理人员的帮助来完成关节活动的训练，如完全卧床的老人。被动训练的目的是增强患肢本体感觉、刺激屈伸反射、放松痉挛肌肉，同时牵张挛缩或粘连的肌腱和韧带，维持或恢复关节活动范围。如针对脑卒中软瘫期的老年人，护理人员对患肢所有关节进行被动运动，从近端关节到远端关

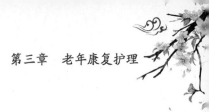

节,每日 2~3 次,每一动作重复 10~30 次,以防止关节挛缩和变形。

（二）肌力训练

肌力训练是指根据现有的肌力水平,让肌力在一定的复核下反复收缩,使之产生适应性改变,以维持或提高肌肉收缩力量的训练方法。

根据肌力水平应选择不同的运动方式:①当肌力为 0 级时,可选用电刺激、运动想象疗法和被动运动等,如卒中老人运用运动想象法可改善偏瘫功能;②当肌力为 1~2 级时,可选肌电生物反馈和减重体位下的主动运动,如瘫痪老人为使用轮椅或拐杖,需要加强上肢支持力量,可训练肱二头肌、肱三头肌和握力;③当肌力达到 3 级及以上时,可进行主动运动训练,如患有脑卒中的老年人可在床上训练翻身,可通过"桥式运动"来增强患侧伸髋屈膝肌的肌力,避免行走时的偏瘫步态;④肌力为 4 级以上时,可选择抗较大和最大阻力运动,如用哑铃、沙袋、弹簧、橡皮条等。

（三）平衡训练

平衡训练是指为提高或维持老年人身体平衡能力所采用的各种训练措施。针对平衡障碍的关键因素（包括本体感受器、前庭系统、视觉系统和高级中枢对平衡信息的综合能力）,提高老年人坐、站和行动时平衡能力的锻炼方法。

1. 坐位平衡训练　协助老年人取坐位,手置于身体两侧或大腿上,心情保持放松状态。

（1）Ⅰ级平衡训练:指不受外力和无身体动作的前提下保持独立坐位姿势的训练,通过协调躯干肌肉以保持身体直立。开始时需有人在身旁保护,逐步过渡到无保护的独立坐位。

（2）Ⅱ级平衡训练:指可独立完成身体重心转移,躯干屈曲、伸展、左右倾斜及旋转运动,并保持坐位平衡的训练。

（3）Ⅲ级平衡训练:指可以在抵抗外力的情况下保持身体平衡的训练。老年人双手抱肘于胸前,由护理人员施加外力破坏其坐位稳定,诱发其调正反应。

2. 立位平衡训练

（1）Ⅰ级平衡训练:指不受外力和无身体动作的前提下保持独立站立姿势的训练,能用下肢支撑体重保持站立位,必要时护理员可用自己双膝来控制下肢,或使用支架帮助固定膝关节。

（2）Ⅱ级平衡训练:指在站立姿势下,可独立完成身体重心转移,躯干屈曲、伸展、左右倾斜及旋转运动并保持平衡。

（3）Ⅲ级平衡训练:指在站立姿势下能抵抗外力干扰保持身体平衡的训练。可采用平衡板训练、站立作业训练等。

四、老年人常见慢性病的康复护理

老年人由于脏器组织结构和生理功能的退化改变,加之机体的免疫力及抗病能力减弱,因而易发生慢性疾病,严重危害老年人的健康。常见的老年期慢性病有老年期脑卒中、老年期糖尿病、老年期高血压、老年期痴呆和老年期冠心病等,康复护理主要从心理、饮食、运动、用药等几方面进行。

（一）老年期脑卒中的康复护理

脑卒中又称脑血管意外,是由于脑本身或供应脑的颈部动脉血管病变,引起脑局灶性血液循环障碍,并有相应的脑受损的神经系统表现的一组疾病,多发于老年人,对其健康危害

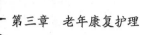

极大。

1. 运动康复

（1）体位：对于长期卧床者，护理人员应定时为老年人翻身、按摩受压部位，保持床铺平整，干燥无渣屑，防止压疮发生。

（2）功能锻炼：①被动运动：根据病情制订相应的训练计划，尽早进行康复锻炼，促进肢体功能恢复。被动运动宜从小范围开始，逐渐加大动作范围，可按每个关节正常活动做屈、伸、收、展及旋转性动作。每天1~2次，动作应柔和，多做与痉挛倾向相反的动作，以充分牵伸肌肉、肌腱和关节周围软组织。②主动运动：鼓励用腱肢带动患肢做被动运动，以及适当的活动健侧肢体，主动运动恢复初期护理人员应关心、指导和辅助进行功能锻炼，尝试做生活活动动作和肢体运动，之后下床练习站立和行走，锻炼时间应逐渐增加，动作由简单到复杂，循序渐进。

2. 语言康复　语言恢复往往比肢体功能恢复更为缓慢，加上不少老年人发病后智能减退，理解和掌握发音要领较慢。因此，训练要非常耐心，原则上先练舌喉音、卷舌音，由简到繁，反复练习，坚持不懈；先数一、二、三等数字，进而为短词、短句，再过渡到较复杂的句子，直至能自由交谈。

3. 膳食管理　根据老年人的体质和活动程度调节热量的供给，以进食清淡、富有营养、低盐、低脂、低胆固醇及高蛋白的饮食为原则，规律进食、定时定量，少吃多餐；选择松软、半流质或糊状、胶冻的黏稠食物；应给老年人充足的进餐时间，以利于充分咀嚼。

4. 睡眠管理　对脑卒中老年人进行护理干预，可有效改善患者的睡眠状况，降低患者的焦虑和抑郁程度，提高康复效果。

（1）介绍疾病知识以减轻心理负担。

（2）创造有利于睡眠的良好条件。

（3）帮助老年人建立规律的作息时间，下午和晚饭后避免刺激性食物和饮料，必要时在医生指导下使用药物。

5. 心理护理　安慰和疏导老年人，消除其不良情绪，保持乐观轻松的心情，树立战胜疾病的信心。鼓励家属多陪伴、多开导，积极帮助患病老年人进行康复训练。

（二）老年期糖尿病的康复护理

老年期糖尿病是指年龄≥65岁的老年人，由于体内胰岛素分泌不足，胰岛素作用障碍或两者同时存在缺陷，导致代谢紊乱，出现血糖、血脂及蛋白质、水与电解质等紊乱的代谢病。老年期糖尿病的康复护理主要从运动康复、膳食管理、用药指导和心理护理四方面进行。

1. 运动康复　以有氧运动为主，如步行、慢跑和跳绳等全身运动（动态运动）及采用康复器械训练肌力、肌肉耐力（静态运动）。运动强度以能量消耗为标准或以最大耗氧量的百分率为标准，一般采用相当于最大耗氧量40%~60%的运动，每日早晚1次，开始每次10分钟，逐渐增至20~30分钟。运动时间以餐后1小时（以进食开始计时）为宜。

2. 膳食管理　膳食管理是糖尿病康复护理的关键，护理人员应让老年人了解合理饮食的重要性，同时应指导患者掌握血糖、尿糖和体重的自我检测方法控制饮食，并严格和长期坚持执行。

（1）控制每日总热量：摄取的热量要保持在适当的水平，以利于将血糖及体重控制在正常范围以内。一般糖摄入量应占总热量的 50%~60%,脂肪摄入量占 20%~30%,蛋白质摄入量占 15%~20%。

(2)规律饮食:病情稳定的Ⅱ型糖尿病患者每天可进 3 餐,按 1/5、2/5、2/5 或各 1/3 分配;注射胰岛素或口服降糖药且病情有波动的老年人每天可进食 5~6 餐,从 3 次正餐中匀出 25~50g 主食作为加餐。

(3)合理安排饮食结构:饮食宜清淡,少吃动物内脏,尽量选择高纤维、含糖少的蔬菜,如芹菜、白萝卜、油菜等;提倡粗粮、面食和杂粮,适量进食水果,但西瓜、香蕉等含糖量高的水果不宜食用,忌食蔗糖、葡萄糖、蜜糖及其制品。为满足老年人的甜味口感,可使用甜味剂,如蛋白糖、木糖醇、甜菊片等。

(4)禁烟限酒:吸烟可导致外周血管收缩,影响胰岛素和其他降糖药在血液中的运行和吸收。烟碱可以刺激肾上腺髓质激素分泌,诱使血糖升高。饮酒应适度,由于酒精可使机体胰岛素分泌增加,易引起低血糖,应避免空腹饮酒;酒类热量较高,可导致体重增加;此外,乙醇可以加快降糖药的代谢,使其半衰期明显缩短,影响药物的疗效。因此,糖尿病患者必须禁烟限酒。

3. 用药指导 合理用药是控制血糖的有效方法,指导老年期糖尿病患者应严格按医嘱使用降糖药物,注意药物的用法及配伍禁忌,如双胍类药物应与进食时或餐后服用;应用胰岛素治疗,注射的时间、剂量、途径、部位要准确,同时询问患者的感受,警惕低血糖的发生;如长期注射同一部位,易引起局部皮下脂肪萎缩或增生、局部硬结,应经常更换;如需要在同一部位注射,应与上一次部位相距 1cm 以上、无硬结处;注射如有硬结,可采用热敷;运动时不宜选择大腿、臀部等注射部位。

4. 心理护理 糖尿病是一种慢性代谢性疾病,需终身治疗。多数老年期糖尿病患者因病程长易反复而产生消极、悲观的情绪,而这些不良心理会引起血糖升高,对疾病控制不利。因此要及时发现老年人的不良心理,鼓励其树立战胜疾病的信心和勇气;为减轻老年人的心理负担,护理人员可将糖尿病知识教育的内容尽量浓缩,从他们最需要、最关心、最重要的内容讲起,同时,由于老年人理解能力较低,需要反复、多次、不同形式的讲解,直至其理解为止;应加强护患沟通,取得老年人的信任和配合,对纠正糖代谢紊乱、预防并发症都有较好的效果。

(三)老年期高血压的康复护理

老年期高血压是指年龄≥65 岁,血压值持续或非同日 3 次以上超过标准血压诊断标准,即收缩压≥140mmHg 和(或)舒张压≥90mmHg 者。老年期高血压的康复护理主要包括以下几个方面:

1. 运动康复 运动具有减少高血压患者药物使用量、降低药物不良反应、稳定血压、缓解心理压力等作用。世界卫生组织建议高血压患者每周参加运动 5 次,每次至少 30 分钟;运动的形式和运动量应根据老年人的兴趣、身体状况而定,如散步、慢跑、游泳、健身操、气功和太极拳等;运动应持之以恒、循序渐进;运动 2 周后血压会有所下降,但停止运动血压又会恢复原来水平,故不应轻易停止药物治疗。

2. 膳食管理 老年期高血压患者要合理安排饮食,避免高脂、高糖类、高盐膳食,多选用富含植物蛋白、膳食纤维及维生素 C 的蔬菜及水果类食品,以消除或控制动脉硬化的诱发因素,如高血脂、糖尿病等,同时要戒烟、戒酒。

3. 睡眠管理 良好的睡眠质量是老年期高血压患者康复的前提,护理人员要督促、指导老年人保证足够的睡眠,睡前饮用一杯温热的牛奶,避免噪声与强光,避免睡前活动过多及兴奋,减少视听的干扰。

4. 用药指导 定期监测血压,根据血压变化调整药物剂量和服药次数,病情突然变化时不应私自更换药物或随便加大药物剂量,而应及时就医;某些降压药可引起直立性低血压,从坐位或卧位起立时动作应缓慢,特别是夜间起床大小便时更应注意,以免血压骤降引起晕厥而发生意外。

5. 心理护理 受不良刺激情绪激动会导致血管收缩,交感神经兴奋,血压升高,易引发出血性脑卒中导致生命危险。因此护理人员应帮助老年人分析心理问题,并进行耐心细致的心理疏导,使其保持心境平和、心胸开阔,避免焦虑、紧张、发怒等情绪波动,学会向别人倾诉,懂得释放心理压力。

(四)老年期痴呆症的康复护理

老年期痴呆症是指年龄≥65岁,各种原因所致痴呆症的总称,包括阿尔茨海默病、血管性痴呆等,其中阿尔茨海默病为最常见的痴呆类型。主要表现为记忆、计算、思维、语言、定向力和情感障碍及人格的改变,并有社会活动能力和生活自理能力的减退。老年期痴呆症的康复护理主要包括以下几个方面:

1. 作业训练 针对老年期痴呆症患者的功能障碍,护理人员可从日常生活,文体活动中选取老人感兴趣的,对其功能恢复有帮助的作业,指导老人按要求进行训练,如剪纸、针织、绘画、书法以及简单手工的游戏等。另外,作业训练还可帮助老年人集中精神,增强注意力和记忆力,调节情绪,增强愉悦感,重建对生活的信心。

2. 记忆训练 鼓励回忆过去的生活经历,帮助记忆目前的居住环境、生活中的人和事,以减少其做出错误的判断。护理人员可将老年人亲朋好友的照片贴在常看到的地方,以加深记忆;也可利用记忆辅助物,如录音、录相、图片等信息的刺激,提高记忆力;对易忘记和易出错的事情,可设立醒目的标志,如图画、数字等。

3. 用药指导 老年期痴呆是神经变性疾病,目前尚无根治方法,临床治疗主要是改善症状,延缓病情进展。常用的药物有乙酰胆碱酯酶抑制剂,如安理申、艾斯能、石杉碱甲,此类药物常有消化道反应,可从小剂量开始应用,注意消化道症状;使用抗精神病药物治疗时注意其不良反应,疾病如有变化应及时就医。

4. 心理护理 早期的心理护理对老年期痴呆症患者很有帮助。护理人员应与老年人建立良好的关系,争取合作,鼓励其积极参加社会活动和适宜的趣味性活动,如简单的棋牌、游戏、阅读报刊等,减轻或消除老年人的忧愁和孤独感,减少焦虑、抑郁情绪的产生,帮助老年人建立康复的信心。

(五)老年期冠心病的康复护理

冠心病是对老年人生命威胁最大、最常见的心脏病,其患病率随年龄的增加而升高。心绞痛是冠心病最常见的类型,心肌梗死是冠心病的严重表现,病死率较高。

1. 运动康复 可选用步行、踏车、徒手体操等运动,以中低强度为宜。锻炼时心率宜控制在110~120次/分钟;步速为50~60m/min。锻炼时间宜在上午10:00或下午16:00左右进行,清晨6:00~8:00为运动禁忌期;锻炼持续时间≥20分钟/次;运动初期3~4次/周,稳定期2~3次/周;运动速度宜慢,需要有耐心。心绞痛发作和心肌梗死病灶未修复时禁止运动。

2. 膳食管理　高脂血症是冠心病最重要的危险因素。因此,膳食中应避免过多进食动物脂肪(如肥肉、动物油、奶油等)以及胆固醇含量较高的食物(如动物内脏、蛋黄等);多食新鲜蔬菜和水果;减少钠盐的摄入。

3. 心理护理　针对老年人个性特点,了解发病原因,仔细观察情绪状态,与老年人探讨可能与冠心病有关的危险因素,总结预防发作的方法,指导老年人改变急躁易怒的性格,保持平和的心态,可采取放松技术或倾诉的方式缓解精神压力。

4. 用药指导　指导老年人遵医嘱服药,口服硝酸甘油前应先用水湿润口腔,再将药物置于舌下;外出时随时携带硝酸甘油以备急用。

第三节　老年康复护理效果评价

老年康复护理评价是康复护理程序的最后一个步骤,是指将实施康复护理措施后所得到的康复状况与预定目标逐一对照,以评价康复护理措施的效果、质量的过程。通过评价护理人员可以了解老年人目前康复状态,了解措施实施后康复问题是否得到解决,预期目标是否达到,并不断改进康复护理内容和方法,以提高康复护理质量。

一、收集资料

收集老年人目前健康状态和康复状况的资料,即康复护理措施实施后的反应。

二、比较资料与目标并做出判断

按照康复护理目标中的评价时间,将老年人目前的状况与原目标进行比较,以判断目标是否实现。衡量目标实现程度的标准有 3 种:①目标完全实现;②目标部分实现;③目标未实现。

三、重审康复护理计划

1. 对目标部分实现或未实现的原因进行分析
(1) 所收集的资料是否准确、全面?
(2) 康复护理目标是否切实可行?
(3) 康复护理措施是否正确? 实施是否有效?
(4) 康复对象是否配合?
(5) 康复对象的病情是否有了新的变化?
2. 对康复问题重新评估,一般有 4 种情况:
(1) 停止:①目标完全实现;②计划不妥或有错误。
(2) 继续:问题尚未解决,继续执行计划。
(3) 排除:对可能的诊断,经一段时间的观察和康复护理,进一步找出或否认支持依据。给予排除或确定。
(4) 修订:对计划中不合理或有错误的地方予以修改,对新出现的问题,增加适宜的康复护理内容。

四、老年康复护理评价内容

1. 日常生活能力评价　老年人日常生活能力是老年人最基本的自理能力。如衣(穿脱衣、鞋、帽);食(进餐、饮水);行(行走、变换体位、上下楼);个人卫生(洗漱、沐浴、如厕、控制大小便)等,如日常生活能力下降或功能受损,将影响老年人基本生活需要的满足。

2. 心理健康状况评价　老年人的心理健康状况直接影响其身体健康和社会功能状态,正确评价其心理健康状况,对维护和促进老年人的身心健康、有的放矢地进行康复护理具有重要作用。老年人的心理健康可从情绪、认知能力、压力与应对等方面进行评估。

3. 社会功能评价　社会功能是指个体作为社会成员发挥作用的程度,与老年人的社会健康息息相关。老年期由于社会角色的变化,躯体疾病的影响,对老年人的社会功能也造成损害,通过对社会功能的评价可全面认识和衡量老年人的健康水平,判断老年人是否存在角色功能紊乱,社会适应不良等。

4. 生活质量综合评价　生活质量是生理、心理、社会功能的综合指标,老年人的生活质量不能单纯从躯体、心理、社会功能等方面获得,评价时最好以老年人的体检为基础进行评价,即不仅要评价老年人生活的客观状态,同时还要注意其主观评价。

五、评价工具

康复护理效果评价中选用的量表非常重要,由于老年人常有躯体、精神、心理社会等多方面的功能障碍。因此,量表宜选用功能独立性评价量表等较为全面的评价。独立生活能力可以用来评价老年人在生活中是否能够自我照顾和生存,是日常生活能力更高层次的表现。独立生活能力除评价躯体功能外,还需评价认知和社会交流等多方面能力。

功能独立性评定量表(functional independence measure,FIM)是反映老年人康复的综合效果的常用评价工具。FIM是美国物理医学与康复学会1983年制定的"医疗统一数据系统"的核心部分,目前已经被广泛应用到康复领域,是国际公认的独立生活能力评估。FIM内容包括两大类,六个方面,共18项,见表3-1。

表3-1　功能独立性评定量表(FIM)

项目			评估日期		
运动功能	自理能力	1	进食		
		2	梳洗修饰		
		3	洗澡		
		4	穿裤子		
		5	穿上衣		
		6	上厕所		
	括约肌控制	7	膀胱管理		
		8	直肠管理		

项目			评估日期			
运动功能	转移	9 床、椅、轮椅间				
		10 入厕				
		11 盆浴或淋浴				
	行走	12 步行/轮椅				
		13 上下楼梯				
	运动功能评分					
认知功能	交流	14 理解				
		15 表达				
	社会认知	16 社会交往				
		17 解决问题				
		18 记忆				
	认知功能评分					
FIM 总分						
评估人						

量表说明:

1. 独立 完全独立 7 分,有条件的独立(6 分)。

2. 依赖

（1）有条件的依赖:①监护和准备 5 分;②少量身体接触的帮助 4 分;③中度身体接触的帮助 3 分。

（2）完全依赖:①大量身体接触的帮助 2 分。②完全依赖 1 分,126 分为完全独立;108~125 分基本独立;90~107 分有条件的独立或极轻度依赖;72~89 分轻度依赖;54~71 分中度依赖;36~53 分重度依赖;19~35 分极重度依赖;18 分为完全依赖。

【思考题】

1. 赵先生,70 岁,有冠心病病史 5 年,因心绞痛急诊入院,好转后转入康复病房,患者无主诉不适,但情绪紧张,易激动,不愿住院康复,食欲不振,乏力,给予药物治疗,不愿住院康复。

（1）需首先解决的康复护理问题是（　　　）

A. 焦虑 　　　　　　B. 活动无耐力 　　　　　　C. 角色紊乱

D. 生活自理缺陷 　　　E. 疼痛

（2）对该患者的心理评估可选用（　　　）

A. FAQ 量表 　　　　B. 抑郁自评量表 　　　　C. LSI 量表

D. MMSE 量表 　　　E. 汉密尔顿焦虑量表

（3）目前,对该患者采取的主要康复护理措施是（　　　）

A. 日常生活活动训练   B. 康复运动

C. 心理功能的调整与改善   D. 作业治疗

E. 生物反馈治疗

2. 李某,72 岁,爬楼梯突然摔倒,神志逐渐不清,口角歪斜,左侧肢体不能活动加重被家人送入医院治疗,医生诊断为脑卒中。患者有高血压病史数年,未规律服药治疗,吸烟史 10 年,平日偶有饮酒。

(1)患者发生该疾病的高危因素最主要的是(   )

A. 高血压病史   B. 家族史   C. 吸烟史

D. 高脂血症   E. 肥胖

(2)该患者目前的康复护理内容不包括(   )

A. 保持呼吸道通畅   B. 定时变换体位   C. 行走训练

D. 保持良肢位   E. 维持关节活动范围

参考答案

1.(1)A   (2)E   (3)C

2.(1)A   (2)C

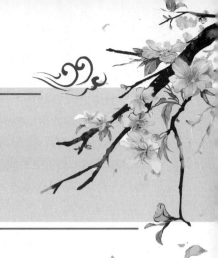

第四章
老年人的心理护理

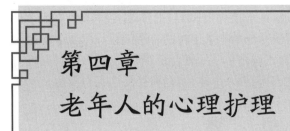

【本章要点】

1. 老年人心理健康的概念、维护与促进。
2. 老年人的认知、情绪情感及人格特征。
3. 老年人的人际交往心理、婚姻家庭与性心理、生死心理。
4. 老年人焦虑、抑郁、孤独、疑病、空巢综合征、离退休综合征及其照护。
5. 老年人人际沟通的概念、特征、影响因素、技巧及策略。

【学习目标】

识记:简述老年人常见心理问题及照护。

理解:1. 理解老年人的心理健康。
　　　2. 理解老年人的一般心理特征、老年人的人际交往心理、生死心理、婚姻家庭及
　　　　性心理。

运用:能够运用所学沟通技巧与老年人进行沟通交流。

导入案例与思考

　　董奶奶,82 岁,退休教师,育有一子一女,均在外地工作,一年回家看一次父母亲,平时较少打电话问候老人。1 个月前老伴去世。独居后邻居发现老人一改以前喜欢散步、跳舞、聊天的习惯,常房门紧闭,偶尔邻居看到她出门买菜,总是脸色阴郁,唉声叹气,无精打采,不愿与人说话,连别人问起她的孙子都没有高兴的表情。某天邻居闻到房内溢出浓重的煤气味,拨打 110 破门而入,发现董奶奶穿戴整齐卧于床上,厨房的煤气打开着。紧急送到医院急诊科实施抢救。请思考以下问题:

　　(1) 老年人的心理问题有哪些? 维护和促进老年人心理健康的原则有哪些?

　　(2) 老年人的认知、情绪情感和人格有哪些特征?

　　(3) 老年人的人际关系、婚姻与性心理以及生死心理如何?

　　(4) 如何照护有抑郁、孤独以及空巢综合征等心理问题的老年人?

　　(5) 如何与各种老年人进行有效沟通?

个体进入老年期后将伴随生理功能衰退、适应能力降低,且会面临各种重大生活事件(如离退休、丧偶等),这些现实困境都会不同程度地影响老年人的心理健康。家属或护理人员掌握老年人的心理变化特点及其影响因素,正确评估其心理与精神状况,采取有针对性的护理措施,以提高生活质量,实现健康老龄化,对老年人个体、家庭和社会均有积极意义。

第一节 概 述

随着现代医学模式的转变和人类对健康的重新认识,心理护理已成为护理工作的核心内容之一。掌握老年人心理活动规律,为满足其心理需要,实施有效的心理护理是养老护理员及其他老年照护者的重要工作。

一、老年心理护理的概念和原则

老年人的很多心理活动和情绪变化,都与其性格和心理特点有关。掌握老年人的心理特点,做好心理护理对其身心健康起着积极的作用。

(一)概念

心理护理是以心理学理论为指导,以良好人际关系为基础,运用心理学方法,借助语言和非语言沟通,改变护理对象不良心理状态和行为,促进或保持健康的护理过程。

老年心理护理是指护理人员运用心理学的方法,通过各种方式和途径,解决或改善老年人现存的和潜在的心理问题,积极影响并改变心理活动和行为,帮助其在自身条件下获得最适宜心身状态的护理过程。根据老年人的心理行为特点,护理人员可从下面3个角度做好心理护理:

1. 从心理健康的角度来说,需要做到"一二三四五原则",即"一个中心:以健康为中心;两个要点:潇洒一点,糊涂一点;三个忘记:忘记年龄、忘记病痛、忘记恩怨;四个有:有个老伴,有点老本,有个老窝,有些老友;五个要:要掉,要俏,要笑,要跳,要聊。"

2. 根据动机与需要理论,加强日常生活能力的训练,增强生活自主性与独立性,是满足老年人各种心理需求的基础,使其体验到源自自身的归属感、自尊感和价值感。

3. 从客观的角度来说,来自社会支持系统的情感慰藉与心理支持能使老年人产生来自社会环境的受尊重、被理解、被接纳的情感体验和心理满意程度。

(二)老年心理护理的原则

了解老年人心理特点,提供相应的护理,提高其心理健康水平和对生活的满意度,是心理护理的主要内容和目标。老年人心理护理应遵循如下原则:

1. 主动性原则 护理人员应以乐观的情绪、积极的心态和良好的沟通技巧,主动交往、沟通感情、协调关系、满足老年人的需要,消除其孤独和寂寞。

2. 启迪性原则 在心理护理过程中应给予老年人心身康复的期待,恢复健康的希望,修身养性的启示,心理冲突的宣泄等,以发掘老年人的主观能动性,消除对疾病的错误认识,改变不当的健康理念和行为。

3. 针对性原则 每位老年人的生活经历、个性特点、身体健康状况等均会有所不同,因此提供心理护理时应具有针对性,不可千篇一律。

4. 灵活应变原则 在心理护理过程中,护理人员必须有灵活的应变能力,细心观察老年人的病情与情绪变化,处理方法要灵活、多样,语言要婉转亲切、富有艺术性,如发生冲突时应学会控制自身情绪,以幽默和智慧化解矛盾。

5. 自我照护原则 给予老年人生活与健康照护、社会支持的同时,帮助和指导其尽可能实现自我照护,以降低依赖性。

二、老年人心理健康

第三届国际心理卫生大会将心理健康定义为:"所谓心理健康,是指在身体、智能以及情感上与他人的心理健康不相矛盾的范围内,将个人心境发展成最佳状态。"老年人只有保持生理、心理以及社会适应能力的正常状态和良好平衡,才是真正的健康。

(一)老年人心理健康的标准

老年人心理健康的标准可以从以下几方面判断:

1. 智力正常 智力正常是人在正常生活中所应具备的最基本心理条件,是心理健康的首要标准。人的智力主要由感知觉、记忆、思维、想象力和操作能力等构成,老年人如能适应生活,具有一般生活能力,思路清晰,即可认为智力正常。

2. 情绪健康 情绪健康的重要标志是情绪稳定和心情愉悦。对事物有适度的情感反应,能适当地表达和控制自己的情绪,乐观开朗、随遇而安,是老年人情绪健康的表现。

3. 意志坚强 意志坚强的重要特征是行为的自觉性、果断性和顽强性,老年人应能用自己的意志调节和支配自己的行为。

4. 人格健全 老年人能充分了解自我,客观分析自身能力,对事物做出恰当判断,人格中的性格、气质、能力、兴趣等各个心理特征能够协调统一。

5. 关系和谐 能与周围人群保持融洽的人际关系,乐于帮助他人,也乐于接受他人的帮助;能与家人保持情感上的联系,有充分的安全感。

6. 环境适应 退休后能以积极处事的态度与外界环境保持联系,根据社会现状及时调整自身行为,丰富精神生活。

7. 行为正常 能坚持正常的生活、工作和学习,心理与行为符合老年人的身份和角色。

(二)老年人心理健康的维护和促进

1. 维护和促进老年人心理健康应从人的适应性、发展性、整体性等多方面考虑,其原则包括以下几个方面:

(1)适应原则:心理健康强调人与环境的和谐统一,达到动态平衡。适应不仅是个体对环境的被动顺应、妥协,更重要的是个体能积极、主动地发挥自己的能力,适应并改造环境。因此,应指导老年人学会积极面对环境中的不良刺激,并将其对身心影响降到最低;学会协调处理各种人际关系,维护和促进心理健康。

(2)发展原则:人和环境处于不断变化发展之中,人的心理健康状态是一个动态发展的过程。因此,不仅要了解老年人现阶段个体内部心理状态和外部环境之间的变化,还应关注其过往经历,以发展、动态的视角把握和促进老年人的心理健康。

(3)整体原则:人是一个身心统一且相互影响的整体,老年人应通过积极的认知、乐观的情绪和坚韧的意志更好地适应社会;加强锻炼、增强体质,学习卫生保健知识,以良好的生活方式维护与促进身心健康。

(4)系统原则:人是一个开放的系统,健康是内外环境的协调与平衡。维护和促进老年人的心理健康应从生理、心理、社会、文化、经济、道德等多方面、多角度、多层次考虑,关注家庭、社区、社会的影响,努力实现内外环境的平衡与协调。

2. 维护和促进老年人心理健康的措施

(1) 帮助老年人树立正确的健康观:随着年龄的增长及机体的衰退,老年人往往不能正视自身健康状况,对疾病持有消极态度,恐惧死亡,由此可导致疑病、焦虑、抑郁等心理问题。因此,应帮助老年人建立科学的健康观念,正确认识和对待衰老与疾病,以及学习保健知识,采取健康的生活方式提高老年人健康生活质量。

(2) 帮助老年人树立"老有所为、老有所乐"的观念:进入老年期,由于身体功能、社会角色等的变化,老年人会出现失落、苦恼、郁闷等不良心理。因此,以老年人基本需求为依据,为老年人提供能够发挥其优势的平台与活动,以实现"老有所为、老有所乐"。老有所乐包括兴趣小组、快乐旅游、快乐聚会等活动,老有所为包括志愿者活动、慈善活动、文化传承、智慧传递等。

(3) 帮助老年人树立"老有所学、老有所教"的信念:学习是老年人满足兴趣爱好、丰富生活的一种内在需求,通过学习可以不断充实、提高和完善自我,充实精神生活。因此,可以根据老年人自身条件和兴趣,组织参加社会学习、老年大学、老年论坛等。为实现"老有所学",政府、社会应为老年人提供教学活动、设施和条件,创造多方位的学习平台。

(4) 帮助老年人建立良好的家庭关系:家庭是老年人获得安全保障的基点,是晚年生活的最佳处所,家庭成员之间彼此的关系、家庭地位等因素直接影响老年人心理健康状态。应为老年人创造良好的家庭环境,处理好与配偶、子女等家庭成员的关系。

(5) 指导老年人养成良好的生活方式:力求做到饮食有节、起居有常、戒烟限酒、多参加社交活动、多接触大自然,减少因不良生活方式和行为引发的疾病;可据自己的体质和兴趣有选择性地参加运动,如散步、打门球、跳舞及下棋、打牌等,克服或延缓增龄所带来的各器官(尤其是大脑)功能的衰退,增加老年人对生活的兴趣,促进身心健康。

(6) 建立良好的社会支持系统:加强宣传教育,进一步树立和发扬尊老敬老的社会风尚;维护老年人的合法权益、完善相关立法;尽快发展老年人服务事业,建立养老中心、老年人社区护理站、老年人心情驿站等;加强老年人的社会保险,完善老年人综合福利设施。

三、老年人的一般心理特征

随着年龄的增长,各组织器官不同程度、不同速度地发生老化,生理功能及机体整体调节能力均同步减退,导致老年人的生活与社交能力等受到明显影响,心理变化随之产生,尤其是脑组织的结构与功能减退,使认知、情感、意志等心理过程及气质、性格、能力等人格特征与应对方式也随之改变,其中认知能力的下降常导致老年人情绪、行为和人格改变。

(一) 老年人的认知特征

认知过程是人们获得与应用知识、信息加工的过程。认知过程包括感觉、知觉、记忆、思维、想象、注意等,其中"注意"参与了所有认知过程。

1. 感觉与知觉(感知觉)　感觉是人脑对直接作用于感觉器官的客观事物个别属性的反映;知觉则是人脑对事物整体属性的反映。感觉是知觉的基础,两者密不可分,人们习惯合称其为"感知觉"。

老年人随着年龄的增长,感觉器官敏感性下降,表现为眼睛老花、听力下降等,对痛、温觉等不敏感易导致烫伤。感知事物和作出反应的速度均延缓,常出现对时间、地点、人物等的辨别能力下降,甚至发生迷路、走失等现象。个体对事物的知觉多基于过去经验,由于老年人经验丰富,其知觉的正确性依然较高。

2. 记忆与学习能力 记忆是人脑对过去所经历事物的反映。包括识记、保持和再现(再认与回忆)3个过程,即事物的映像在人脑中形成、巩固及恢复的过程,是人们学习、生活和工作的基本能力。

老年人的感觉器官不能正常有效地接受信息,加上大脑萎缩,神经元数量减少且质量低,记忆信息的储存功能减退。老年人的记忆与学习能力总体虽下降,但下降的早晚、快慢有较大的个体差异,其特点如下:

(1) 长时记忆的保持强于短时记忆:保持在1分钟以内的短时记忆比听过或看过一段时间、经过编码储存在记忆仓库中大于1分钟的长时记忆保持较好。

(2) 有意记忆的应用明显多于无意记忆:老年人记忆事物时,如事先有明确目的,应用一定记忆诀窍进行的识记内容不易遗忘。

(3) 逻辑记忆的保持好于机械记忆:老年人容易记住有逻辑联系和有意义的内容,特别是与自己生活和工作息息相关的事物;不易记住生疏且需要死记硬背的事物,如不擅长机械地记忆孤立的人名、地名、历史年代等。

(4) 远事记忆优于近事记忆:老年人对数年甚至数十年前发生的事件记忆效果好,表现为喜欢念叨往事,留恋过去的岁月。

老年人形象记忆优于词语逻辑记忆、情绪记忆和运动记忆效果较好、再认易于回忆等特征与一般人相同。因此,在进行健康教育时应充分考虑老年人的认知特征,结合已有的工作和生活经验,利用实物、模型、比喻、视频、动画、图片等载体,生动形象、深入浅出地助其掌握相关健康知识,并内化为老年人的健康理念。

3. 思维与想象能力 思维是人脑对客观事物间接的、概括的反映,是以人的已有知识经验为中介,对事物本质属性、内在联系和发展规律的抽象反映,是认知过程的高级阶段。想象是对曾经感知过的事物在头脑中留下的形象(即表象)进行加工改造,形成新形象的过程。想象具有形象性、创造性的特点。

个体进入老年期,对事物的分析与综合、抽象与概括等思维能力明显减退,思维的创造性、敏捷性、灵活性和流畅性均不如中青年期。由于老年人语言表达能力明显受到思维衰退影响,故常表现为语速变缓、对语言的理解与反应速度变慢、语言欠流畅,甚至词不达意,且易形成思维定势,解决问题时常具有倾向性;对新鲜事物和观念的理解与接受较慢,尤其与过去的经验和看法相矛盾时难以接受,故常给人以"顽固"之感。因此,对老年人进行健康教育是长期的工作,需一定的耐心。

4. 智力(智能) 智力是指人们认识、理解客观事物并运用知识、经验等解决问题的综合能力,主要包括注意、观察、记忆、想象、思维、实践操作和适应环境等方面的能力。

美国心理学家卡特尔把智力的构成区分为流体智力和晶体智力两大类。流体智力是一种以生理为基础的认知能力,如知觉速度、机械记忆、运算速度和推理能力等学习能力和解决问题的能力;晶体智力主要指学习的技能、语言文字能力、逻辑推理能力、联想力等,是在实践中以习得的经验为基础的认知能力。流体智力随年龄的老化而减退,因为它随神经系统生理结构和功能的不断成熟而提高,又随年龄的增长而较早减退;而晶体智力并不随年龄的老化而减退,或有所提高,直到70岁乃至80岁之后才有所减退,且减退速度缓慢。

(二)老年人的情绪情感特点

由于离退休后社会与经济状况的变化,健康水平的下降,家庭结构及其氛围的改变,均致老年人各种需求在一定程度上得不到满足。老年人情绪情感具有以下特征:

1. 易产生"衰老感"　老年人总是觉得"我已经老了、没用了,我成为子女的累赘了",子女的冷漠或过度照顾都会使其产生无力感、无用感。

2. 易出现负性情绪　遇到挫折时易产生莫名的焦虑、恐惧和不安全感;过度关注自身健康,即使轻度身体不适也可引起较重程度的抑郁,且持续时间较长,不易接受别人劝解。

3. 情绪不稳定或情感幼稚　易表现为情绪反复无常,缺乏自控能力,甚至近乎幼稚,常被称为"老小孩"。

4. 情感与行为易受暗示　特别是女性老年人情绪情感易受他人暗示和同化,表现为从众心理、缺乏主见。过于注重自身健康的老年人,易产生疑病倾向,女性尤甚。

5. 易于计较个人得失　部分老年人过于看重金钱等方面的得失。

(三)老年人的人格特征

人格是在先天遗传的基础上,通过与后天环境的相互作用而形成的,是一个人在生活实践中经常表现出来的、比较稳定的、具有一定倾向性的、独特的心理品质的总和。人格包括气质、性格、能力、需要与动机、自我意识、人生观、世界观、价值观等。老年人的人格特征如下:

1. 以"我"为中心　老年人已习惯成年期一家之长的地位与尊严,常认为自己是家庭的支柱与核心,期待自己成为家庭的顶梁柱与关注焦点。

2. 性格内向,孤僻不合群　老年人由于离退休后各种社会活动减少、与家人的沟通交流减少、听力下降等,常表现为内向乃至孤僻。

3. 适应能力下降　当气候等自然环境或家庭与社会环境发生重大变故时,往往难以承受身心打击而一蹶不振。

4. 处事欠灵活　老年人待人处事常表现为固执、刻板,难以变通,不够灵活。

5. 容易猜疑、嫉妒或自大、自卑　老年人对他人如何看待自己比较敏感,甚至多疑,常担心家里财物被偷,好攀比、易嫉妒、妄自尊大或自怨自艾者较常见。

6. 办事谨慎保守　老年人处理问题易谨小慎微、瞻前顾后、保守老成。

四、老年人常见的特殊心理

(一)老年人的人际关系

人际关系是指人与人之间的关系,是人与人交往过程中产生的各种社会关系的总和。和谐的人际关系是心理健康的重要标志之一。不同人生阶段的人际关系均有其独有特征,老年人的人际交往与其他发展阶段显著不同,正确处理好与家庭成员、邻里及朋友之间的关系,是老年人离退休后的重要任务之一。

1. 老年人人际关系的特征　进入老年期,随着生理、心理及社会角色的改变,其人际关系也随之发生变化,即以工作单位为中心向以家庭为中心转变,由工作驱动型向享乐驱动型转变,交往对象由多变向稳定转变。

2. 人际关系对老年人心理健康的影响　人际关系是影响老年人心理的重要因素,也是其心理健康的主要方面,是其认知、情感、意志以及人格统一、社会适应良好的主要表现方式。良好的人际关系有助于克服老年人的孤独感,减少失落感,增加安全感,提高对生活的满意度,还能激发创造力。

3. 老年人需处理好的人际关系 由于社会角色的变化所造成的心理改变,使老年人处理以下人际关系的难度增加。

(1)夫妻关系:是家庭系的核心。离退休以后,老年人大部分时间在家庭中度过,夫妻相处时间增加,使得之前潜在的或积累的矛盾凸显。互相尊敬、互相信任、互相爱慕、互相帮助、互相宽慰、互相勉励、互相体谅、互相谦让,是老年夫妻心理调适的基本准则,其中"互相尊敬、互相信任"是基础;摆正位置、浪漫幽默、小事糊涂、宽容忍让等是处理好夫妻关系的主要方法。

(2)代际关系:家庭代际关系是以血缘和婚姻关系为基准划分的辈分关系,并以此为基础构建家庭内部结构和秩序。反哺模式是我国目前代际关系的基础,家庭少子化导致父辈更早步入、更长时间经历空巢阶段,家庭养老功能明显弱化。作为长辈应适时调整对待子女的态度和行为方式,理解并尊重子女,接受子女的合理建议和照顾;增进相互之间的理解,避免亲子关系凌驾于夫妻关系之上。

(3)邻里关系:在遇到紧急情况而子女又不在身边时,邻里帮助是必不可少的,宽容豁达是良好邻里关系的基础。老年人在处理邻里关系时应克服自卑或自负,坚持"三提倡"和"三力戒"。所谓"三提倡"是指:提倡助人为乐、互学互帮,提倡遇事冷静、忍让协商,提倡胸怀宽广、豁达开朗;"三力戒"是指:力戒以势压人、为虎作伥,力戒以邻为壑、互不来往,力戒信口雌黄、挑拨中伤。

(4)朋友关系:朋友是经常交往、有共同兴趣爱好和志向的人们,包括同乡、同学、同事等。老年人应珍惜朋友之间的友谊,克服自卑、自负、自私、多疑、嫉妒、敌视等心理障碍,建立起良好的朋友关系。

(二)老年人的婚姻与性心理

婚姻是老年家庭的基础,与养老方式、经济收入、居住方式、身体健康、心理状态等有密切关系,在老年人的生活中起着重要的支持作用。老年人婚姻一方面受到自身年龄变化、性别差异、生活过程的影响;另一方面社会文化传统、风俗习惯、道德观念、文化程度和经济收入也在不同程度上影响婚姻结构的变化。婚姻类型包括未婚、有配偶、分居、离婚、丧偶等。

1. 老年人的婚姻心理 进入老年期,将面临一系列生理和心理不平衡问题需要改善,良好的婚姻状态可减少由于老化带来的诸多困扰,使各种功能得到调适。老年人通过婚姻可在健康促进机制、健康监测、经济资源和压力缓解等方面获益。

与伴侣共同居住的老年人相比,独居者在退出社会主流生活后常面对更大的压力和孤独,利用社会养老服务的比率增加。老年人婚姻关系处理的基本原则包括:①思想上相互尊重、相互理解、相互信任;②生活上相互照顾、相互关心、相互体谅;③经济上相互商量、相互关心。

(1)老年人离婚心理:伴随着老年人规模的扩大、寿命的延长及对生活质量要求的提高,老年人离婚率日益增高,且有其特点和原因,离婚后的老年人也面临着诸多困境。

老年人离婚多发生在退休后 2~3 年(10 年内)、再婚家庭离婚比重大、离婚多由女方提出、离婚者经济状况较好、多为空巢老人等。常见原因有:①退休后一时无法适应生活的改变,情绪不稳定,夫妻摩擦增加;②部分夫妻感情基础一直较差,年轻时为了孩子而维系婚姻,步入老年期后子女已独立,离婚的心理压力减轻;③与以往相比,现代老年人身体更加健康,有一定经济基础,更想尝试新的生活;④老年夫妻易出现性生活障碍,如果一方有性需求,另一方不能给予满足,也容易出现矛盾。

老年人离婚后易出现再婚困难、离异老年妇女经济陷入贫困、离异老年男性身体健康状况下降、财产纠纷等困境,而孤独感是老年人离婚后面临的最大问题。

(2)老年人再婚或同居心理:随着丧偶与离婚比例增高和人数增多,近年来老年人再婚成为老年人婚姻家庭的现实热点问题。老年人怕孤独,离异或丧偶后需要在家庭生活中寻找一种新的依恋关系,渴望有个伴侣和获得充足的经济来源是再婚的主要原因。再婚的主要阻力来自于老年人自身,其次是子女的反对和社会的偏见:一怕别人议论,二怕婚后不和,三怕对原配不忠,四怕处理不好双方子女关系,五怕自己子女不满,六怕引起经济纠纷,七怕生活习惯不同,八怕再次遭受丧偶打击。为了避免这些纠葛,目前不少老年人选择不登记但"结婚"的事实婚姻,还有选择双方同居但不结婚的"搭伴养老"方式,但由于缺乏法律保障而喜忧参半、备受争议。

"搭伴养老"是指单身的男女老人在未办理结婚登记手续的情况下以非婚同居形式处理两性关系和养老的一种生活方式。它是两性结合的一种形式,不同于事实婚姻。在法律承认事实婚姻的前提下,事实婚姻以婚姻为目的,对外身份是夫妻关系,而"搭伴养老"是以同居为目的,对外身份是同居关系。所以,"搭伴养老"与事实婚姻的内容与形式均不同。"搭伴养老"的同居关系是公开的,因此也区别于非法同居,属于非婚同居中的无婚意同居。

📖 **知识链接**

一、老年人丧偶者心理及其干预

丧偶作为生命历程中的一个重大事件对老年人的生活质量产生显著负面影响,由此可导致经济收入、情感支持、生活照料、居住方式等发生变化。老年人在丧偶后往往会经历麻木、内疚、怀念和恢复4个心理阶段。丧偶者的亲朋好友、社会工作者等有责任帮助他们尽快走出失去伴侣带来的心理阴影,重获幸福生活。安慰与支持、诱导发泄、转移注意力、建立新的生活方式等是主要干预方法。

二、"空巢"与"失独"现象

空巢老人一般是指年龄超过60岁、无子女的老人或有子女但由于种种原因不与子女在一起生活的老人,他们容易出现孤独、寂寞、失落、焦虑、抑郁等心理问题。

中国长达35年的独生子女政策有效控制了人口激增,但在中国因此而产生了一个特殊的群体——"失独"老人,他们家中唯一的子女不幸离世,其心理非常脆弱和敏感,不敢跟人聊天,常将自己封闭在家中,甚至会在失去唯一子女后离婚。由于情感严重受伤,他们不愿入住现有的养老机构,喜欢抱团取暖;可尝试让失独老人参与某些志愿活动;各地的民间团体、社会工作者和心理专业人员应充分发挥心理救助作用;整个社会要关注、关爱这个特殊的群体。

---

2. 老年人的性心理 性是人类除了温饱之外最基本的需要之一,老年人虽然生理功能

有所减退,但是仍应该并有能力享有完美的性生活。健康的性生活不应只是性交,而应包含以多种不同方式来表达爱与关怀。对于多数老年人来说,抚摸、接吻、拥抱等接触性性行为就可以基本获得性满足。

和谐、适度的性生活对于老年夫妻双方的生理、心理健康和良好的社会适应都有益处,可以显著降低心脑血管事件的发生,保护前列腺及膀胱健康,还能明显减少抑郁、焦虑等心理问题。

护理人员对老年人的性观念与性态度应持有积极的态度,了解其性需求及影响因素,鼓励、理解老年人合情、合法地拥有健康的性生活,以提高其生活质量。

(三)老年人的生死心理

死亡是构成完整生命历程难以回避的组成部分,是不可抗拒的自然规律。让老年人了解生命与死亡的相关知识与理念,使其正确对待死亡,是护理人员的责任。

1. 老年人对待死亡的心理　许多因素可影响老年人对待死亡的态度,宗教信仰、文化程度、社会地位、心理成熟程度、人格特征等起主要作用,年龄、身体状况、经济情况和亲密接触者的态度也有一定影响。老年人对待死亡的心理类型有理智型、积极应对型、接受型、恐惧型、解脱型和无所谓型等。

(1)理智型:这类老年人一般文化程度和心理成熟程度较高,当意识到死亡将近时,能从容地面对死亡,并在临终前安排好自己的身后事。

(2)积极应对型:此类老年人有强烈的生存意识,能够认识到死亡的必然性,也能认识到人的意志对死亡的能动性。因此,能主动与医护人员商讨自己的治疗方案,积极配合各项诊治措施的落实。

(3)接受型:有两种类型。积极接受型的老年人多数信仰宗教,认为死亡是回到天国,不是悲伤的事情;消极接受型的老年人是无可奈何地接受死亡的事实。

(4)恐惧型:此类老年人对死亡极端害怕,十分留恋人生。他们一般社会地位较高,经济条件和家庭关系良好,渴望能多享受天伦之乐,看到儿女们事业有成、家庭幸福。

(5)解脱型:患有某些严重生理、心理疾病的老年人多属于解脱型。他们可能因病致贫、家境潦倒,或受尽子女虐待,或身患绝症、病魔缠身而极度痛苦。

(6)无所谓型:这类老年人对事物多持顺其自然的无所谓态度,情感淡漠或超凡脱俗,对死亡同样持听天由命的态度。

2. 老年人应对死亡的正确态度　老年人及其亲属应尽可能从身心多方面自我调整,延缓衰老,维护并促进健康,与死亡抗争。树立正确的生命观、克服怯懦思想、正确对待疾病等是老年人对待死亡的积极态度。

护理人员需在了解老年人原有的宗教信仰和文化素养的基础上,正确评估老年人对死亡的看法以及当前最恐惧、最担心的问题,努力帮助解决具体问题,提升老年人的心理韧性。

第二节　老年人常见的心理问题与照护

由于老年人生理功能衰退和社会角色改变,心理状态也会随之发生变化,焦虑、抑郁、孤独是最常见的负性情绪,严重者可出现老年期焦虑症、抑郁症、疑病症等,常以空巢综合征、离退休综合征等为主要表现形式,影响老年人生命质量和社会稳定,护理人员须熟悉这些老年人常见心理问题的主要表现和应对措施。

一、老年期焦虑与照护

焦虑是个体由于达不到目标或不能克服障碍的威胁,导致自信心和自尊心受挫或失败感与内疚感增强,所形成的紧张不安并带有恐惧色彩的情绪状态。

焦虑症又称焦虑性神经症,以焦虑、紧张、恐惧等情绪障碍为主要表现,并伴有自主神经系统症状和运动性不安等。老年期焦虑症是发生在老年期的、以广泛和持续性焦虑或反复发作的惊恐不安为主要特征的神经症性疾病。

(一)老年期焦虑的原因

老年期焦虑有躯体、心理和社会等多种原因,主要与个性特征有关。

1. 个性特征　由于身体的自然衰老、健康状况每况愈下,部分完美型、焦虑型人格的老年人对此缺乏足够认识,一旦身体有轻微不适,就会过度担心自身健康问题。

2. 慢病难愈　部分患有慢性疾病而卧床不起的老年人,活动能力下降,治疗和康复时间长,对家人或照顾者依赖性增加,社会交往和外界刺激明显减少,易出现焦虑、抑郁、恐惧等负面情绪。

3. 消极暗示　见到与自己年龄相仿的老年人患重病甚至去世,就会给自己不良暗示而整日惴惴不安。若身体略有不适,就陷入更深的焦虑和对死亡的恐惧中难以自拔。

(二)老年期焦虑的表现

老年期焦虑分为广泛性焦虑和惊恐障碍,其中广泛性焦虑较常见。

1. 广泛性焦虑　又称慢性焦虑,主要包括以下三个方面。

(1)心理障碍:广泛性焦虑的主要症状是过度担心,具体表现为经常或持续的、无明确原因和内容的紧张不安,或对某些生活中的小事过分担心或烦恼;无缘由地预感家人或自身即将发生重大不幸,处于大祸将临的高度警觉状态,惶惶不可终日。这种紧张不安、担心烦恼的程度与现实情况很不相称,老年人往往感到难以忍受,但又无法自拔,同时还可伴有过于敏感、易激惹、注意力难以集中等。

(2)交感神经功能亢进:主要有头晕、心悸、气促、口干、出汗、面色苍白、恶心、腹痛、尿频、尿急等。

(3)运动性不安:常表现为紧张不安、搓手顿足、来回踱步、难以静坐、双眉紧蹙、双手颤抖等,可出现紧张性头痛,表现为顶、枕区的紧压感;严重时肩、背部肌肉强直。常伴有不同程度的睡眠障碍和疲乏感。

2. 惊恐障碍　又称急性焦虑,表现为反复出现强烈的惊恐发作,伴有濒死感或失控感及严重的交感神经功能亢进症状。在日常活动中毫无诱因与预兆、不限于任何特殊情境下突然出现强烈失控感与好像濒临死亡一样的恐惧感,并伴有严重的心悸、胸闷、胸痛与眩晕,呼吸极度困难,有窒息感,老年人常因此而惊叫、呼救、无处逃避,甚至产生幻觉和妄想。一般惊恐发作持续 5~20 分钟或更长时间,恢复后极度乏力。由于担心再次发作而常处于紧张状态,甚至抑郁自杀。

(三)老年期焦虑的照护

轻度焦虑一般不需特殊处理,调整心态、加强沟通、适度活动,学会自我疏导与放松即可,严重者应向专业的心理健康机构转介,进行心理、行为及药物等治疗。

1. 调整心态、改变认知　首先要帮助老年人学会乐天知命、知足常乐。凡事难求完美，不必事事纠结，生老病死是必然的；学会对一切逆境都既来之则安之，对自己人生道路上曾经的一切得失与悲喜释怀，享受离退休以后闲适安逸的幸福生活；不追悔过去的一些决定，不轻易发怒，学会和周围的人融洽相处。

2. 加强沟通、理解接受　鼓励老年人充分表达自己的内心感受，以明确焦虑的原因和影响因素，协助其认识存在的主要问题，主动调整心态与行为。根据受教育程度及生活方式，指导老年人认清自身情况，并充分理解焦虑感受，用支持性语言助其度过危机。还要以接受的态度耐心倾听老年人的倾诉，理解某些缺乏器质性病变基础的身心症状，体谅、同情他们由此而产生的感受。

3. 适度活动、活出精彩　鼓励老年人参加群众性互助团体，发展新的社会支持系统，组织并帮助他们参加感兴趣的文化娱乐和体育锻炼活动，分散注意力。鼓励老年人积极参加舒缓的兴趣活动，散步、太极拳、广场舞等有氧运动，读书看报、棋牌类等脑力活动，均可通过健身益智、促进社交、精神愉悦等途径，延缓老年人身心衰老，增进健康。文体活动中成员之间的情感互动还可提高群体凝聚力、增强自身满足感与幸福感。个人、家庭、社区、政府均对老年人活动方式的选择及活动的持久性产生一定影响。

4. 学会自我疏导与放松　轻度焦虑者主要依靠自身的调节。首先进行自我疏导，意识并正视此种心理状态，树立信心，转移注意力，充分调动老年人自身的能动性，减轻情绪；其次，学会自我放松，以平缓焦虑情绪。

5. 心理咨询、药物治疗　出现严重焦虑症时，应向专业机构转介，求助于心理咨询师或心理医生，进行心理行为治疗或药物治疗。常用的心理行为治疗有认知治疗、行为治疗或领悟治疗。认知治疗是改变对疾病的不合理和歪曲认知，使其认识到自身没有器质性病变的一种治疗方法；行为治疗是以减轻或改善症状或不良行为为目标的一类心理治疗技术的总称，包括放松训练、生物反馈治疗等，对焦虑引起的躯体症状疗效较好。常用的治疗药物有苯二氮䓬类（地西泮类）药物、丁螺环酮或其他抗焦虑抑郁药。护理人员须密切观察药物疗效和不良反应，如嗜睡、头晕、乏力等，避免长期、连续、大量使用安定类药物，以防产生依赖性和成瘾性，停药时须逐渐减量。

二、老年期抑郁与照护

抑郁是以持久的情绪低落或抑郁心境为主要临床表现的一种精神障碍，又称情感障碍抑郁状态。发生于老年期这一特定群体的抑郁症称为老年期抑郁症，狭义上是指65岁以后首次发病的原发性抑郁，是老年期最常见的非器质性精神障碍；广义上包括各个年龄段发生的原发性抑郁于老年期复发及继发，其主要特征是情绪低落、思维迟缓、意志活动减退。老年期抑郁是自杀的主要原因，是影响精神健康的重要疾病。

（一）老年期抑郁的原因

老年期抑郁的病因复杂且尚未完全确定，一般认为是多种因素综合作用的结果，其中的个性与生物因素是发病基础，生活事件等为诱发因素。

1. 心理与社会因素　老年期抑郁多发生于严重的负性生活事件或罹患躯体疾病之后，老年人在遭受丧偶、失子等严重心灵创伤后半年内易患抑郁症和自杀的风险大大增加。此类人群具有明显的回避和依赖型人格特征，表现为被动、孤僻、固执、依赖等，躯体疾病常可使这些人格特征凸显。

2. 生化代谢异常 受增龄所致老化的影响,去甲肾上腺素、5-羟色胺和多巴胺等单胺类神经介质的活性及代谢产物发生异常,可能是老年期抑郁的重要易感因素。

3. 遗传因素 遗传并非是唯一决定性患病因素,早年发病的抑郁症有明显家族遗传倾向,但老年期抑郁患者有家族史的比例显著低于早年起病者,推测遗传因素在抑郁症发病中的作用或随年龄增大而减小。

(二)老年期抑郁的表现

老年期抑郁的主要表现与其他年龄无明显不同,情绪低落、思维迟缓和意志活动减退(意志消沉)是重度抑郁症的典型"三低"症状,且常伴有消极观念和自杀行为,症状持续至少2周。家庭和养老机构中的老年期抑郁多轻、中度常见,仅以情绪低落等核心症状为主要表现。

1. 情绪低落 情绪低落、兴趣缺乏或愉快感(乐趣)丧失是老年期抑郁的核心症状,具体表现为"六无"症状:无望、无助、无用、无兴趣、无精力、无意义。对前途感到悲观绝望,认为生活毫无价值与出路,自己一无是处,对现状缺乏改变的信心和决心,常表现为双眉紧锁、愁容满面、闷闷不乐、唉声叹气,自我评价过低,甚至自责自罪;对任何活动都不再感兴趣,任何事情都无法使其高兴;抑郁情绪常昼重夜轻,晨起最严重,因此凌晨自杀率较高。

2. 思维迟缓 思维联想速度缓慢甚至抑制,典型表现为语速减慢、语量减少、语音减低的"小三低"症状。老年人自觉大脑生锈、变笨、迟钝,注意力、记忆力、计算力和理解力均下降,对事物作悲观解释。少数严重者表现类似于"痴呆",为抑郁性假性痴呆,抑郁缓解后痴呆症状也随之消失。

3. 意志活动减退 言语动作明显减少且缓慢,兴趣下降乃至丧失,日常生活不能自行料理,回避社交活动,甚至出现不语不动、不吃不喝等抑郁性木僵的表现,日常生活需要他人照顾。

严重抑郁症老年人的自杀行为较常见。常于凌晨早醒后,在周密计划的前提下隐蔽行动,甚至有的以强颜欢笑来麻痹护理人员,成功率较高,有10%~15%的抑郁老年人死于自杀。

4. 其他症状 常伴有明显的睡眠障碍,表现为早醒和入睡困难,一般比平时早醒2小时以上,醒后难以入睡。不典型抑郁者会出现贪睡等症状;部分伴有明显的焦虑情绪,表现为坐立不安、过度紧张、好纠缠;此外,还伴有食欲及性欲下降、体重减轻、疲倦乏力等躯体症状,严重者可出现幻听(常为嘲弄或谴责性)、罪恶妄想、关系被害妄想、疑病观念等精神症状。

(三)老年期抑郁的照护

应准确评估老年期抑郁程度,以此为依据提供适宜的心理护理、日常生活护理和安全护理,严重者应向专业的心理健康机构转介,进行认知、行为及药物等治疗。

1. 心理护理 帮助老年人客观评价自己的生活和心态,纠正对自身的消极评价,提升对生活的兴趣和满意度。

(1)促进有效沟通,指导正确应对:照护人员应以温和、接受的态度,鼓励老年人抒发自身感受。如有负性思考,应设法打断,使其摆脱负性情绪。积极创造利于人际交往的机会,改善以往消极被动交往方式,以避免老年人产生孤独感和被抛弃感。

沟通时应选择老年人感兴趣的话题,如回忆过去愉快的经历和体验,给予足够的思考和反应时间,切勿催促或随意打断话题;交谈中语言温和、缓慢、沉稳,尽量采用与老年人相似的语调,避免语速过快、语调生硬甚至训斥;选择安静环境,双方相距应小于1米或更近,能够让老年人看清护理人员的面部表情与口型,保持眼神接触,必要时利用触摸与沉默等非语言沟通方式表达支持、鼓励与关爱。

(2)培养积极认知,阻断负性情绪:运用情绪 ABC 理论,将对事物的消极看法和解释改变为积极认知,指导老年人善于看到生活中积极方面;根据向日葵原则,使负向思考路径转为正向思考路径,积极应对挫折与困难,引导抑郁老年人客观、积极地面对失能、死亡等难以改变的现实;利用向下比较法、精神胜利法等帮助老年人将消极抑郁心态转为积极乐观心态;鼓励、帮助老年人尽可能参与各种文娱、体育、劳动等社会活动;另外,动员社会力量尽可能帮助抑郁老年人解决生活中的实际困难,以便进一步提高其应对现实困境与心理压力的能力。

📖 **知识链接**

情绪 ABC 理论与向日葵(ABCDE)原则

美国临床心理学家阿尔伯特·艾利斯创立了合理情绪疗法,其核心理论为情绪 ABC 理论:A(activating event)是诱发事件;B(belief)是信念,即人对事件的信念、评价、看法或解释;C(consequence)是结果,即情绪和行为反应。该理论认为激发事件 A 只是引发情绪和行为后果 C 的间接原因,引起 C 的直接原因是个体对激发事件 A 的认知和评价而产生的信念 B,即人的消极情绪和行为障碍结果(C),不是由于某一激发事件(A)直接引发的,而是由于经受这一事件的个体对它消极的认知和评价所产生的非理性信念(B)所引起。该理论在对抑郁症的认知治疗中具有独特的作用,临床心理学将其延伸为 ABCDE 原则。

A　adversity　事件:容易导致不愉快的事。
B　belief　想法:这么倒霉!认为自己总是失败。
C　consequence　情绪、行为:伤心地承受失败。
D　disputation　辩论:冷静下来反驳原来想法。
E　energizing　激励:正面思考给自己正能量。

---

2. **日常生活护理**　抑郁导致老年人情绪低落、对事物提不起兴趣,因此常不思饮食、不修边幅。

(1)保证营养摄入:由于抑郁的老年人食欲减退,甚至拒食导致营养缺乏。护理人员应设法增进老年人的食欲,保证营养摄入,必要时给予喂食、鼻饲或静脉营养。由于罪恶妄想而拒食者,可将饭菜混合在一起并置于地面,使其误认为是非人所食食物而乐于接受;对于存在被害妄想而担心有人在食物中下毒者,护理人员可当着老年人的面自己先进食,或者集体进餐。

(2)督促或帮助自理:患有抑郁症的老年人常无力或不愿料理自己的日常生活起居,护理人员应督促、协助其自理,克服不良的生活习惯。对于抑郁性木僵、严重抑郁者及生活完全不能自理者,须悉心照料;长期卧床者预防压疮。

(3)改善睡眠状况:睡眠障碍是最常见的症状之一。应尽量减少日间睡眠时间,适当参加文体活动;创造安静、舒适的睡眠环境;睡前给予温牛奶,温水泡脚或洗温水澡等均有助于睡眠。

3. 预防自杀　自杀观念与行为是最严重、最危险的症状,也是照护重点。此类老年人往往事前计划周密,行动隐蔽,伪装病情转移护理人员及家属注意,甚至为达到自杀目的不惜采取各种手段与途径。因此,护理人员必须加强责任心,密切关注,严防自杀事件的发生。

(1)环境安全:房间设施应确保安全,室内无利器、带状物、可燃物等,加强安全检查。做好药品管理,发药时注意监督,服药后检查口腔等可能藏药之处,以预防囤积后一次性吞服,同时确保药物疗效。

(2)加强巡视:凌晨是自杀高发时段,故应密切观察老年人的睡眠情况,对于早醒者应严密监护,避免独处。对于自杀企图强烈的老年人,全天专人守护,不离视线,尤其是深夜、午间、节假日、交接班和进餐时间更应注意防范,必要时使用合适的保护具以确保安全。

(3)及时发现自杀先兆:护理人员应密切观察有无自杀先兆,预测可能的自杀方式,如收藏药物或自杀工具、留下口头或书面遗嘱、睡眠障碍加重、表情极其痛苦、赠与他人物品或钱财等。若老年人在短期内病情突然"好转",可能是隐匿自杀行为,护理人员需给予更严密的关注。

(4)成立自杀者监护小组:护理人员、机构管理者、配偶、子女、亲朋好友等可组成自杀者监护小组,严密监护,严防自杀,并与其交流,给予心理支持。

4. 用药护理　抗抑郁药物起效时间一般需要 2~3 周。在严密观察药物疗效的同时,注意有无药物不良反应,如头晕、心悸、乏力、嗜睡、恶心、呕吐、腹痛、视物模糊、震颤麻痹等,尤其应警惕药物中毒。用药期间忌酒,以免药物与酒精相互作用增加毒性。中、重度抑郁的老年人,应向精神专科医院转介,必要时住院进行心理、行为与药物治疗。

三、老年人孤独感与照护

孤独感是一种被疏远、被抛弃或不被他人接纳的情绪体验,是衡量老年人精神和心理健康的重要指标。生活环境和社会角色变化等多种原因可导致老年人出现孤独感,可引发一系列生理、心理及精神问题,已成为社会关注的焦点。

(一)老年人孤独感的原因

与其他心理问题相似,老年人孤独感并不是单一因素所致,其可能原因有:

1. 性格孤僻　同样的境遇可产生不同的结果,每个人的个性差异较大,性格孤僻的老年人更倾向于将自我与社会隔绝。

2. 离退休　从工作岗位上退下来的老年人,如果不能及时改变自己的生活方式与节奏,很快会远离社会。

3. 空巢老人　无子女或因子女成家离开父母后成为空巢家庭,尤其是失独老人中孤独、抑郁更常见。

4. 丧偶　失去伴侣的鳏寡老年人,产生孤独感,尤其是情深意笃的伴侣,相互之间的精神依赖缺失导致丧偶后难以适应;生活、经济等方面对逝去者依赖程度较高的老年人,失去伴侣后无法适应生活,产生孤独、抑郁。

5. 疾病影响 体弱多病,行动不便,甚至失能或半失能的老年人,与亲朋好友来往的频率减少。

6. 信息匮乏 老年人跟不上当今信息社会快节奏的生活,不会使用电脑、智能手机等进行信息搜索和网络沟通,因信息来源匮乏而产生孤独感。

(二)老年人孤独感的表现

孤独寂寞、社会活动减少使老年人易产生伤感、抑郁情绪,精神萎靡不振,顾影自怜,常偷偷哭泣;体弱多病、行动不便的老年人孤独感加重,久而久之导致身体免疫力降低,易发生疾病。

孤独感也会使老年人选择更多的不良生活方式,如酗酒、吸烟、不爱活动等,由此诱发或加重高血压、脑梗死、心肌梗死等心脑血管疾病及糖尿病等多种慢性疾病。部分老年人的孤独感可进展为抑郁症,出现自杀等严重后果。

(三)老年人孤独感的照护

摆脱孤独感需要老年人自身及其子女和社会的共同努力。

1. 自我调整 老年人首先应努力克服自身的个性缺陷,积极培养有益于身心健康的兴趣爱好,及时适应新的生活方式,当参加各种有益于社会和家庭的劳动和文体活动,在活动中扩大社会交往,做到老有所为,不但可消除孤独与寂寞,更能从心理上获得价值感,增添生活乐趣。

2. 子女赡养 子女应从内心深处真诚地关心父母,充分认识到空巢老人的身心需求。

远离父母的子女,要注重对父母的精神赡养,不要只顾工作;或经常与父母通过电话等进行感情和思想的交流;教会父母使用电脑、智能手机等,利用QQ、微信等自媒体与子女沟通,感受现代信息技术带给人类的便利,弥补空间距离带来的孤独感。丧偶独居的老年人,子女不能贴身照顾,支持、鼓励老年人求偶是子女的正确选择。远离的子女还可根据老年人的身心情况,鼓励父母入住适宜的养老机构,以弥补自身照顾不足带来的不便。

和父母住在同一城镇的子女,与父母居住的距离最好不要太远,部分家庭在同一小区或附近购置两套公寓,可避免代际矛盾。"两代居"住宅21世纪初在不少城市出现,它既考虑到老年人与青年人在生活习惯、兴趣爱好等方面的差异,保留了相对的私密性和适当的距离,同时又考虑到便于就近照顾老人的生活。

3. 社会援助 对离开工作岗位而尚有工作能力和学习需求的老人,社会应为其创造工作和学习的机会。由于丧偶、失独等导致孤独的老年人,政府及社区相关组织和专业机构有责任给予政策惠顾、心理支持和生活照护,心理专业团队必要时可对消极自杀等老年人进行及时的危机干预。

四、老年期疑病症与照护

疑病症,即疑病性神经症,是对自身感觉或征象做出已患有严重疾病的病态解释,致使整个身心被由此产生的疑虑、烦恼和恐惧所占据的一种神经症,在老年群体中较常见。以对自身健康的过分关心和持有难以消除的成见为特点,其关注程度与实际健康状况相称。

(一)老年期疑病症的原因

易患疑病症的老年人往往具有敏感多疑等个性特征。另外,心理社会因素、照护人员言行不当等均可能促发或加重症状。

1. 易感素质　患有疑病症的老年人多数具有敏感、多疑、固执、易受暗示、神经质、好诉说等人格特征,对周围事物缺乏兴趣,过于关注身体某部位变化,但描述不明确,部位不恒定。客观检查虽无病变,但不相信检查结果,甚至怀疑医生有故意欺骗和隐瞒行为。另外,具有偏执性和强迫性人格特征的老年人疑病症发病率也较高。

2. 心理社会因素　亲友或熟人患病或病故,人际关系不和谐,婚姻失败、子女离别等可导致挫败感与孤独感,生活稳定性受到威胁,缺乏安全感等。

3. 医源性影响　医护人员不当言语、态度和行为,不正确的科普宣传等均可引起或加重老年人疑病症状。

此外,老年期疑病症还可发生于某一躯体疾病之后,或继发于抑郁症、焦虑症、强迫症、神经衰弱等神经精神疾病,或由于长期紧张、疲劳或受到挫折后为取得心理平衡而发病。

(二)老年疑病症的表现

老年期疑病症的主要表现有疑病型心理障碍、疼痛和其他躯体症状。

1. 疑病型心理障碍　常担心或深信自己患有某种或多种严重的躯体疾病(如癌症),对自身健康状况或身体某一部分功能过度关注。多发生于躯体的某种不适感或体检的可疑结果之后,也有部分老年人看到同龄好友生病或病逝后起病。

患有疑病症的老年人因怀疑自己病情严重而四处求医,影响正常的工作、学习和生活。求医时常不停地诉说自己的病痛,主诉多,有全身不适或局部不舒服。部分老年人对症状的感知非常具体,描述的病象鲜明、逼真,表现为定位清楚的病感;但多数含糊不清,部位难以确定。强烈要求做各种检查,若结果均无异常,对医生的解释和药物治疗均持怀疑态度。常因疾病无法确诊而焦虑不安、抑郁绝望、夜间失眠,严重者可有自杀倾向。

2. 疼痛　是疑病症最常见和最突出的症状。绝大多数老年人主诉疼痛,以头痛、腰下部和胸部疼痛最为常见,但常对疼痛的性质和部位描述不清,有时甚至诉全身疼痛。

3. 其他躯体症状　症状多样而广泛,可涉及身体多个部位、多个系统,消化道症状主诉恶心、反酸、胀气、吞咽困难、腹痛等,循环系统症状主诉胸痛、心悸、出汗等,呼吸系统症状主诉胸闷、气促、呼吸困难等,甚至有的老年人感到自己有体臭或五官不正等异常。

(三)老年期疑病症的照护

对患有疑病症的老年人应采取心理治疗为主、药物治疗为辅的综合措施,同时重视生活态度与生活方式的优化,以转移其注意力。

1. 心理护理　首先应耐心倾听老年人的诉说,了解其心理矛盾和冲突,对各种检查结果表示同情,尽量避免讨论病情或指责无客观依据,以取得信任或减轻精神负担,逐步引导其认识疾病本质,在此过程中可以使用积极的暗示性语言,使其重新认识病情。

2. 完善个性　此类老年人过多关注事物消极的一面,缺乏自信。因此,护理人员应引导老年人采用积极的认知方式看待世间万物,提升幸福感。

3. 改变生活方式　引导、帮助老年人改变不良生活方式,将注意力从过度关注自身健康转移到外界事物,如参加有益的社会活动或各种体育锻炼,培养钓鱼、绘画、园艺、下棋等兴趣,以此开阔眼界和思路,做到老有所乐、老有所学。

五、空巢综合征

对于"空巢家庭",有两种解释:一是指不与子女同住的单身老人,二是指子女离巢的老年夫妇二人家庭,其中独居老人的精神慰藉、经济支持、健康医疗与日常照料等方面所面临的问题更为严峻。

空巢综合征是老年人常见的适应障碍,指生活在"空巢"环境中,由于人际关系疏远而产生被分离、被遗弃之感,出现孤独、寂寞、空虚、精神萎靡、情绪低落等一系列心理失调症状。

1. 空巢综合征的原因 子女离开家庭之后,能否适应新的生活,是否患空巢综合征,主要与老年人的个性特征、养儿防老的传统观念等有关。

(1)个性特征:患空巢综合征的老年人往往性格内向、行为退缩、人际交往较少、缺乏兴趣爱好、情感依赖性强,且不能用发展、积极的眼光看待问题。

(2)传统观念:空巢老年人内心失落的根本原因是养儿防老的传统观念。因疾病需要子女照顾时却不在身边,或由于家庭观念淡漠而长时间不探望父母,易产生孤独、寂寞、凄凉、沮丧等,体弱多病、付出以后渴望回报的老年人空巢后的失落感更明显。

2. 空巢综合征的表现 空巢综合征老年人主要表现为情感障碍、认知障碍和行为异常3个方面。

(1)情感障碍:老年人常有思念亲人、孤独、无助等情感体验,表现为情绪低落、兴趣减退、空虚寂寞、精神萎靡等。

(2)认知障碍:多数老年人有自责倾向,认为自己以前照顾子女不够、没有尽到父母应尽的责任。部分老年人认为子女不孝,对父母的回报、关心和照顾不够。

(3)行为异常:空巢后老年人活动减少、深居简出,与他人交往明显减少,常闷闷不乐、愁眉不展、唉声叹气、茶饭不思、不修边幅、夜不能寐,甚至偷偷哭泣,严重者可有自杀倾向。

3. 空巢综合征老年人的照护 护理人员需帮助、指导老年人正确面对现实、合理安排社会活动、鼓励人际沟通、改善人际关系、改变生活方式等。对空巢老年人的子女,应鼓励其加强对父母的精神赡养,多拜访、多问候、多联系;对单身老年人,应创造条件,鼓励再婚。

六、离退休综合征

离退休综合征是指老年人由于离退休后不能适应新的社会角色、生活环境和生活方式而出现的寂寞、空虚、焦虑、抑郁等消极情绪,甚至产生偏离常态行为的一种适应性心理障碍。在离退休老年人中,患有不同程度离退休综合征者超过一半,近年来发病率有增长趋势,适应期也有所延长。

1. 离退休综合征的原因 离退休后的老年人能否适应新的生活方式,是否患离退休综合征,主要与个性特征、角色转变带来的影响等有关。

(1)个性特征:患离退休综合征的老年人多数离退休前工作繁忙而严谨、自我实现欲望强,性格内向且独断专行、争强好胜、固执怪癖,甚至刚愎自用,气质类型多属于抑郁质或黏液质。

(2)角色转变带来的影响:某些在位时位高权重而缺乏思想准备突然退下来的离退休老年人,一时很难适应退位所带来的角色改变,导致成就感和价值感缺失,失落感和空虚感增加。负性情绪体验易使老年人的内环境失衡,造成神经内分泌功能紊乱与失调。

2. 离退休综合征的表现 患有离退休综合征的老年人主要表现为焦虑、抑郁等情绪异常及某些非特异性的躯体症状。

（1）焦虑：常出现心烦意乱、坐立不安等广泛性焦虑症状，表现为犹豫不决、不知所措、好发脾气、注意分散、缺乏耐心、敏感多疑、紧张恐惧、失眠多梦、心悸出汗、全身燥热、行为重复、小动作多等。

（2）抑郁：常表现为情绪低落、沮丧消沉、萎靡不振，有强烈的失落感和孤独感、衰老无用感，对退休生活失去信心，感到悲观绝望；行为退缩、兴趣减退、失眠早醒，人际交往和日常生活被动。

（3）躯体症状：多见头痛、头晕、胸闷、胸痛、乏力、腹痛，有时出现全身不适。

3. 离退休综合征老年人的照护　对离退休后适应困难的老年人，护理人员可通过鼓励、帮助其适度优化人格特征，培养广泛的兴趣爱好，重建健康生活方式以应对焦虑、抑郁、孤独等消极情绪。帮助离退休老年人改变观念，领悟离退休后角色过渡与转换的必然性及其技巧。

📖 **知识链接**

离退休生活"十不要"，老年生活更美好

1. 不要认为自己没用；2. 不要盲目攀比；3. 不要过分节俭；4. 不要失去兴趣；5. 不要太过着急；6. 不要太多抱怨；7. 不要让烦恼缠着你；8. 不要让自己太累；9. 不要过分依赖；10. 不要太在意。

第三节　与老年人沟通的技巧与策略

老年人因生理、心理产生的一系列变化，其心理特点及沟通方式与年轻人不同，与老年人进行有效沟通可促进和维护身心健康，以提高养老护理服务质量，实现健康老龄化和积极老龄化。

一、概述

沟通是人与人之间通向彼此心灵的桥梁。护理人员在日常生活中与老年人接触的机会最多，运用恰当的沟通技巧，对缓解人际矛盾、解决照护过程中的实际问题、促进沟通顺利展开、与老年人建立良好关系起着非常重要的作用。

（一）沟通的定义

沟通是指两个人或两个群体之间针对意念、信仰、感情与态度等信息进行交流的过程，包括信息的传出者与接收者、沟通信息、沟通途径、反馈及沟通背景6个要素。

1. 信息的传出者　是指发出信息的主体，可能是个人、群体或组织。信息传出者对信息的理解、表达以及运用都受其本身文化背景、知识结构、沟通技巧等的影响。

2. 信息的接收者　是指接收信息的主体。信息的接收者对信息的判断、理解、接受，同样受其文化背景、沟通技巧等的影响。

3. 信息　指能够传递并能被接收者感觉器官所接受的思想、观点、情感等。信息传出者传达的思想和情感以符号的形式表现，包括语言符号和非语言符号。信息是沟通过程最基本的因素,是沟通的灵魂。

4. 沟通途径 是指信息传递的手段或媒介,是连接传出者和接收者之间的桥梁,有视觉、听觉、味觉、嗅觉、触觉等。根据信息接收者、传递信息内容、沟通背景不同可选择不同的传递途径。例如:在护患沟通中,护理人员在传递信息时应根据老年人的实际情况综合运用各种途径,以帮助老年人更好地理解信息。

5. 反馈 是指沟通双方彼此的回应,信息的接收者接到信息后,经过判断、整合、理解,通过一定的途径将信息回传给信息的传出者。如果反馈显示接收者接收并理解信息的内容,称为正反馈;反之,则为负反馈。反馈的信息变成新的信息被传出,信息不断地交换传递,从而达到沟通的目的。反馈使沟通成为一个互动的过程,是检验沟通是否有效的重要环节,是有效沟通的核心环节。

6. 沟通背景 指引起沟通的"理由",比如需要讨论的事情,沟通发生时的地点、环境、时间,以及参与沟通者的个性特征,如情绪、情感、文化层次等。相同的信息在不同的背景或情境下所表达的意义不同,离开背景理解沟通的内容会产生误解。因此,在信息传递过程中要充分考虑背景因素,了解信息的真实意义。

(二)沟通的类型

根据不同的标准,可以把人际沟通分为不同的类型。

1. 按是否有反馈 分为单向沟通和双向沟通。前者指在沟通过程中,信息发送者和接收者地位不变,一方发送,另一方被动接收,信息呈单向流动,双方在语言或情感上无反馈;后者为有反馈的沟通,在沟通过程中信息发送者和接收者的角色不断转变,发送者可以了解到接收者是否理解以及如何理解信息情况。双向沟通效果明显优于单向沟通,人际沟通多数为双向沟通。

2. 按符号运用形式不同 分为语言沟通和非语言沟通,两者常同时应用于人际沟通,起到相辅相成的作用。前者指以语言或文字的形式将信息传递给接收者的沟通方式;后者指借助于肢体语言(目光、表情、姿态、服饰等)、语调、空间距离、触摸等非语言符号与接收者进行的沟通。

二、老年人沟通的特征

由于老年人感知功能减退、老年期特殊心理,沟通方式与其他年龄段群体有不同,主要包括以下几个特征。

(一)老年人沟通的身心特征

1. 听力减退 听觉在语言沟通中具有难以替代的作用。由于声音的可听度下降、听觉动态范围变窄、频率与时间分辨能力减弱等原因,听力损失对老年人的言语可懂度产生了不同程度影响,易产生"声音够大,但不够清晰"的模糊感觉,普通助听器难以纠正。听力障碍的老年人也无法区分"o"和"e"等元音,听到很多词汇是片段性的,往往会要求对方重复。

2. 视力下降 视力在非语言沟通中起着重要的作用,特别是对肢体语言的交流影响最大。在交谈过程中老年人如能清楚地看到交谈者的面部表情、口型和手势等身体语言,就能准确、迅速地理解谈话者所要表达的意思。

3. 记忆力减退 老年人记忆力减退后,常遗忘自己曾经说过的或者刚刚说过的信息内容。在沟通交流时,往往会出现往事如新、反复陈述的唠叨现象。

4. 注意力不集中 由于老年人在精力和脑力上的不足,造成注意力不能集中或注意力不能持久,交流时常出现因打岔而转移话题的现象。

5. 行动迟缓 老年人因为反应延迟、行动减慢,语速迟缓,以及语言不连贯,导致听者不理解或误解,造成沟通障碍。

6. 过分自尊或自卑 有些老年人表现过分自尊,敏感、容易激动,在交谈过程中常过于敏感,感到自尊心受损,大发脾气而使交流气氛紧张,甚至难以继续交流;还有一些老年人则表现为过分的自卑,当其感到自尊心受损时,会出现缄默、内心抵制,而使沟通难以继续。

（二）老年人不同沟通方式及其特征

根据老年人在沟通过程中使用的符号不同,与老年人的沟通方式可以分为语言沟通和非语言沟通。

1. 语言沟通 是指以语词符号为载体实现的沟通,主要包括口头语言、书面语言(包括电子语言)等。

(1) 口头语言:口头语言是老年人抒发情感和维护正常社会交往的良好途径。老年人由于听力、视力、注意力、记忆力及反应速度等逐渐下降,影响口头语言的表达和理解能力;因生活方式改变(离退休、空巢、疾病等),导致孤独、抑郁、焦虑及自尊改变等心理问题,参与社会活动减少,沟通的主动性明显下降,护理人员应耐心、积极地鼓励老年人自我表达,并提供更多的社会交往机会,使其保持良好的口头沟通能力和人际交往兴趣。

(2) 书面语言:以书写的方式进行沟通可以较好地弥补老年人记忆力减退,发挥提醒功能,减轻因听力下降导致的自信心与安全感下降,同时可增加健康教育的依从性。因此,对识字的老年人都可以采用或配合使用书面沟通的方式,提高沟通效率和效果。

2. 非语言沟通 是指借助于目光、面部表情、姿势、动作、空间距离等非语言符号来进行的沟通。要了解老年人真实的感觉、需求和思想就要注意观察老年人的非语言信息。

(1) 身势语:主要包括目光语、身体姿势、手势、面部表情、举止动作以及触觉等。在与老年人沟通过程中,姿势能如实反映真实情感,如面对面、身体前倾则意味着关注或接受,背对背、身体后仰则透露出拒绝、疏远以及不信任等;面部表情最易被察觉和理解,是理解双方情绪状态的一种有效途径;目光是反映个人内心真实体验最重要的非语言行为,因此可以通过观察老年人的目光,了解其真正的情绪和身体状态。

(2) 界域语:是沟通双方之间的空间距离所传递的信息,它是人际交往中特殊的无声语言,直接反映了交往双方关系的密切程度。在沟通中要注意老年人对距离的敏感性,保持恰当的距离,促进有效沟通。初次沟通双方距离以 1.21~3.60m 的社交距离为宜;双方熟悉以后,护理人员与老人沟通时以 0.46~1.20m 的个人距离为宜;在为老人实施某些护理操作或抚慰老人时,可采用 0~0.45m 的亲密距离。超过 3.60m 的公众距离,多在向老年人群体进行健康知识讲座等情境下采用。

(3) 体触语:触摸、拍打、拥抱等身体接触可以增加信任和支持感,尤其对于病重的老年人,体触可以起到一定的抚慰作用。温暖而关爱的触摸(如紧握老人的手、轻抚老人的肩背)表现出对老年人的理解和爱,使他们有安全感和亲切感,审慎、有选择地使用皮肤接触,还能满足老年人的心理需求。

(4) 装饰性符号:包括有声的辅助语言和类语言。辅助语言包括声音的音调、音量、语气、停顿、沉默等;类语言即有声而无固定意义的声音,有呻吟、叹息、叫喊等。在与老年人的沟通中,要注意双方对辅助语言和类语言的使用,护理人员可借助"嗯!""哦!",结合点头、感兴趣的目光等体语,鼓励老年人倾诉。

三、老年人沟通的影响因素

在与老年人的沟通中,存在着一些影响沟通效果的因素,主要包括以下几个方面:

（一）个人因素

1. 身体因素　随着年龄的增长,老年人注意力、记忆力、理解能力下降,语言功能不足,特别是听力下降是影响沟通的重要因素;老年人处于疲劳、不适或疼痛等状态时,不能进入良好的沟通状态,均可导致沟通障碍。

2. 心理因素　老年人常因缺乏自信心而不敢与人沟通,或心存偏见与误解而对人怀有敌意,过度自我保护,导致沟通不畅;老年人的性格特征、气质类型以及主观能动性等也是影响沟通的因素。

3. 情绪因素　人的情绪会影响沟通时信息的表达。孤独的老年人容易出现焦虑、抑郁、愤怒等负性情绪,因此易导致不愿意交流、敷衍了事、易被激怒等沟通障碍。

4. 文化背景　沟通双方的知识文化水平存在差异、使用的沟通语言不同、对同一事物的理解不一致,都会影响沟通效果。退休前不同的职业与生活经历,对事物的理解、生活习惯以及各自的信仰、价值观不同,所要表达的思想、感情和看法不同,易出现误解,导致沟通不能顺利进行。

（二）信息因素

信息是沟通的灵魂,信息的内容、形式是灵活多样的,内容是否完整、清晰,在组成上是否相互矛盾、能否被接收者了解和接受,都会影响沟通的有效性。老年人容易出现口头表达片段化从而导致信息不够完整,出现沟通障碍。

（三）环境因素

护理人员与老年人良好的关系、恰当的沟通时机、合适的沟通距离等会促进沟通的顺利进行;安静整洁、光线适宜、能够保护隐私的环境可增进与老年人之间的沟通,反之则会影响沟通效果。

（四）护理人员因素

护理人员沟通方法不当、缺乏技巧也会阻碍与老年人之间的有效沟通,如随意打断话题、匆忙下定论、不恰当的保证、过多的批评指责等。

四、与老年人沟通技巧与策略

沟通是护理人员为老年人提供养老服务的重要途径,有效的沟通可以传递和交换意见、观点、情感、愿望,建立和增进与老年人的良好关系。充分了解老年人的需求,并运用恰当的沟通技巧和策略与其交流是非常必要的。

（一）与老年人沟通的原则

1. 亲切胜于亲热,态度胜于技术。

2. 多听胜于多说,了解胜于判断。

3. 同理胜于同情,理喻胜于教训。

在沟通过程中应以老年人为中心,善意地理解和尊重对方,使其切身感受到自身价值所在。

（二）与老年人沟通的技巧与策略

与老年人的沟通,跟一般成年人有相同之处,也有明显的不同。提问、倾听、共情、安慰和身体接触等语言和非语言的沟通技巧,在与老年人的沟通中均有其独特性。

1. 语言沟通的技巧与策略　随着年纪渐增,不管老年人年轻时的人格特质属于哪一类,都可能变得比较内向和退缩,社会活动减少,易出现寂寞和沮丧。应给老年人提供足够的社交和自我表达的机会,予以正向鼓励、陪伴和不勉强,从而促进与老年人的有效沟通。

（1）把握交谈时机:交谈前应了解老年人的身心状态、个性特征和生活习惯,特别是作息时间、兴趣以及有无忌讳,把握好谈话时机。向老年人提问时,态度和蔼、平易近人,面带微笑,让老人有亲切感。

（2）恰当切入话题:选择合适的谈话切入点在与老年人沟通中可起到事半功倍的作用,使其充分体会到护理人员对其尊重。可以从打招呼、握手、日常问候开始,可用老年人退休前的职业或与职务有关的尊称,如"李老师""陈工""何局长""董老"等,必要时可以询问老年人希望被别人怎么称呼。初次见面需要先做自我介绍,也可适当自我表露,待取得老年人信任后再开展深层次的交谈。若多次接触,应避免问"您还记得我吗?"而应改用"我又来看您啦!"以免因健忘所致的老年人尴尬。

（3）正确选择话题:提问方式多采用开放式,如:今天您想谈些什么? 您可以告诉我您现在想什么吗? 对于话题的选择,可先请老年人谈家乡、亲人或以前引以为傲的事情,亦可请其传授知识与经验,要有尊重之心,多加肯定;或者让老年人讲述身世、成功经验等,建立轻松、融洽的沟通氛围。

（4）选择接近方位:在与不同的老年人交流中,要选择不同的接近方位。对于有偏瘫偏盲的老年人,应从健侧走近,避免因偏盲看不到他人靠近而引起的不安全感;避免从背后接近老年人甚至直接拍打老年人的后背打招呼,使其受到惊吓;对于视力受损的老年人,应站在能看得清的地方进行交流,以使交流自然顺畅。

（5）善用正向激发:安慰、鼓励、劝说等语言的合理使用,能增进交流,一些正向的暗示性语言则能增强老年人的信心。真诚的赞赏会让老年人因被肯定而更愿敞开心扉。沉默也是一种交流的方式,适当的沉默能起到"无声胜有声"的效果,给沟通双方以调适的机会,但需正确应对不恰当的沉默,可重复最后的一句话或几个字,以鼓励老年人继续说下去;也可在老年人讲完时回答"嗯""但是"等词,等待老年人说话;连接性语言可激发老年人倾诉,如:"哦,原来是这样的,然后呢?""非常好的见解,您打算怎么去做?"

（6）避免不愉快对话方式:争论式、批判式、说教式、警告式、责问式的沟通语气和方式,均会使老年人受到伤害而影响沟通。日常照护过程中常因忙碌和不注意而发生此类情况,因此与老年人的有效沟通需要护理人员不断自我训练。

（7）巧用书面沟通:与听力障碍、因疾病而难以口头表达等老年人沟通时,书面沟通是较好的方法,应注意以下几点:①使用大字体且与背景颜色对比度高;②对重点的词、句要加强说明;③注意用词通俗易懂,不使用专业术语;④运用简明的表格、直观的图片或动态的媒体等方式辅助表达。

2. 非语言沟通的技巧与策略

（1）倾听:与老年人交流时,护理人员要全神贯注地倾听,及时对所理解的内容进行反馈,适时地以"嗯""对"应答,让老年人感到你在听、听懂了并且很感兴趣,使其有被重视感,利于继续交流。同样,在传递信息时,要及时观察或以简单提问的方式了解老年人是否愿意听、是否听懂等,有利于决定是否继续交流以及如何进一步交流。护理人员应避免不耐烦的表情、眼神和语气等,而应使用鼓励的眼神、点头等技巧,耐心倾听老年人倾诉。

（2）共情:也称"同理心",是在人际交往过程中,能够体会他人情绪和想法,理解他人立场和感受,并站在他人角度思考和处理问题的能力,即了解他人感受的能力。

护理人员要学会换位思考,与老人交谈的语速宜慢,语调高低合适;对于听力障碍的老年人音量可略高,并可适当靠近老年人耳边交谈;通过感受老人的交谈内容、声调、音量、速度、语气及表情、手势、眼神、姿态等,理解老年人的语义,全身心地了解、理解乃至体谅其处境,耐心地倾听老年人的"唠叨",并借助自身的语言、面部表情、眼神、身体接触等,适时回应其感受,并鼓励倾诉。

（3）体触:也称触摸或专业性皮肤接触,是一种无声的语言,反映出护理人员在乎老年人,而"被触摸"感则让老年人找到存在感、被照顾感。但触摸需恰当使用,否则可能会引发或增加躁动,触犯老年人的尊严,因此使用触摸时需注意:

1）渐进性的开始:如进行交谈时彼此间的距离从个人距离逐渐拉近,握手时由单手握过渡到双手合握,同时要注意观察老年人面部表情和触摸部位的反应,松弛表示接受且安逸,紧绷表示不舒服等。

2）适宜的触摸部位:握手是最不具威胁的触摸,手是最易被接受的部位,其他部位有前臂、上臂与肩背部等。头部则是大部分老年人都不能接受的部位,会有被当成儿童的想法,但发热时触摸老人额部则符合身心需求。

3）确认存在后方可触摸:突然的触摸会使老年人受到惊吓,所以不可突然从背后或视线看不到的地方给予触摸。另外,轻触（指尖或软毛触碰）因具有刺激性而不宜使用;稳定、有一定压力的触摸才有安抚、鼓励、支持等效果。

4）其他:触摸时注意老年人易破溃的皮肤,避免接触可能会造成引起性爱联想或刺激原始反射的部位等。

（三）与特殊老年人的沟通技巧

1. 与痴呆老年人的沟通技巧　老年性痴呆患者的特点包括记忆障碍、智能减退以及人格行为异常。与这类老年人沟通时需掌握以下技巧:

（1）语速宜慢:护理人员注意把握说话的速度,避免由于说话速度过快而使老年人听不清、不理解,甚至产生心理压力,影响沟通效果。

（2）说话内容简单:说话的内容过多会使信息变得复杂,或交谈时一些不必要的动作会使老年人分心或误会。

（3）语调适当:不适当的语调如大声呼喊会使老年人误以为受到责备,所以沟通时说话语调要平稳、缓慢,如果听力有问题的,可以使用助听器,避免高声或急促说话;不使用批评的语气,沟通中以真诚的态度和方法。

2. 与感知障碍老年人的沟通技巧　感知障碍包括听力、视力以及发音存在障碍的老年人。

（1）与听力障碍老年人的沟通技巧:选择比较安静的沟通环境,先呼唤老年人的名字以此来集中注意力,开始交谈前要判断两耳的听力情况,靠近听力较好一侧与之交谈,必要时适当提高音量。沟通是应面对老年人,使其根据说话者的姿势、口型、面部表情等弥补听力受损引起的沟通障碍,也可以使用写字板、卡片、健康指导手册、宣传图片等。

(2)与视力障碍老年人的沟通技巧:首先以在老年人周围发出声音、触摸等方式引起注意,多用语言进行交流,尽量少用非语言交流的方式;如果尚有残余视力,应保持较近的距离,便于老年人观察非语言沟通行为,更好地理解所传达的信息。

(3)与发音障碍老年人的沟通技巧:可以与老年人事先约定一定的非语言沟通形式,如写字板、文字卡片、图画、一定的符号或标识等方式,并借助适当的手势、面部表情等身势语进行交流。

【思考题】

1. 孔先生,75 岁,从某企业单位岗位退休后,与老伴一起住在三线城市。育有两子,均在外地工作、已婚,一年仅回家 1~2 次,平时电话联系较少。孔老先生性格内向,不喜欢参加社区组织的活动,也不去公园锻炼身体,老伴要求一起外出活动,孔先生经常拒绝。最近老是忘记刚刚做过的事情,以前很熟练的日常生活技能也明显下降,人也变得比以前自私。

(1)老年人记忆特点,错误的是(　　　)

A. 长时记忆的保持强于短时记忆　　　　B. 有意记忆的应用明显多于无意记忆

C. 逻辑记忆的保持好于机械记忆　　　　D. 近事记忆优于远事记忆

E. 老年人的记忆与学习能力个体差异较大

(2)关于老年人的智力,正确的说法是(　　　)

A. 知觉速度、机械记忆等能力较强　　　　B. 运算速度和推理能力较强

C. 逻辑推理能力较差　　　　D. 语言文字能力较差

E. 流体智力较晶体智力减退明显

(3)关于老年人的情感特征,不妥的说法是(　　　)

A. 易于计较个人得失　　　　B. 情感与行为不易受暗示

C. 情绪不稳定且情感幼稚　　　　D. 易出现负性情绪

E. 易产生"衰老感"

(4)不符合老年人人格特征的是(　　　)

A. 适应能力提高　　　　B. 容易猜疑、嫉妒或自大、自卑

C. 以"我"为中心　　　　D. 性格内向,孤僻不合群

E. 处事欠灵活,办事谨慎保守

(5)护理人员应警惕孔老先生可能患了(　　　)

A. 老年痴呆症(阿尔茨海默病)　　　　B. 老年期孤独

C. 空巢综合征　　　　D. 老年期焦虑

E. 高楼综合征

2. 张女士,65 岁,从某企业领导岗位退休。最近女儿怀孕,即将分娩,需要张女士照顾。以前家务都是丈夫包干的张女士,经常紧张不安、提心吊胆,恐惧、害怕,偶尔还出现头晕、胸闷、心慌、呼吸急促、坐立不安等情况。

(1)张女士最可能存在的心理问题是(　　　)

A. 老年期抑郁　　　　B. 老年期孤独

C. 老年期焦虑   D. 离退休综合征

E. 老年期疑病症

（2）该心理问题最主要的症状是（　　　）

A. 交感神经功能亢进表现   B. 过度担心

C. 运动性不安   D. 惊恐障碍

E. 对特定事物的恐惧

（3）照护有该心理问题的老年人，不妥的方法是（　　　）

A. 加强沟通、理解接受   B. 调整心态、改变认知

C. 适度活动、活出精彩   D. 学会自我疏导与放松

E. 立即转介精神专科医院住院治疗

（4）鼓励该心理问题的老年人参加的活动中，不包括（　　　）

A. 适度参加家务劳动   B. 散步、太极拳、广场舞等有氧运动

C. 爬山等室外徒步活动   D. 参与社区管理等社会活动

E. 读书看报、棋牌类等脑力活动

3. 任先生，84 岁，65 岁时从某局领导岗位退休。目前患有轻度白内障，听力明显下降，反应较迟钝。护理人员周女士边与其沟通边对其进行生活照料。

（1）周女士对任先生最恰当的称呼是（　　　）

A. "老任"　　　B. "任某某"　　　C. "任局长"　　　D. "任老"　　　E. "任师傅"

（2）在周女士与任先生的沟通中，不妥的说法是（　　　）

A. 他们之间的沟通属于双向沟通

B. 信息的接收者和发出者在两人中不断转换

C. 双方沟通以语言沟通为主，非语言沟通为辅

D. 周女士说话速度宜慢，音量略大，可靠近耳边说话

E. 可酌情使用写字板、卡片、图片等进行沟通

（3）与任先生沟通时，周女士错误的做法是（　　　）

A. 周女士接近任先生时，可从背后拍其肩部以示招呼

B. 周女士说话时尽量让任先生看到自己的口型、目光和面部表情

C. 双方距离以 0~0.45m 的亲密距离为宜

D. 周女士可在老人伤心时紧握其双手以示安慰与鼓励

E. 任先生疼痛时，周女士应尽量多用语言安慰他

参考答案

1.（1）D　　　（2）E　　　（3）B　　　（4）A　　　（5）A

2.（1）C　　　（2）B　　　（3）E　　　（4）C

3.（1）D　　　（2）C　　　（3）A

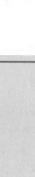
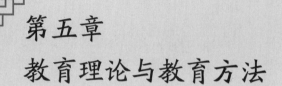

第五章
教育理论与教育方法

【本章要点】

1. 教育的概念、基本要素及目的。
2. 教育对个体身心发展的影响。
3. 教育相关理论的主要观点及其应用。
4. 教学的基本环节、组织形式、常用教学方法及其运用。
5. 教育心理学的意义、学习类型、技能及态度与品德培养的方法。
6. 学习动机的概念及其激发与维持方法。
7. 学习策略的概念及训练原则与方法。
8. 成人教育的特点。

【学习目标】

识记:1. 解释教育、学习动机、学习策略等相关概念。
　　　2. 简述教育的相关理论及其主要观点。
　　　3. 简述教学基本环节、组织形式及教案撰写的基本要求。
　　　4. 简述教学方法的种类及其运用的基本要求。
理解:1. 理解教育目的功能与层次、教育对个体身心发展的影响因素。
　　　2. 理解教学、教育心理学的意义及教学过程中相关关系的处理。
　　　3. 理解学习的类型、策略及动机对学习的影响。
　　　4. 理解成人教育的特点及教育过程。
运用:1. 能结合教育的相关理论在养老护理人员的培训中予以应用。
　　　2. 能运用所学知识选择恰当的教学方法完成教学任务。
　　　3. 能根据需要和评价内容选择成人学习者学业评价的方法。

📊 导入案例与思考

　　马大爷,68岁,退休干部,患有高血压10余年,长期服药控制血压,自理能力尚可,性格开朗,无不良嗜好。育有子女各1人,都已成家在外省工作,经常电话联系。马大爷平日与71岁的老伴刘大妈同住,两人感情融洽,日常起居饮食由老伴照料。2年前刘大妈突发心脏病去世,自老伴离开后,马大爷一人生活,不愿与子女同住,情绪持续低落,少言寡语,开始吸烟,血压控制不理想。数日前突发走路不稳,在社区工作人员的帮助下,办理了入住养老院的相关手续,单独居住。请思考以下问题:

    1. 针对如马大爷之老年群体完成教学设计,并撰写教案。

    2. 根据成人学习的特点,选择恰当的教学方法完成教学。

养老护理人才教育是建立在普通教育基础之上的职业性与专业性为一体的教育活动,旨在培养社会所需要的多层次、多元化的养老护理专业人才。养老护理人才教育对提高养老护理教育质量以及促进养老护理人才专业化、职业化的发展具有重要的理论和实践意义。本章在介绍教育相关理论及教育心理学的基础上,阐述养老护理教育常用的教育方法。

第一节　概　述

养老护理人才教育是一种培养人的社会活动,是传递养老护理经验及知识的基本途径。通过精心设计教育活动,使受教育者获得为社会服务的知识、态度与技能,从而促进个体和社会的发展。深刻理解教育的本质及要素,对养老护理教育者科学组织教学活动,提高教学质量具有重要意义。

一、教育的概念

教育被中西方教育学家看作是社会培养人、促进人身心发展的一种"活动"。深刻理解教育的概念、属性及基本要素,了解教育与培训的关系,对正确认识养老护理教育及有效地开展教育活动具有重要的意义。

(一)教育的概念

教育是人类特有的社会现象,随着人类的产生而产生,并随着社会的发展而发展。当前多从社会和个体两个角度定义教育的概念。

从社会方面,教育有广义和狭义之分。广义的教育是指增进人们知识和技能、影响人们思想品德的一种活动。狭义的教育指学校教育,指由专门机构和专职人员承担,有制度保证、有目的、有系统、有组织地对受教育者的身心施加影响,将其培养成一定社会或阶级所需要的人的社会活动。

从个体方面,教育是指个体的学习或发展过程,是个体成功地学习知识、技能与形成正确态度的过程。

由上述定义可知,教育的概念应兼顾社会和个体两个方面,即教育是在一定社会背景下发生的促使个体社会化和社会个体化的实践活动。

(二)教育的属性

教育的本质属性是一种培养人的社会活动。根据一定社会的要求,把个体培养成符合社会发展需要的具有一定知识、态度和技能的人。教育活动要在个体社会化和社会个体化的过程中起到"促进"或"加速"的作用。任何教育只有通过培养人才能实现为社会发展服务的功能。

（三）教育的基本要素

教育包括教育者、学习者、教育影响三个基本要素。三要素间既相互独立，又相互影响，共同构成一个完整的系统。

1. 教育者　是指在教育活动中承担教的任务和施加教育影响的人，起引导、促进、规范个体发展的作用。教育者须有明确的教育目的，理解在实践活动中所肩负的促进个体及社会发展的使命。

2. 学习者　即受教育者，是指在教育活动中承担学习责任和接受教育的人。

3. 教育影响　即教育活动中教育者作用于学习者的全部信息，包括信息内容、信息选择、传递和反馈的形式等。教育影响使教育活动成为有别于其他社会活动的一种相对独立的社会实践活动。

（四）教育与培训

一般而言，现代教育涵盖学校教育、社会教育及组织培训三个方面。随着社会经济及信息技术的发展，终身学习已成为社会发展的一种必然趋势。培训在我们的日常生活中也随处可见，事实上教育与培训之间既有联系又互相区别。

1. 教育　教育具有培养专业人才、促进专业发展及服务社会的功能。根据教育对象和教育性质分为基础教育、高等教育、职业技术教育和成人教育四大类；根据有无明确的培养目标和学制、规范的教学计划和课程设置及是否颁发国家认可的学历证书、文凭或学位分为学历教育和非学历教育。

2. 培训　是非学历教育的一种形式，是一种有组织的知识、技能、标准、信息及信念的传递和管理训诫行为。培训是给员工传授其完成本职工作所必需的正确思维认知、基本知识和技能的过程。以知识及技能传递为主，培训有助于降低损耗、减少事故发生、改善工作质量、提高员工整体素质及研发新产品、新技术的能力等。按时间期限分为长期培训和短期培训；按培训方式分为在职培训和脱产培训；按培训体系分为组织内培训体系和组织外培训体系。

学校教育使一个自然人转变为一个社会人，培训让一个社会人成为一个经济人。学校教育与培训两者在产生根源、影响因素、方法等方面具有一定的相似性，但在定义、目的、功能及作用等方面各有侧重，见表5-1。

表5-1　教育与培训的区别

	学校教育	培训
定义	是在一定社会背景下发生的促使个体社会化和社会个体化的实践活动	是一种有组织的知识、技能、标准、信息、信念的传递及管理训诫行为
对象	受教育者	员工
时间	从出生到死亡	侧重于上岗前
目的	培养人，塑造人	提高劳动生产力及员工对工作的满意度
内容	知识、态度及技能	以知识及技能传递为主
特点	永恒性、阶级性、相对独立性	暂时性、阶段性、一定依从性

	学校教育	培训
功能	促进人和社会的发展	促进受训者专业化的发展
意义	唤醒和鼓舞	保持组织竞争力

二、教育目的

教育目的有广义与狭义之分,广义的教育目的是指人们对受教育者的期望,即在一定社会中,凡是参与或关心教育活动的人都会有各自的教育目的。狭义的教育目的是指一个国家为培养人才而确定的质量规格和标准,是社会总体上的教育目的,规定教育活动的总方向,是制定培养目标、确定教育内容、选择教学方法和评价教育效果的根本依据。因此,了解教育目的的功能、层次对于教育者开展教学活动具有重要的意义。

(一)教育目的功能

1. 定向与选择功能　教育目的规定了教育的社会性质、人才培养的方向、课程选择及其建设和教师的教学方向,为教学内容及方法的选择、教育制度的建立及培养学习者的技能等规定了明确的范围。

2. 评价与激励功能　教育目的是一切教育活动的出发点和归属,为教育活动指明方向的同时,也为检查和评价教育活动的质量提供了衡量尺度和根本标准,对教育行为当事人起着积极的激励作用。

3. 控制与调节功能　教育目的在实际教育过程中对教育内容、方法及技术的选择和应用,对教育改革、规划及结构的制定,对教育者的教育观念及采取教育行动等方面都起着控制和调节的作用。

教育目的各功能之间互相影响,因此,在教育实践中教育者要注意发挥其整体功能,以确保教育活动的正常开展及教学质量的不断提高。

(二)教育目的的层次

1. 国家的教育目的　具体表现在以下四个方面:①坚持社会主义性质是我国教育目的的根本特点;②要求"有理想、有道德、有文化、有纪律"的德、智、体、美、劳等全面发展是我国社会主义教育的质量标准;③培养"劳动者"是社会主义教育目的的总要求;④培养创新能力和实践精神,为我国教育指明了工作重点。

2. 学校与专业的培养目标　培养目标是指各级各类学校、各专业培养人才的具体质量规格与培养要求,具有方向性、专业性和层次性。相对而言更为具体,具有较强的可操作性,是衡量教育目的的标准。

3. 教师的教学目标　教学目标是指教学活动实施的方向和预期达成的结果,主要描述学习者在学完规定的教学内容后表现出的知识、情感和技能等方面的行为变化,对教师的"教"和学习者的"学"均具有定向、激励、调控及评价功能。

三、教育对个体身心发展的影响

个体身心发展受遗传、成熟、环境和实践、教育等多种因素的影响,其中教育对个体发展的影响更为深远,具有促进个体的个性化和社会化两个方面的作用。

（一）促进个体的个性化

个性化是个体独特性的表现,主要表现在社会实践活动中自主性、能动性、独特性和创造性的挖掘和提升。教育促进个体个性化主要表现:①促进个体主体意识的形成以及个体价值的实现;②促进处于不同身心发展水平阶段的学习者充分发展其独特性;③有利于开展创造性活动,培养个体的创造性,实现个体的价值。

（二）促进个体的社会化

个体的社会化是指个体学习社会的行为规范、内化社会的价值观、获得适应社会生活的知识和技能,并将其内化为自己价值的一部分的过程。教育是促使个体社会化的基本途径。其具体表现:①教育根据社会的规范和要求促进个体思想意识的社会化;②引导个体行为的社会化;③培养个体的社会角色意识。

第二节　教育相关理论

教育学的相关理论揭示了学习的本质及其形成机制。养老护理教育者结合教育学理论,在教学过程中根据养老护理从业者的个体差异因材施教,有助于提高教学质量。根据养老护理教育的特点,本章简要介绍人本主义学习理论、建构主义理论、社会学习理论和成人教育理论。成人教育理论详见本章第五节。

（一）人本主义学习理论

人本主义学习理论兴起于 20 世纪 50 年代末 60 年代初,建立在人本主义心理学基础之上,主要代表人物有马斯洛、罗杰斯和考姆斯等。

1. 主要观点

（1）该理论将学习分为有意义学习和无意义学习两大类:①有意义学习是指使个体行为、态度、个性以及在未来选择行动方针时发生重大变化的学习,其中个人参与、自我发起、渗透性和自我评价是意义学习的四要素。②无意义学习是指不涉及感情及个人意义,与完整的人无关的学习。促进学习者有意义学习,教师的任务既不是教学习者知识也不是教其怎么学,而是为其提供学习的手段、环境,让其主动选择自己的学习内容、学习方法及学习进程。

（2）在教学过程中主张以学习者为中心,促进其需要、情感、价值观、潜能和人际关系等和谐、整体地发展,成为适应社会的健康的人。强调个性和创新性的发展,重视学习者内在学习动机的激发及创造和谐师生关系。

（3）学习的结果是使学习者个性、人格得到完善发展,并学会对自己的选择负责,学习的重点是"形成"学习的过程,而不是学习内容,教师提供与所教课程相关的问题与环境,可促使其进行探究性学习。

（4）教学评价强调自我评价,即学习者自己对学习目的以及完成的课程进行评价。认为只有学习者自己决定评价的准则、学习目的以及达到目的的程度并负起责任,才是真正意义上的学习。

2. 人本主义学习理论在养老护理人员培训中的应用

（1）建立和谐的师生关系,营造轻松愉快的课堂氛围,为有意义学习创造条件。

（2）教师是学习者的帮助者和促进者,为其提供所需的学习资源和环境。

（3）树立以学习者为中心的教育理念,鼓励其积极参与教学活动,引导学习者在学习过程中进行探究及自评、反馈。

（4）积极开展合作学习,引导学习者进行有意义的学习。

（二）建构主义理论

建构主义理论是基于皮亚杰的自我建构取向思想和维果斯基的社会建构取向思想产生的,盛行于 20 世纪 90 年代。

1. 主要观点

（1）知识既不是来源于外部输入也不是由语言来表征,而是学习者在新旧知识之间反复、双向作用的结果。

（2）学习是学习者主动建构内部心理表征的过程,而不是被动地接受信息。

（3）学习过程是学习者原有认知结构与从环境中接受的感觉信息相互作用,主动建构信息意义的生成过程,强调学习者对现实世界的独特意义建构。运用已有经验对新信息的理解,超越所提供的信息而建构意义以及从记忆系统中所提取的信息本身,按具体情况进行建构,而不单是简单地提取信息。

2. 建构主义理论在养老护理人员培训中的作用

（1）树立以学习者为主、教育者为辅的教学观。

（2）利用情境设计教学,注重教学情境的丰富性和教学资源的有效利用。

（3）重视学习者的社会参与,以使学习者所学知识和（或）能力具有远迁移力。

（4）注重合作学习,引导学习者创设有助于交流协商、知识建构和知识协作的学习共同体。

（三）社会学习理论

社会学习理论是在反思行为主义强调的刺激 - 反应学习模式的基础上,综合认知学习理论的有关成果而提出“人在社会中学习”的基本观点,创立者和代表人是班杜拉。

1. 主要观点

（1）提出观察学习,也称之为替代学习或社会学习,即通过观察环境中他人的行为及行为结果进行学习。直接性、抽象性及创造性观察学习均可影响学习者思想、情感和行动。个体在观察和模仿学习中,新行为的获得需要经历注意阶段、保持阶段、再生阶段及动机阶段。观察学习不一定具有外显行为反应,不依赖直接强化、无须亲自体验,具有认知性,不同于模仿,获得信息经过自我调整并重新组合。

（2）自我效能理论指出自我效能感是个体对自己是否有能力完成某一行为所进行的推测与判断,即人们对自身能否利用所拥有的技能去完成某项工作行为的自信程度。影响自我效能感形成的因素主要有个人自身行为的成败经验、替代经验或模仿、言语劝说、情绪唤醒、情境条件。

2. 社会学习理论在养老护理人员培训中的应用

（1）引导教育者重视自身的角色榜样作用。

（2）利用榜样作用对学习者进行积极的引导有助于增强学习效果。

（3）注重学习者之间的相互观察学习,培养学习者的自律行为。

（4）采用各种示范教学方式以提高整体教学质量。

（5）多途径提高学习者的自我效能感。

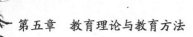

（四）成人教育理论　详见第五节。

第三节　教学方法与技巧

教学方法与技巧是实现教学目的不可或缺的工具,是构成教学活动的重要因素之一,包括教师的教法和学习者的学法。运用恰当的教学方法与技巧,不仅能提高学习者的学习效率,促进其全面发展,而且对提高教学效果和质量具有重要的意义。

一、教学的概念

教学有广义和狭义之分。广义的教学是指以一定文化为对象,有教有学、教与学统一的活动;狭义的教学是指教师依据学习原理和原则,运用适当的教学方法,指导、鼓励学生主动学习。

教学是教与学不可分割的复合体,在教学活动中教师主要起引导作用,以培养全面发展的人为根本目的,教学双方在活动中相互作用、相互影响,具有多种形态,是共性与多样性的统一。

二、教学的任务和意义

教学的任务是教学工作的出发点和归宿,也是教师教和学习者学的方向性问题。正确全面地认识教学的任务并深入理解其意义,有助于提高教学质量。

（一）教学的任务

1. 使学习者掌握系统的科学文化基础知识,形成基本的技能和技巧是教学的首要任务。以系统的科学文化基础知识、基本技能和技巧促进学习者的全面发展,将其培养成社会所需要的人才。

2. 发展学习者的智力、体力,培养其创造才能,既是实现高质量教学的重要条件,也是培养全面发展人才的基本要求。在教学过程中发展学习者的智力与体力,培养其独立分析及解决问题的能力,是教学的重要任务之一。

3. 培养学习者高尚的审美情趣、良好的品德和行为习惯,为形成科学的世界观奠定基础,是学习者健康成长的需要,也是教学的重要任务。

4. 教学有促进学习者认知智慧和情感智慧发展的任务。在养老护理人员培训中应明确培养目标,在教学中重视学习者情感智慧的发展与挖掘,培养其良好的个性心理品质。

（二）教学的意义

1. 教学是一种专门组织起来传递系统知识、促进学生发展的有效形式,是社会经验得以再生产的一种主要手段。通过教学能够较简捷地将人类积累的科学文化知识转化为学生个体的精神财富,使其在短时间内达到人类发展的一般水平,同时,促进个体实现社会化,使人类文化代代继承和发展。

2. 教学为个体全面发展提供科学的基础和实践依据,教学不仅使学习者的认识突破时空及个体间接经验的局限,而且使其身心发展建立在科学的基础之上,在统一的过程中实现德、智、体、美、劳动技能等诸方面的和谐发展。

3. 教学既是教育工作的主体部分,也是教育的基本途径。学校工作坚持以教学为主,但教学必须与其他形式的教育相结合、与生活实践相联系才能充分发挥作用。因此,妥善安排教学与其他形式的教育活动,有助于全面提高教育质量。

三、教学过程

教学过程是教师根据教学目的、任务和学习者身心发展的特点,有计划地引导学习者进行学习,以促进其身心发展及认识客观世界的过程。教学过程是教育中的核心问题,由教师、学习者、教学内容及手段等基本要素构成。正确认识教学过程,有助于达到预期的教学目的。

(一)教学过程的基本观点

1. 教学过程是学习者在教师指导下的一种特殊认识过程　教学过程是在教师引导下学习者掌握知识及认识客观世界,经历由感性认识上升到理性认识再回到实践这一循环往复的过程。既是学习者个体的认识过程,又有其自身的特殊性,是认识的一种特殊形式,具体表现在认识的间接性、引导性、教育性及简捷性。教学过程既要遵循认识论的一般规律,也要重视学习者认识的特点,有助于提高科学性和有效性。

2. 教学过程是一个促进学习者身心发展的过程　在教学过程中传授知识、培养技能、发展智力及体力、形成品德及行为习惯,其最终目的是促进学习者身心的健康发展。在此过程中,既要借助于人类的精神财富,促使学习者成为社会需要的人才,同时也要遵循身心发展的规律,引导其创造性地学习,以有效的方式促进身心的健康发展。

3. 教学过程是教师教和学习者学的双边活动过程　在教学过程中,教师起主导作用,教育方针、政策的贯彻执行以及教学内容的实施等都受教师的影响,学习者学习主动性、积极性与教师引导密切相关。学习者是学习活动的主体,是教学活动的积极参与者,教师的教依赖于学习者的学而存在。因此,教师要发挥主导作用,重视学习者的主体地位,将教与学有机统一,发挥双方的积极作用。

(二)教学过程的基本要素

教学过程的基本要素包括教育者、学习者、教学内容和教学手段,彼此之间既相互独立,又相互制约,构成整体。

1. 教育者　教育者起主导作用,是教学过程的组织者和实施者,同时也是指导者和领导者。因此,明确教学任务、精通护理相关知识,熟悉教材、了解学习者,处理好教材、教学手段及学习者之间的关系,有助于做好教学工作。

2. 学习者　学习者是学习的主体,是养老护理教育的对象。学习者积极主动地参与,明确其学习目标,有助于提高其接受和整合信息的能力,从而提高学习效率和质量。

3. 教学内容　教学内容是指为实现教学目标,要求学习者系统学习知识、技能和行为规范的总和。通过分析教学内容,明确教学内容的范围、深度及其各部分之间的联系。教学内容应具有传递性,并进行合理选择和编排。

4. 教学手段　是教与学的中介,是教育者与学习者在教学过程中相互传递信息的工具、设备或媒体。通过行之有效的教学手段,教育者可以有效地传递信息给学习者,从而提高教学质量。随着社会及信息技术的发展,教学手段经历了从口头语言、文字和书籍、印刷教材到电子视听设备及多媒体网络技术应用的阶段。

（三）教学过程中应处理的关系

1. 间接经验与直接经验的关系　在教学中,学习者学习间接经验要以直接经验为基础。人类的知识经验转化为学习者真正掌握的知识,须依靠个人以往积累或现时获得的感性经验为基础。同时,学习者主要是间接地学习间接经验。首先,学习的内容是经过系统选择、精心加工的人类文明的精华;其次,认识方式上的间接性,学习者主要通过"读书"掌握大量系统的知识,然后再去应用。教学是将直接经验典型化、简约化,且能充分反映事物的本质特征。

2. 掌握知识与培养思想品德的关系　掌握知识和培养思想品德两者互相联系,辩证统一。掌握知识是培养其良好品德的基础,形成良好品德是掌握知识的方向和动力。学习者掌握真正的科学知识,不仅能提高认识和改造客观世界的能力,而且能帮助辨别是非,加深对道德规范的认识,为形成科学的世界观奠定基础。良好的品德有助于学习者明确学习目的和端正学习态度,形成高度的组织纪律性和自觉性,以及克服困难的意志等,对其掌握知识起到积极的促进作用,但掌握知识不等于提高思想水平。因此,在教学及生活中,应正确处理和理解两者间的关系。

3. 掌握知识与发展能力的关系　学习者掌握知识和发展能力互为重要条件,缺一不可。一方面,掌握知识是发展能力的基础,知识本身是人类智力和能力的结晶,知识的内核中凝结着发展人的因素;另一方面,能力发展是掌握知识的必要条件,能力发展水平制约着学习者掌握知识的速度和质量。在教学中,实现掌握知识与发展能力的统一,首先应注重揭示知识整体联系,形成良好的知识结构,引导学习者实现学习的迁移;其次,引导其了解结论的来源,寻找其思维的创新点,接受其学习过程中的错误等。同时,培养学习者的自学能力。因此,教师在教学中要注重对学习者学习方法的指导,同时还要善于培养其独立获取知识的能力。

4. 掌握知识与发展智力的关系　掌握知识与发展智力互为条件,两者统一存在于同一个教学活动中。掌握知识是发展智力的基础,智力发展是掌握知识的必要条件。在教学过程中,一方面,学习者智力的发展离不开知识和经验,是在掌握知识的过程中实现的;另一方面,智力发展是深入掌握知识的必要条件。智力发展不仅影响着学习者的学习效率和质量,而且对知识的学习发挥着能动作用。同时,掌握知识和发展智力不一定同步。从掌握知识到发展智力是一个复杂的过程,不仅与掌握知识的多少、掌握知识的质量、获取知识的方法等密切相关,而且与教师是否具有启发意义的讲授及知识本身是否有规律等有关。

5. 教师主导作用与学习者主体作用的关系　教师起主导作用,影响着学习者学习的质量和主动性的发挥。学习者是学习的主体,主要表现在其能动性、独立性及创造性。充分发挥教师的主导作用是学习者掌握知识的必要条件,学习者自觉掌握知识主要依靠个体主动性和积极性的调动。教的主导作用和学的主体地位两者须有机结合,即教是以学为主体地位的教,学是以教为主导作用的学。因此,在教学过程中,既要正确地发挥教师的主导作用及教学的导向作用,实施启发式教学,爱护学习者、尊重其对教学影响的选择权、倾听其意见和要求、鼓励积极参与教学决策,同时也要发挥学习者的主体性,建立合作、友爱、民主、平等的师生关系。

（四）教学过程的阶段

1. 激发学习动机　激发学习者的学习动机是教学过程中不可或缺的组成部分。学习是一种积极主动地接受教育的活动,需要一定动机的支持。在教学中,教师要引导学习者明确学习目的及意义,注重教学内容及方法的启发性,对其学习效果予以客观评价,有助于激发和培养其正确的学习动机。

2. 感知教材,形成表象 学习者理解课程内容的过程是一个由感性认识上升到理性认识的过程。一方面,学习者只有感知教材,形成表象,形成学习知识的基础,才有可能真正地理解教材;另一方面,学习者理解课程内容的过程,也是促进其智力、态度及情感不断发展的过程。学习者智力和情感态度的培养既是教学的基本任务,同时也是课程内容的有机组成部分。因此,教师既要引导学习者感知教材,形成表象,同时也要不断发展学习者的智力、情感和态度。

3. 理解教材,形成概念 在学习者感知教材内容的基础上,应引导其把所感知的内容同课程内容相联系,进行思维加工,形成科学的概念,从而把握事物的本质和规律。概念的形成是一个复杂的思维加工过程,需要借助于积极的思维活动来实现。因此,在教学过程中教师要引导学习者在感知的基础上,运用分析、比较、归纳等思维方法,培养其积极的态度,进而提高认知水平。

4. 巩固知识,增强记忆 在教学过程中,学习者感知、理解课程内容,以及运用知识的能力等都影响对知识的理解和巩固程度,反之亦然。可见知识的理解和巩固对于学习者持续学习以及知识应用起着非常重要的作用。因此,教师要注意课堂和课后对学习者知识理解和巩固程度的了解。同时要注意采取措施如提出记忆的任务、培养记忆的兴趣和自觉性、指导掌握记忆的方法等协助巩固知识并增强记忆。

5. 运用知识,形成技能技巧 在知识理解和巩固基础上,将其运用到实际生活中,既可加深理解和巩固所学知识,又可培养运用知识的能力和技巧。因此,教师可通过开展实践教学、组织社会实践,引导学习者积极参与科研等活动,使学习者综合运用所学知识,培养其兴趣,形成技能技巧。

6. 检查学习效果,获得教学反馈 在教学中,可通过作业、提问、测验等方式,检查学习者对课程内容的理解和掌握程度,并以此来评定学习质量。同时,还可有助于及时获得反馈信息以调整教学进程与要求,帮助学习者了解自己掌握知识技能的情况,调节学习方式,提高学习效率。

教学过程的基本阶段对组织教学过程具有普遍指导意义。教学过程各阶段都有各自的具体教学任务和独特功能,它们之间既紧密联系又互相区别。在实际运用过程中既要根据具体情况灵活运用,注重各阶段之间的内在联系,也要意识到每个阶段的功能均是整个教学过程中不可缺少的因素。

四、教学工作的基本环节

教学工作的基本环节是指教师常规的、周期性的教学工作,也是教师最基本的工作内容。主要包括备课、上课、学习者作业的布置与批改、课外辅导、学生学业成绩的检查与评定、课后反思等环节。其中,上课是中心,备课是上课的基础,作业的布置与批改是上课的延续,课外辅导是上课的补充,学业成绩的检查与评定及课后反思可为上好课提供反馈信息,促进教学工作的改进与提升。

（一）备课

备课是教学的初始阶段,是顺利完成教学任务的前提和基础,是上好一门课的先决条件,是教师必须掌握的一项基本功。因此,在备课过程中应做好教材、学生、教法、教具四项准备工作和教学方案的设计。

1. 准备工作　包括备教材、备学生、备教法、备教具。

（1）备教材:备教材包括钻研课程标准、研读教科书和查阅参考资料。教科书是教师备课的主要依据,一般要经过懂、透、化三个阶段。"懂"即掌握教材的基本思想及概念,做到完全理解;"透"是透彻了解教材的结构、重难点,做到融会贯通、运用自如;"化"即将教师的思想情感和教材的思想性、科学性与艺术性融为一体。

1）钻研课程标准:课程标准是教师备课的指导性文件。钻研课程标准有助于了解学科特点、性质、教材体系及基本内容,明确学科在知识与技能、过程与方法、情感态度与价值观等方面的基本要求。

2）研读教材:教材是教师备课和授课的主要依据。研读教材有助于了解全书知识的结构体系,明确重难点及关键点,便于统观全局。有时教学内容上的重点、难点及关键点有重叠现象。

3）查阅参考资料:查阅参考资料是备课不可或缺的环节,有助于帮助教师理解并解答教科书中的疑难问题、拓宽教学视野等。常用的教学参考资料包括:与教材配套出版的教学参考书或指导书、教学经验总结或论文、网络资源等。

（2）备学生:包括了解学习者的健康状况、兴趣爱好、理解能力、个性特点等。可通过向同伴好友或家人了解、个别谈心、教学中观察、诊断性测验等方法增加对学习者的了解。

（3）备教法:根据已掌握的教材,结合教学目标及内容、学习者身心发展特点、学校条件等方面综合考虑,选择最佳的教学方法。教学方法确定后,教师要基于教材及参考资料,结合重点、难点及关键点予以统筹设计,并进行教法上的加工。

（4）备教具:为提高教学效率,帮助学习者获得感性认识应选择恰当的教学工具,应综合考虑具体的教学目标、学习任务、教学内容、学生特点、教具的功能等因素。目前,使用较多的有模型、仪器、幻灯、投影仪、计算机等。

2. 设计教学方案　包括学期(学年)教学进度计划、课题计划、课时计划(教案)。

（1）学期(学年)教学进度:一般在学期或学年开始之前制订。内容包括:学生情况的简要分析、本学期或学年教学的要求、教科书的章节或课题及教学时数等。

（2）课题计划:根据制订好的学期或学年计划,上课前教师应围绕某一单元制订课题计划。其内容包括:课题名称,本课题的教学目的、计划,各个课时的主要问题、教学方法等。

（3）课时计划:即教案,是建立在钻研教材和了解学习者的基础之上设计的。就班级授课而言,教案是对师生课堂上预期教学活动的设计和描述,是备课中最具体、深入落实的一步。

1）教案的编制要求:全面透彻掌握教材,思路清晰、层次分明,材料充实、重难点突出,语言通顺、精练、准确。

2）教案的内容要求:应确定具体、可行、可测量的教学目标,教学重点、难点、关键点,授课的类型和结构,教学方法和手段,设计教学语言行为和非语言行为,提问、练习和作业,教学进程的步骤和时间分配。

3）教案内容：一份完整的教案应包括如下内容：课程课目、授课对象、授课时数、目的要求、重点难点、教学内容和进程、教学组织形式和方法、使用的教具、时间安排、复习要点、思考讨论题及作业题、参考书、实施后情况记录等，见表5-2。

表5-2　某大学教案

课程名称	授课题目	
授课教师	所属教研室	职称
授课时间	授课时数	
授课班级		

教学课型　理论课□　实验课□　习题课□　讨论课□　实习（践）课□　其他□

教材名称、作者、出版社及出版时间

教学目标与要求：

主要知识点、重点与难点：

教学过程设计（包括讲授内容、讲授方法、时间分配、媒体选用、板书设计等的设计）：

教学方法（请打√选择）：
　　讲授法□　讨论法□　演示法□　自学辅导法□　练习法（习题或操作）□
　　读书指导法□　PBL（以问题为中心的教学法）□　案例法□　其他□

教学媒体（请打√选择）：
　　教材□　板书□　实物□　标本□　挂图□　模型□
　　投影□　幻灯□　录像□　CAI（计算机辅助教学）□

提问、课堂讨论等师生互动的设计

教学小结、复习思考及作业题布置：

教学中的创新点（加强基础与实践知识的联系、外语的运用、启发学习者思维、指导学习者自学、介绍学科新进展等方面）：

参考资料（包括辅助教材、参考书、文献等）：

教学后记（即教学实施情况总结分析，在课程结束后填写）

（二）上课

上课是课堂教学的中心环节。一般而言，上课应按照教案进行，同时需根据课堂的进展情况灵活运用，不为教案所束缚。教师进入课堂要衣冠整洁、仪表端正、言行文明，应带齐基本的教学文件，即做到"五有"：课程标准、教学进度表、教材、教案或讲义、教学班级学习者名册。上好一堂课的基本要求包括以下几个方面：

1. 目标明确　师生双方对课堂所要达到的教学目标应具有共同明确的认识，教学目标要正确、全面。

2. 重难点突出　在一节课上，教师要把主要精力放在重要内容的教学上，而不是对所有的内容平均分配时间和精力。

3. 内容正确　教师要确保教学内容的正确性、科学性和思想性，教学技能或行为须符合规范。

4. 方法得当　教学方法的选择与教学情景、教学任务、教学内容、教学对象相适应。

5. 表达清晰　教师上课须讲普通话，用词准确、语音语调适当，条理清晰，板书布局合理、书写工整、清楚，媒体制作规范。

6. 组织得当　课堂结构应严密，过渡自然。导课、组织课的进程、结课等环节控制得法，课堂秩序良好。

7. 师生互动　课堂上师生之间应具有良好的双向交流，课堂氛围活跃。

（三）作业的布置与批改

作业包括课内作业和课外作业。通过批改作业可以了解学习者的学习效果，同时也为教师进行教学改进提供参考依据。

1. 分类　作业基本可分为口头作业（复述、答问、口头解释等）、书面作业（养老护理病历、论文、读后感等）、实践作业（养老护理相关技能操作等）。

2. 基本要求　布置作业内容需符合教学大纲要求，分量适当、难易适度、要求明确，提供完成作业的必要条件。

3. 批改作业的要求　细致归类，分析错误的性质、程度和产生原因，评定分数客观公正、评语具体明确、肯定优点指出不足，及时批阅及发还，必要时进行讲评并辅导，总结作业中的优缺点、选择优秀作业进行相互交流。

（四）课外辅导

课外辅导是课堂教学的补充和延伸，可采用个别辅导和集体辅导两种形式。主要有答疑、指导个别学习者、开展课外辅助教学活动等。

（五）学习成绩的测量与评定

严格考试要求与成绩记录和保存，并防止作弊等不良行为的发生。具体内容见本章第四节学习的测量与评价。

（六）课后反思

总结分析教学实施情况，在课程结束后填写。

五、教学的组织形式

教学的组织形式是指为有效地完成特定的教学任务，教师和学习者按一定要求组合起来进行活动的结构。最早的教学组织形式是个别指导，文艺复兴之后资本主义生产和文化科技的发展要求扩大教育规模,班级授课应运而生。班级授课的产生是教育史上的一个重大进步,是现代教学的基本组织形式。20 世纪 50 年代之后,由于国际科技竞争和培养尖端人才、综合技术教育的需要,产生了分组教学、协作教学、现场教学等教学形式。

(一)个别教学

个别教学是教师分别对每个学习者进行传授和指导的教学组织形式。产生于古代,随着现代教学技术的发展为实现个别化教学提供了保障。

1. 优点　一方面学习者可自主决定学习进度、方法等,学习时间和空间灵活性较大,有助于激发学习的积极性和责任意识,并培养自主学习能力;另一方面教师可根据学习者的特点因材施教。此种教学形式适应于高年级或成年学习者,尤其对老年人更为合适。

2. 缺点　教师单独向每个学习者传授知识,会导致师生、生生间的相互作用减少,不利于学习者个性的全面发展,同时也需要充足的人、物及财力支持,成本相对较高。此外,自觉性较低的学习者学习效果较差。

(二)班级授课

班级授课是一种集体教学形式,把年龄和知识程度相同或相近的学习者编成固定人数的班级,由教师按照各门学科教学大纲规定的内容和时数,组织教材及选择适当的教学方法,有计划地向全班学习者进行集体授课的教学组织形式,是教学中普遍使用的一种手段。在班级授课中,同一班级的学习者学习内容与进度须一致,通常由具有不同专业知识的教师承担课程。

1. 优点　教师根据统一规定的教学内容和时数对年龄和知识程度相同或相近的学习者进行集体授课,使学习者能够在较短时间内系统掌握知识,既有利于经济有效、大规模地培养人才,发挥教师的主导作用,同时也有利于学习者互相交流。另外,各科教师在专业、思想及风格等方面各有特色,既能扩大学习者的知识领域,又可提高其学习的兴趣和效果。

2. 缺点　教学活动多由教师主导,学习者的学习独立性和自主性受到一定限制,易导致被动学习。注重预设内容的传授,教学过程相对较为封闭,课堂教学的开放性、生成性及创造性有限,易导致学习内容与实际生活相脱离。由于限定教学内容及时数,强调统一,较难顾及学习者的个体差异,难以做到因材施教。

(三)分组教学

分组教学是在承认课堂教学为基本教学组织形式的前提下,按照学习者的能力或学习成绩将其分为不同水平的组进行教学。教师以学习小组为教学组织手段,通过指导小组成员开展合作,形成"组内合作,组间竞争"的学习模式,发挥群体的积极功能,提高个体的学习动力,完成特定的教学任务。分组教学最为重要的内容是分组的标准,其主要类型有能力分组、兴趣分组、作业分组及学科分组等。

1. 优点　学习者以组为单位进行自主性的共同学习,在彼此之间进行信息交换。一方面,便于开展项目或作业活动,有助于培养学习者的评判性思维、沟通及合作等方面的能力;另一方面,由于分组教学是在全班授课的基础上开展的小组学习活动,教师的主导作用与教学的系统性、计划性等依然存在,便于教师及时了解学习情况,有利于学习者个性化的培养。

2. 缺点　在分组教学中,教学组织工作和学习者的学习准备程度不一,教学进度较难控制,易影响学习效果。且学习者个体差异较大,小组成员学习积极性的维持和学习效果、学习者能力和水平等的鉴定存在难度。此外,分组后,学习成效较好的小组易产生骄傲心

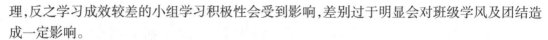

理,反之学习成效较差的小组学习积极性会受到影响,差别过于明显会对班级学风及团结造成一定影响。

（四）协作教学

协作教学又称小队教学,是教师之间、教师与其他相关人员（研究人员、实验人员、教辅人员及其他专业人员）集体研究并编订教学工作计划,就某个特定施教目标组成团队进行分工合作来完成教学任务和评价教学效果的组织形式。在教学过程中,团队成员相互协调,互为补充,共同提高。协作教学有分层负责制和合作制两种类型。前者是由教学小组的领导、主讲教师、基层的一般教师和教学辅助人员逐层负责,分工协作进行教学;后者由两名或两名以上业务水平基本相当的同一学科或不同学科的教师合作,对同一群学习者进行教学,没有主讲教师和一般教师的区分,教师按课业需要和个人专业特长轮流主讲。

1. 优点 协作教学便于充分发挥教师集体智慧和个人特长,提高教学质量及新教师的水平。此外,采用大班上课、分组讨论与独立学习相结合的形式,既有集体学习,又兼顾学习者的个性特点,有助于培养学习者的自主学习能力。

2. 缺点 协作教学虽在社会类诸多学科中能够充分发挥其优越性,但在数学、艺术等学科方面有其局限性。

（五）现场教学

现场教学是根据一定的教学任务,组织学习者到生产一线或事件发生的现场进行教学的一种教学组织形式。学习者可以以班级或小组为单位,讲授者可以是教师,也可得到现场工作人员的配合与指导。养老护理师资培训中,现场教学（实验、实习及见习）与课堂讲授具有同等重要的作用。通过现场教学可使养老护理从业者获得护理基本技能,培养其初步的科学思维、实践能力,养成科学的态度,提高其分析、发现及解决问题的能力。

1. 优点 现场教学联系实际,有利于学习者获得直接体验,增加其感性认识及对知识理解的深度和广度。同时,现场教学与实际操作相结合,遵循了"从做中学,从学中做"的原则,有助于培养学习者的职业素养及创造能力。

2. 缺点 现场教学的实施需要有明确的教学目标,且事先做好充分的准备,否则易影响学习的效果和质量。此外,现场教学须与课堂教学正确、有机地结合,才有可能收到良好的教学效果。

六、教学的方法与技巧

教学方法与技巧的运用是教师授课的核心与关键。教学方法的合理运用,有利于教学目标的有效实现;适宜的教学技巧可以使教学活动顺利进行,降低来自教学情境等因素的干扰,提升教与学的效果。

（一）讲授法

讲授法又称口述教学法,指教师通过口头语言连贯系统地向学习者传授文化科学知识、进行思想教育的方法。讲授法是教学中最基本、最常用的方法之一,分为讲述、讲解、讲演、讲读四种。具体应用要求如下:

1. 目的性 根据课程标准及教学内容要求,有重点、有目的地讲解。

2. 科学性和思想性 科学性是最基本的要求,讲授内容应以确凿材料为依据,确保知识的正确性,对学习者具有积极的思想教育作用。

3. 合理运用语言 讲授时语言要清晰、准确、精炼,既有逻辑性和科学性,又要通俗易懂。语音、语气、语速、语调的变化应符合学习者的心理规律。

4. 注意非语言行为 教师的表情、眼神、动作等非语言行为的得体使用,有助于加强语言的感染力。

5. 理论联系实际 在讲授时,解释理论产生的实践依据及其在实践中的具体应用,引导学习者应用理论知识解决实际问题。

6. 启迪性 讲授不仅传授知识,同时促进学习者智力及综合能力的发展。因此,在讲授中要注意激发学习者的学习兴趣。

7. 系统性 将具有严密结构的科学知识系统传授给学习者,注意条理性、层次性、重难点,以及知识点间的内在逻辑联系。

8. 恰当运用直观教具和板书 直观教具和板书在讲授中可以弥补口头语言的不足,有助于增加学习者的理解和记忆。

讲授法优点在于通过教师寓思想教育于其中进行系统的讲解,可以使学习者在较短时间内获取大量系统的知识,既有助于学习者加深对所学知识的理解,建立认知结构、促进其智力的发展及培养情感技能,也有利于发挥教师的指导作用。其不足之处在于单线传授,不利于学习者自主地参与教学,难以做到因材施教;主要以语言传递为主,实现动作技能领域教学目标有一定困难;多提供结论性知识,不利于学习者自主学习能力和评判性思维能力的培养。

（二）讨论法

讨论法是在教师的指导下,学习者以全班或小组为单位围绕教材的中心问题,在独立钻研的基础上,通过讨论或辩论活动相互学习从而获得或巩固知识的一种教学方法。适合于探讨性、争议性问题,也可用于阶段复习。具体应用要求如下:

1. 讨论前 准备好讨论的题目或内容。如确定讨论问题、难易程度应考虑学习者的整体状况,列出讨论提纲、交代讨论要求并提供相应的材料、进行分组（多以 4~6 人为宜）等。

2. 讨论中 做好组织引导。如调动学习者的参与度、调控讨论过程、掌握时间及进度,注意给每位学习者提供平等发言的机会,必要时事先制定相应的讨论规则。

3. 讨论后 教师要及时总结。可组织各小组进行汇报,对各种不同观点和意见进行综合分析,做出科学的结论并进行必要的说明。应注意避免直接对学习者的观点作判断,而是帮助运用事实材料澄清讨论中认识的正误,也可提出进一步讨论的问题,引导学习者探究。

讨论法的优点在于学习者共同讨论,易激发学习兴趣,加深对知识的理解,有助于培养学习者的团队合作精神、评判性思维及独立思考等方面的能力,同时可增进师生、生生间的了解。其不足在于耗时多,效果易受学习者知识经验水平和能力等的影响,低能力学习者易处于被动地位。

（三）演示法

演示法是教师在课堂上通过展示各种实物、教具或做示范性的实验等现代化教学手段,使学习者借助直观感知获得知识和技能的一种教学方法。演示法,常配合讲授法、谈话法使用。根据演示材料的不同,可分为实物、标本、模型等的演示。具体应用要求如下:

1. 演示前 教师要根据教材内容明确演示目的,选好演示教具,做好演示准备,引导学习者明确观察任务。

2. 演示中　教师要尽可能使学习者清楚地观察到演示内容,使其利用各种感官去充分感知学习对象,以形成正确的观念。应与演示与讲解、提问等结合,引导学习者思考,加深对相关知识的理解。同时,演示要适时适量,否则影响学习效果。

3. 演示后　教师及时总结。引导学习者将观察到的内容同书本知识相联系,及时根据观察结果做出结论,必要时需及时组织学习者进行分析。如果是实验演示,可请学习者回示教,其余学习者及教师予以观察和评价,并进一步有针对性地给予指导。

演示法优点在于直观性强,能使学习者获得丰富的感性认识并集中注意力,加深对概念等的理解,调动参与教学的积极性。其不足在于需要一定的设备或仪器,反复使用,设备磨损,易影响效果。

(四)角色扮演法

依据教学要求,教师有计划地组织学习者运用表演和想象情境,启发并引导学习者共同探讨情感、态度、价值、人际关系及解决问题策略等的一种教学方法。角色扮演的一般步骤包括:设计问题情境,选择参与者,场景设计并培训观察者,表演与观察、讨论、共同参与体验并作总结。具体应用要求如下:

1. 创设问题情境及角色,激发学习者的表演热情　依据教学内容设计情境,指导学习者自行编写小剧本。情境角色应具有一定的戏剧性和冲突色彩,能激发学习者的表演激情并让其在矛盾中提高处理问题的能力。

2. 教师注意对整个过程的指导和调控　在表演前、表演中、表演后教师应注意对整个情境的引导,启发学习者将表演与现实联系起来。

3. 营造良好的情境氛围,适时解除扮演者角色　营造良好的情境氛围,有助于扮演者投入角色及情感,增加其体验的真实性,结束后要及时解除扮演者角色,以免影响其正常的角色功能。

角色扮演法优点在于通过角色扮演所提供的实例,能有效地激发学习者的学习兴趣,加深对知识的理解,培养职业情感及价值观,并锻炼解决问题的能力。其不足在于有些知识仅靠角色扮演法难以达到教学要求。

(五)以问题为基础的教学法

以问题为基础的教学法(problem-based learning,PBL)是在教师帮助下,以实际问题为基础,引导学习者提出、分析问题,寻求假设,进行实验及解决问题进而掌握学习内容的一种教学方法。具体应用要求如下:

1. 创设贴近学习者生活及工作的问题情境,激发其学习动机,通过解决疑难问题而获得成就感。

2. 明确教师的角色和任务,引导学习者积极参与　教师是学习的促进者、鼓励者,在不同阶段中示范、教导及隐退,以保证所有学习者参与。

3. 营造和谐的氛围,重视积极反馈　积极反馈应贯穿于整个教学过程,营造包容性的环境、清楚表达共同的目的、遵循重要的反馈原则、形成双方均满意的计划、接受建设性的反馈意见,有助于解决问题。

4. 注重前期的评估及全程评价　以问题为基础的教学中问题涉及面较为复杂,且学习者在自身知识、能力等方面存在一定的差异,因此,选择适宜的评估方式、确定评估内容及方法,明确评价标准,有助于教学目标的实现。

一般步骤包括:①选取教材的全部/部分内容,教师先讲授总论、重点及基本概念等作为过渡;②相关专家或部分教师设计有实用价值的、以问题为基础的教学辅导材料预习;③学习者根据材料中的案例、思考题等提出一系列问题,并寻找可利用的知识来解答这些问题;④小组分工合作,利用各种工具自学并解决问题;⑤小组内部讨论分享信息,各小组将讨论结果带入课堂进行组间讨论;⑥教师精讲并总结。

PBL教学法优点在于以问题为基础、以学习者为中心进行小组讨论式教学,可发展学习者解决问题、团队合作、评判性思维、信息素养等多方面的能力和技巧。其不足之处在于学习者习得的知识不够系统,对教师数量、质量、教学资源等要求较高。

(六)情境教学法

情境教学法是通过设置具体生动的模拟情景,以激发学习者主动学习的兴趣和情感,从而使其巩固知识,发展创造力的一种教学方法。教学创设的主要情境有:生活展现、自主体验、实物展示、图画再现、音乐渲染及表演体会等,多用于专业课的临床教学及训练。具体应用要求如下:

1. 根据教学任务及内容等要求,创设特定的教学情境 根据教学任务及内容、班级及教师本人的特点,配合说理而创设适宜的环境气氛和教学情境。

2. 确立学习者的角色地位,引起共鸣 学习者是情境教学法的主体,也是主导者,考虑其身心发展特点、知识及能力水平创设情境,有助于激发学习的积极性,引起情感上的共鸣。

3. 积极引导,营造良好情境氛围 情境教学法的开展需借助一定的教学器材,设计情境教学方案、准备场景器材、公布情境与背景资料、分配角色与任务、情境演练准备及实施、验证效果、教师讲评、撰写情境演练报告等各个阶段都离不开教师的积极引导。同时,营造轻松愉悦的学习氛围有助于增强学习者的学习效果。

情境教学法的优点在于通过体验专业角色,既能陶冶学习者的情感,促进职业素养的培养,又有利于培养创造性思维,提高对实际问题的预测、解决能力。不足在于学习者注意力集中于事件发生过程的模拟演练,易忽略深层次理论问题的思考。

(七)发现教学法

发现教学法又称探究教学法,是指在教师指导下,学习者利用资料或情境自主探索,"再发现"事物变化的起因和内部联系,从而不断发现和解决问题,培养独立思考能力的一种教学方法。其一般步骤包括:教师创设使学习者感兴趣的情境问题,帮助从提供的若干素材中发现问题,带着问题观察具体事物,引导其提出解决问题的各种可能假设或答案,并从理论和实践上加以证实假设并解决问题。具体应用要求如下:

1. 确立学习者的主体地位,创设有利于探究的良好情境 学习者在教师的指导下进行探究,应充分引导其意识到自己的主体作用,同时学校、教师等多方为学习者创造一个良好的情境。营造良好的师生关系,形成师生互尊互爱,好学深思的良好的心理环境,更有助于学习者开展深入的探讨,拓展思路。

2. 依据教材特点和学生实际,创设问题情境 教师要组织学习者进行探究发现活动,首先要根据教学要求及内容、学习者的知识及能力等因素综合确定探究的问题。设置的问题需有目的性、适应性和新异性。

3. 激发学习者的探究兴趣,培养其问题意识 探究教学法中多围绕问题展开,因此教师提供的问题情境应尽可能激发其学习兴趣,引导其积极思考,同时也培养问题意识。

4. 善于引导,讲求实效　探究活动以学习者活动为主,但教师的引导和帮助是学习者顺利从事探究发现活动的重要保障,可避免其盲目猜测和无效活动。如教师的引导应含而不露、指而不明、开而不达、引而不发等,从而给学习者留有探究的空间。

发现教学法的优点是有助于激发学习者的内在动机,帮助学会发现探索的方法,培养主动探索、独立思考及解决问题的能力和技巧,便于知识的获取和巩固。不足在于需耗费大量的时间,加重教学时数不足的矛盾。

（八）网络教学法

网络教学法是一种较为直观的教学方法,是围绕课程的知识要点,教师利用教学网络进行操作演示,结合口头讲授、板书等引导学习者课外完成课程学习,是以培养自主学习和自主解决问题能力为宗旨的一种现代化教学法。校园网与远程站互联,利用网络通信技术和计算机构建协同工作环境,开展同时异地或异时异地的教学讨论和辅导答疑,具有信息量大、速度快、范围广、双向交互作用等特点。具体应用要求如下:

1. 搭建高品质的网络教学平台　网络教学平台的搭建是开展网络教育的前提条件。借助于高品质的网络教学平台,既有助于确保获得知识的科学性和正确性,也有利于教学工作的顺利开展。

2. 明确学习者学习的主体地位　网络教学的核心是"模拟"学习者自主学习的过程,精心设计个性化知识模块,以培养自主学习和自主解决问题的能力。因此,师生应事先明确学习者的主体地位,引导其端正学习态度。

3. 培养评判性思维能力,提高对信息的辨别能力　网络教学实现了将课堂教学与函授教学融于一体的新型远距离双向交互教学,便于不同单位和地区的学习资源共享,增加信息来源的同时也对信息识别的能力提出了挑战。

网络教学法的优点在于加深学习者对概念的理解,便于对知识的学习和巩固。同时,学习资源的共享,既增加了学习者获取知识的广度和深度,也有助于减轻教师讲授的难度。其不足在于网络平台的搭建需要大量的资金投入,短期内成本相对较高,现阶段成熟的资源库较为有限,平台的质量有待商榷。

📖 知识链接

学习准备的 4 种类型（PEEK）

P（physical readiness）身体的准备:包括能力评估、任务的复杂性、环境影响、健康状态、性别。

E（emotional readiness）情感的准备:包括焦虑程度、支持系统、动机、承担风险行为、心情、发育阶段。

E（experiential readiness）经验的准备:包括渴望水平、控制点、适应。

K（knowledge readiness）知识的准备:包括以往知识基础、认知水平、学习障碍、学习风格。

来源:Susan B.Bastable.Nurse as educator:principles of teaching and learning for nursing practice(-4th ed).USA,2013:125.

第四节　教育心理学

教育心理学具有教育学和心理学的双重性质任务。同时，作为一门应用科学，具有描述、解释、预测和控制的作用，有重要的应用价值和实际作用。理解教育心理相关知识，可增强教与学的效果，提高教育的质量。

一、概述

教育心理可帮助与拓展教育者对教学活动、学习活动的理解，使其更好地理解与指导教育实践。教学活动具有复杂性和不可预测性，教育者应利用已有教育学和教学心理学知识做出顺应教学过程的合理性决策。

（一）教育心理学的概念

教育心理学是心理学的一门分支学科，揭示在教育和教学的影响下，学习者外部信息与内部信息的交换过程和交互作用中所引起的功能系统变化与控制的规律。教育心理学是研究教育教学情境中教与学的基本心理规律的科学，主要关注教育教学情境中师生教与学相互作用的心理过程及心理现象。

（二）教育心理学的意义

1. 教育心理学的理论意义　深刻理解教育心理学的相关知识，有助于教育者准确把握问题，提供科学的理论指导及各种研究方法和角度，进一步完善护理学、心理学理论等重要的理论价值。

2. 教育心理学对教育实践的指导意义　应用教育心理学的相关知识，有助于提高教育者的师资水平，对提高教学质量并进行教学改革具有重要的实用价值。

二、学习的类型

学习是一种极为复杂的现象。学者们从不同角度对学习进行了分类，其中心理学家从教学实际出发，根据学习内容将个体的学习过程划分为知识、技能、态度与品德的学习三大类。

（一）知识的学习

1. 概念　所谓知识，就其反映的内容而言，是客观事物的属性与联系的反映，是客观世界在人脑中的主观映象。认知心理学家们结合现代信息加工的观点，将知识的概念界定为：主体通过与其环境的相互作用而获得的信息及其组织。学习的主客体相互作用的结果、后天的经验及从获得具体信息到机体认知结构的根本变化等都属于知识范畴。

2. 分类　心理学的知识有狭义和广义之分，狭义的知识是指存在于语言文字符号或言语活动之中的信息，如各学科中的概念、共识、原理等；广义的知识是指学习主体通过与环境相互作用而获得的信息及其组织，包括认知领域的全部学习结果。现代教育心理学从知识的状态与表现方式角度将知识分为陈述性知识、程序性知识和策略性知识。

（1）陈述性知识：是指个体能用言语进行直接陈述的知识，主要用于区别事物，包括对事实、规则、事件等信息的表达，也称为描述性知识，用于回答"是什么"。

（2）程序性知识：是指完成某项任务的行为或操作步骤的知识，包括一切为进行信息转换活动而采取的具体操作步骤,也称操作性知识,即关于"如何做"的知识。

（3）策略性知识:是指个体运用陈述性知识和程序性知识去学习、记忆、解决问题的一般方法和技巧。

在人类的多数活动中,此三类知识共同参与,互相影响。知识的学习经过陈述性阶段才能进入到程序性阶段,练习和反馈等策略性知识是陈述性知识转化为程序性知识的重要条件,程序性知识的运用有助于加深陈述性知识的理解与巩固。

3. 知识学习的过程　知识学习过程包括知识的获得、保持及提取三个阶段,心理学家对人类的记忆信息加工系统进行了研究,其中以阿特金森-希弗林的记忆模式为主要代表（图5-1）。

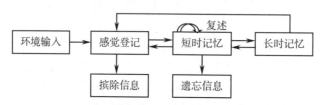

图 5-1　阿特金森 - 希弗林的记忆信息加工模式图

（1）知识获得阶段:是知识学习的初始阶段。当新信息进入短时记忆,与来自长时记忆系统的原有知识建立一定联系,并纳入原有的认知结构,从而获得对新信息意义的理解。

（2）知识的保持阶段

1）记忆系统及其特点:人的记忆系统分为瞬时记忆、短时记忆及长时记忆三个子系统。①瞬时记忆:也称感觉记忆或感觉登记,是记忆系统的开始阶段,指个体通过视、听、触、嗅等感觉器官感应到外界刺激时所引起的瞬间记忆,保留时间大约为 0.25~2.0 秒,完全保持输入刺激的原样,容量较大。②短时记忆:是瞬时记忆和长时记忆的中间阶段,指经过感觉登记后再经注意,在时间上持续不超过 2 分钟。具有保存时间短,信息容量有限及运作性等特点。③长时记忆:是指信息经过充分或深度加工后,在头脑中长时间保留下来的一种永久性记忆;具有保存时间长,信息容量极大等特点,是经过短时记忆加工后的内容。

2）知识的遗忘及其原因:遗忘是指记忆的内容不能再认（回忆）或者再认（回忆）时发生错误。分为不完全遗忘、完全遗忘、暂时性遗忘、永久性遗忘等。记忆消退、新旧信息相互干扰、信息接收时受压抑及信息提取失败等都可造成遗忘。

（3）知识的提取及应用阶段:应用是学习过程中检验新学知识、深化知识理解的重要手段,也是使所学知识及经验系统化的重要方法。学习者对知识的应用因学科和教学目的不同而有所不同,模拟性应用是知识应用的主要形式。

1）应用知识的一般过程:因课题性质与难度不同有别,但就其智力活动而言,一般包含以下几个相对独立又相互联系的环节:审题,联想与相关知识的重现,类化课题、找到解答方法,解题与验证解题即做出解题判断与实施课题解答。

2）影响知识应用的主要因素:知识的理解与巩固程度、课题性质、智力活动方式、解题时的心理状态等。

（二）技能的学习

1. 概念　《心理学大辞典》指出,技能是指个体运用已有的知识经验,通过练习形成的智力及肢体动作方式的复杂系统。皮连生则认为:技能是按照某些规则或操作程序顺利完成某种智慧任务或身体协调任务的能力,是在练习的基础上形成的。综上所述可概括为,技能是经过练习而习得的合乎一定规则程序的认知或身体活动的行为方式,如各种护理操作等。

2. 分类 根据性质和特点分为智力技能和动作技能。智力技能又称认知技能或心智技能,是以抽象思维为主导以解决实际问题的技能,如阅读、计算等;动作技能是以机体外部动作或运动为主的技能,如练拳、写字等。

3. 技能的形成与培养

(1)动作技能的形成与培养:动作技能的形成分为掌握局部动作、初步掌握完整动作、动作的协调和完善三个阶段。引导学习者明确练习的目的和要求,科学合理地组织练习活动并重视动作技能练习的特殊性等均有助于动作技能的培养。

(2)智力技能的形成与培养:智力技能的获得是内化的过程,即从外部物质活动向内部心理活动转化的过程。其形成需经历动作定向阶段,物质活动或物质化活动阶段,出声的外部言语阶段,不出声的外部言语阶段及内部言语阶段。遵循智力活动形成理论、熟练掌握智力活动规则和课题解答程序、重视学习者思维训练及创造应用智力技能解决实际问题的机会等均有助于智力技能的培养。

(三)态度与品德的学习

1. 概念 态度与品德之间既有区别又互相联系。区别在于两者所涉及的范围大小及价值的内化程度不同,联系在于两者因涉及性质相同且大部分有重叠的问题,表现为包含与被包含的关系。

(1)态度:是指通过学习形成的内部状态影响个体对人、物或事等进行反应的心理倾向及所采取的行动倾向。态度主要由认知、情感和行为倾向三个要素组成,其中认知是其他要素的基础,情感是其核心和关键,行为倾向不等于行为本身。

(2)品德:即道德品质,是指个体依据一定的社会道德行为准则行动时表现出来的稳定特征,是社会道德在个体身上的反映。品德在社会与教育环境中习得,经历着外在准则规范不断内化和内在观念外显的复杂过程,体现在个体一系列的行为中,是性格中具有道德评价意义的核心部分。道德主要由道德认识(道德观念)、道德情感、道德意志和道德行为构成,其中道德行为是衡量品德的重要标识。良好的行为与个人的道德认识和道德情感密切相关。

2. 态度与品德的学习过程 态度与品德的形成一般经历依从、认同与内化三个阶段。

(1)依从:包括从众和服从。从众是指人们对于某种行为要求的依据或必要性缺乏认识与体验,跟随他人行动的现象。一般来说,缺乏自信心的人较易产生从众行为。服从是指因权威命令、社会舆论或群体气氛的压力,放弃自己的意见而采取与大多数人一致的行为。服从有自愿与被迫之别,被迫的服从又称为顺从,即表面接受他人的意见或观点,在外显行为方面与他人一致,而在认识与情感上与他人并不一致。依从阶段的行为具有盲目性、被动性和不稳定性等特点。此阶段态度与品德水平较低,是态度与品德形成不可或缺的开始环节。

(2)认同:是指在思想、情感、态度和行为上主动接受他人的影响,使自己的态度和行为与他人相接近。认同不受外界压力控制,行为具有一定的自觉性、主动性和稳定性。认同可分为偶像认同和价值认同两大类,偶像认同指出于对某人或团体的崇拜、仰慕等趋同心理而产生的遵从现象;价值认同是指个体出于对规范本身的意义及必要性的认识而发生的对规范遵从现象。认同实质上是对榜样的模仿,榜样的特点、榜样行为的性质、示范的方式等均是影响认同的因素。

（3）内化:是指在思想观点上与他人相一致,将自己认同的思想和原有的观点、信念融为一体,构成完整的价值体系。它是道德观念内化为个体人生信念的阶段,是认同阶段的发展,行为具有高度的自觉性、主动性和坚定性。

3. 态度与品德形成的影响因素　态度与品德的形成是一个持续性的过程,受多种因素综合影响,一般可分为外部影响因素和内部影响因素。前者是指学习者自身以外的,影响态度与品德形成的因素,包括家庭教养方式、社会风气、同伴群体等;后者是指学习者自身的态度定势、道德认知、认知失调等。

（1）外部影响因素

1）家庭教养方式:是指父母在抚养、教育儿童的活动中通常使用的方法和形式,是父母各种教养行为的特征概括,具有相对稳定性的行为风格。有权威型、专制型、溺爱型、忽视型4种基本类型。相对而言,权威型的家庭教养方式会给孩子提出合理的要求,并对孩子的行为进行适当的限制,是民主、信任、容忍的,更有助于孩子良好态度及品德的形成和发展。

2）社会风气:是指一定社会中的风俗习惯、文化传统、行为模式、道德观念及时尚等要素的总和。良好的社会风气更有助于个体良好态度与品德的形成,对儿童及青少年的影响更为明显。

3）同伴群体:是指与个体在年龄、兴趣、价值观等方面相近或相同的人所组成的群体。同伴群体对任何单一的个体都具有一定的吸引力。个体的道德认知、道德情感及道德行为在很大程度上受其所归属的同伴群体行为准则的影响。

（2）内部影响因素

1）态度定势:是指个体由于先前的经历而形成的,对所面临的人或事所具有的内心倾向性。引导学习者形成对社会道德的积极态度定势是使学习者接受道德教育、形成良好态度与品德的前提。

2）道德认知:态度与品德的形成与改变取决于个体已有的道德判断水平,即个体已有的道德准则、规范的理解水平和掌握程度。因此,要改变或提高道德水平,须考虑个体的接受能力及已有的价值观念,遵循先他律而后自律、循序渐进的原则更有助于道德水平的提升。

3）认知失调:人类具有一种维持平衡和一致性的需要——即力求维持自己观点、信念的一致,以保持心理平衡。当认知不平衡时,个体将试图通过改变自己的观点或信念以达到新的平衡。因此,目前认知失调是态度改变的先决条件。

4. 培养良好态度与品德的方法

（1）有效的说服:教师运用言语来说服学习者改变态度,应以学习者原有的态度为基础逐步提高要求,并提供某些证据或信息,以支持或改变其态度。

（2）榜样示范:包括重视呈现榜样的注意点及示范方式。前者表示呈现榜样时,考虑到榜样的年龄、性别、社会背景等特点,以尽量与学习者相似或相近,使其产生可接近感或呈现受人尊敬、地位较高、能力较强且具有吸引力的榜样；后者包括直接的行为表现、身边的真人真事及各种传播媒介的得体应用。

（3）利用群体约定：包括清晰客观地介绍问题的性质、唤起群体对问题的意识，客观说明要形成的新的态度，引导集体讨论改变态度的具体方法并进行评价等，有助于态度进一步概括化和稳定化。

（4）价值辨析：是指引导个体利用理性思维和情绪体验来检查自己的行为模式，努力去发现自身的价值观并指导其道德行为。在价值观辨析的过程中，教育者不仅要帮助学习者去辨析各种价值观念，而且还要引导其自觉、自愿地选择符合社会道德原则的价值观念。

（5）给予恰当的奖励与惩罚：奖励和惩罚作为外部的调控手段，对个体的态度与品德形成起重要作用。在给予奖励过程中，首先要选择确定可以得到奖励的道德行为，其次应给予恰当的奖励物。为抑制不良行为发生，可给予某种厌恶刺激、取消个体喜爱的刺激或剥夺某种特权等方式予以惩罚，一定程度上有助于良好态度与品德的形成。

三、学习动机

学习动机是学习理论的重要组成部分，日益引起教育界的关注。了解学习动机的相关内容，不仅有助于教师有效地组织教学，而且对学习者的学习具有重要的推动作用。

（一）概念

学习动机是指引发与维持学习者的学习行为，并使之指向一定学习目标的一种动力倾向，包含学习期望和学习需要。前者是指个体对学习活动所要达到目标的主观估计，是学习目标在个体头脑中的反映；后者是个体从事学习活动最根本的一种内部动机，来自于个体自身和内部，是学习期望产生的前提条件。

（二）学习动机的分类

1. 近景的直接性动机和远景的间接性动机　根据学习动机的作用与学习活动的关系，分为近景的直接性动机和远景的间接性动机。前者与学习活动直接相连，来源于对学习内容或学习结果的兴趣，其作用效果较明显，但稳定性较差；后者与学习的社会意义和个人的前途相连，其作用较为稳定和持久。

2. 内部学习动机和外部学习动机　根据学习动机的动力来源，分为内部学习动机和外部学习动机。前者是指由个体内在需要引起的动机，如学习者的求知欲、兴趣、提高能力的愿望等，具有自主性、自发性；后者是指个体由外界诱因所引起的动机，如学习者为了奖励或避免惩罚而努力学习的动机，具有诱发性、被动性。

（三）学习动机的功能

1. 激发功能　具有某种动机的学习者对那些与动机有关的刺激反应较为敏感，有助于激发个体去从事某种反应或活动。

2. 指向功能　促使学习者的学习行为朝向某一目标，有选择地进行。

3. 强化功能　促使学习者在学习活动中更具有主动性和积极性。

4. 维持功能　促使学习者针对一定目标维持某种活动，并调节其持续时间和活动强度。

（四）学习动机的激发和维持

学习动机的激发是指在一定教学情境下，利用某些诱因使已形成的学习需要由潜在状态变为活动状态。在实际教学中,教师采取有针对性措施有助于激发并维持学习者的学习动机。

1. 了解和满足学习者的学习需求　如教师与学习者共同确定学习目标及进程,鼓励学习者自行调控学习进程及明确学习责任等激发其学习的积极性和主动性。

2. 设计合理的学习任务　如教师设计的教学任务应与学习者自身知识技能相适应,内容的新颖性及目标适中,可满足其能力发展的需要。

3. 引导学习者合理归因　了解学习者的归因风格,尊重其个体差异,必要时加强归因训练,如引导学习者对成败予以评估、练习与迁移等,以提升其内部学习动机。

4. 采用多元化的教学手段　在教学中,教师应考虑到学习者的个体差异,有效利用教材、多媒体及互联网等丰富教学手段。同时应认真批改作业,积极给予反馈及恰当的评定,必要时妥善进行奖惩以维持其学习动机。

5. 培养学习者运用有效的学习策略　学习策略的有效运用能提高学习者的学习质量。因此,教师在课堂中应注意对学习者学习策略的培养与应用,从而提升其学习动机。

6. 帮助学习者获得提高自我效能感和自我概念　创造条件,使学习者获得成功的体验,增强自我效能感;树立正确的自我概念,有助于增强学习动机。

7. 提供情感支持,维护学习者自我价值、满足感及归属需要,融洽轻松的课堂氛围与和谐的师生关系对学习动机有重要影响。因此,教师可利用课间休息时间或现代通信工具加强与学习者的沟通,为其提供情感支持和鼓励,增强其归属感,进而增强学习动机。

四、学习策略

授人以鱼不如授人以渔,在教育过程中传授学习者知识固然是教师的首要任务,但更重要的是引导其学会获取知识的学习方法。学习策略是学习者学会知识的重要指标,是影响学习效果和质量的重要因素,掌握学习策略是现代教学中的重要学习目标。

(一)概述

对于学习策略概念的界定,国内外学者迄今为止尚未达成共识。主要有以下三种观点:

1. 学习策略是应用于学习过程的方法、技能或程序　如梅耶认为学习策略是学习者为影响其加工信息所作的各种行为,包括做记录、概述、复述等方法的使用。

2. 学习策略是对学习进行调节和控制的技能　有部分学者认为,学习策略是执行控制加工活动的过程,是选择、排列、评价、修正等手段,不包括具体的学习方法或技能。

3. 学习策略是学习方法与学习监控的结合　如斯腾伯格将学习策略称为智力技能,指出学习中的策略是由非执行的技能和执行的技能构成,前者指一般的学习技能,后者指学习的调控技能,这两种技能是达到高质量学习活动必不可少的因素。

综上所述,学习策略是指学习者为了提高学习的效果、效率和质量,有目的、有意识地制定的有关学习的程序规则和调控方式,是衡量个体学习能力的重要依据。

(二)分类

迈克卡(1990)认为学习策略包括认知策略、元认知策略、资源管理策略3个部分。

1. 认知策略　是指学习者对学习资料的信息进行加工的各种方法和技巧,包括复述策略、组织策略及精细加工策略。

(1)复述策略:是在工作记忆中为了保持信息,运用内部语言在大脑中重现学习材料或刺激,以便将注意力维持在学习材料上的策略。常用的复述策略有重复、记录、抄写等。

(2)组织策略:是整合所学新知识及新旧知识之间的内在联系,形成新的知识结构的策略。主要用于对关键信息的提取与认知加工。常用的组织策略有列提纲、组块编码、作系统结构图等。

(3)精细加工策略:是一种将新学材料与头脑中已有知识联系起来从而增加新信息意义的深层加工策略。主要用于对细节信息的编码。常用的精细加工策略有想象、口述、总结、做笔记等。

2. 元认知策略 是指学习者为获得最好的学习效果,对自身的认知活动进行控制和调节,包括计划策略、监控策略和调节策略。

(1)计划策略:指学习者学习前对学习活动的目标、过程、步骤做出规划与安排,包括确定学习目标、预测重难点、提出待回答的问题及安排学习时间等。

(2)监控策略:指学习过程中依据学习目标对学习进程、方法、效果等进行有意识地监控,如阅读时自我提问、考试时自我监控速度和时间等。

(3)调节策略:指对学习进程进行评估并根据实际情况进行调整的策略,包括复查、重新阅读及总结经验等。

3. 资源管理策略 是指学习者为提高学习效果对可利用的学习环境、资源进行管理调配的策略,包括时间管理策略、学习环境管理策略、努力管理策略、社会资源利用策略等。

(1)时间管理策略:如建立时间表统筹安排学习时间、灵活利用零碎时间、高效利用最佳时间等。由于人的体力、情绪和智力状态在不同时间段有所不同,因此在不同时间里安排多样化的学习活动,可增强学习效果。

(2)学习环境管理策略:寻找和营造适合于学习者自主学习的环境,如寻找固定、安静及有组织的地方进行学习等。

(3)努力管理策略:系统性的学习多需要意志力。学习者进行自我激励,有助于维持其学习的意志力,如将成功归因于努力、调整心境、自我强化等。

(4)社会资源利用策略:可分为对工具及人的求助两个方面。前者是学习中不可或缺的学习资源,包括参考资料、图书馆、网络等;后者指学习过程中与师生等的沟通交流,是学习最重要的社会性人力资源。

(三)学习策略的促进

1. 学习策略训练的原则 学习策略是促进学习的条件,也是教育的重要目标之一。遵循学习策略训练的原则,可帮助学习者学会使用学习策略,提高学习效率和质量。

(1)主体性原则:学习策略的学习和使用依赖于学习者主体主动性和能动性的充分发挥。因此,应引导学习者领会策略教学的目的和原理,提供运用学习策略的机会,并指导分析和反思策略使用的过程与效果。

(2)内化性原则:学习策略的习得是一个渐进的过程,以学习者认知能力的发展为基础,经由榜样示范或主动实践、反复体验而逐步内化。内化过程需要学习者将所习得的新策略与头脑中已有相关策略的知识进行整合,从而形成新的认识,并能在新的情境中加以灵活应用。

(3)特定性原则:任何一种策略都有其优势和局限性。因此,学习策略的训练要结合实际情况。如教师在选择学习策略时,应考虑学习者的认知发展水平、学习内容的特点及学习策略的呈现方式等。

（4）生成性原则：学习策略有效与否，关键在于学习者能否利用学习策略对学习材料进行高度心理加工以生成新的知识。这种心理加工是形成有效学习策略必不可少的环节。生成性程度高的策略包括提问、列提纲、图解要点之间的关系等。生成性程度低的策略有不加区分的划线，不抓要点的记录，不抓重要信息的提要等。

（5）自我监控原则：学习策略是在学习者内部心智活动的支配和调节下，有步骤、有计划地进行。因此，引导学习者知道何种情况下应用何种学习策略，能描述、评价并反思自己对学习策略的运用过程，以帮助其进行有效的自我监控。

（6）个人自我效能感原则：指教师给学习者提供一些机会，使其认识到学习策略的学习对于改善学习效率的作用，并意识到自己有能力去调控自己的学习，从而增强自信心。

2. 学习策略的训练方法　学习策略是可以通过教授而培养的，掌握学习策略的训练方法，有助于学习者灵活地应用学习策略。

（1）指导教学模式：其基本思想是学习者在教师的引导下学习有关的学习策略，由激发、讲演、练习、反馈和迁移等环节构成。在教学中，教师先向学习者解释所选定学习策略的具体步骤和条件，在具体应用中使其明确解释操作的步骤以及报告自己应用学习策略时的思维。同时，教师应考虑学习者认知水平，不同策略应选择诸多恰当的事例来说明其应用的多种可能性。

（2）程序化训练模式：是指将活动的基本技能分解成若干有条理的小步骤，在其适宜的范围内，作为固定程序要求学习者按此进行活动，经过反复练习使之达到自动化程度。

（3）完形训练模式：是指在直接讲解策略之后，提供不同程度的完整性材料，促使学习者练习某一个成分或步骤，之后逐步降低完整性程度，直至由学习者能够自己完成所有的成分或步骤。其优势在于能够使学习者有意识地注意到单个成分或步骤，使其在策略应用上有整体印象。

（4）交互式训练模式：最初是以支架式教学思想为基础训练学习者阅读策略的一种教学模式，后被广泛应用于语言教学实践。一般由教师和小组学习者（4~6人）一起进行，其目的在于引导其学会总结、提问、析疑及预测。

（5）合作学习模式：是学习者在小组或团队中，为了完成共同的任务，有明确责任分工的互助性学习。一般包括任务设计、小组分工、实操演练及建立有效的评价机制。该模式体现学习者的主体地位，有助于激发学习的主动性和积极性，从而提高其学习策略的应用能力。

在实际教学中，教师应综合学科知识、学习者认知水平等设计学习策略。同时要基于学习者原有的学习方式启发思考，使其有意识地内化有效的学习策略理论价值和使用价值。

五、学习的测量与评价

学习的测量和评价是对教学效果的评估，也是促进教与学的有效手段，作为调控学习过程的主要手段，其目的不仅仅是鉴定，还须为改进学习过程提供必要的反馈信息，有助于学习者提高学习质量。

（一）概念

1. 学习的测量　是借助于一定规则或手段，对学习者的学习能力、学业成绩、兴趣爱好、思想品德及学习过程等进行的数量化测查与度量。常用的方法有测验、等级评定、作业、课堂提问、考试等。

2. 学习的评价 是指根据教学目标,收集相关学习成绩测验资料并对学习过程及其结果进行分析与解释。贯穿于整个教学活动,是对教学的主观价值判断,并对下一步教学环节提出改进措施,为课程、教学方法和培养方案提供决策依据。

(二)学习的测量与评价功能

1. 诊断功能 了解与评价学习者的学习及智力发展水平,还可诊断其在知识掌握和能力发展上的不足及问题所在,以便因材施教。

2. 反馈功能 不仅有助于学习者更好地了解自身学习情况,而且有助于教师从中分析自己教的情况。

3. 科学管理功能 有助于鉴别学习者在学习中的差异,可作为编班分组的依据,同时数量化指标有助于增强教育研究工作的科学性。

4. 教育心理功能 不仅激发师生的动机,而且对师生的自我意识、情绪和意志等也产生一定的影响。

(三)学习的测量与评价过程

测验是学习测量与评价最重要的工具,也是学习测量与评价的第一步,以下分别从编制测验、测量与评价三个方面进行介绍。

1. 编制测验 进行有效测验需考虑效度、信度、难度、区分度及可用性。

(1)效度:测量效度是指测量的正确性和真实性,即考核的内容是否能说明学习者掌握的内容,是科学测验工具最重要的质量指标。效度常用内容效度和效标关联效度表示。内容效度指测验内容代表性的有效程度;效标关联效度是指利用衡量测验有效性的参照标准,考察该测验与效标之间的相互程度,相关度愈高,则测验效度愈好。

(2)信度:是指经过多次测验所得结果的一致性或稳定性程度,反映测验结果受随机误差影响的程度。可分为分半信度、重测信度和评分者信度等,不同测验信度的计算方法不同,多用相关系数表示。一个有较高效度的测验,应是有信度的测验。

(3)难度:是指测验题目的难易程度,包括整体测验的难度和具体测验题目的难度。通常以通过率或平均分来表示,通过率或平均分越高,难度越小。题目难度的确定取决于测验目的。一般而言,一份试卷应难易适中。

(4)区别度:指通过试题对不同学习水平能够区分的程度,即具有区分不同水平考生的能力。区分度与难度相关,测验目的不同,对区分度的要求也不同。

(5)可用性:即测验在解释学习者的能力、知识等方面的实际用途。如测验的形式与内容是否适合学习者的年龄、测验所耗费的时间、人力是否合适、评分是否客观、主持测验者是否经过特殊训练等。

良好的测验应具有较高的信度和效度,并根据具体的测验性质和目标,综合可用性,制订合适的测验难度和区分度。

2. 测量 常用考核方法有客观性试题、论文测验、标准化测试、床边考核法、观察法等。

(1)客观性试题(固定应答型试题):编制时已给出答案形式,格式固定,评分标准易于掌握。客观性试题常见的有各类选择题、是非题及匹配题等,不同题型各有特色和优缺点,在实际教学中多联合应用。其优点在于适用于测量知识、理解、应用及分析等层次的认知目标,覆盖面大,评分准确客观。不足之处在于偏于知识记忆,不适合应用于测量综合及评价等高层次认知目标,长期使用有造成学习者死记硬背的可能。

（2）论文测验:即教师根据教学内容,择其较重要的知识点出题,让学习者用论文的形式解答。其优点在于命题省时、便于测定学习者的思维及写作能力,有助于了解其学习程度,可减少其情境压力;缺点在于评分具有主观性,试题缺少代表性,问题含义较为广泛,易受其他因素干扰。

（3）标准测验:测验项目的选择、测验过程及评分标准等都是标准化的测验。不仅规定测验项目及标准答案,也规定测验指令、时间限制、测验情境等,使所有被试者都有相同的被测条件,可用于比较同校不同班级或不同学校学习者的成绩水平。此外,许多标准化测验还提供根据标准化样组在测验中所得的常模,供教师在解释测验得分时进行比较。

（4）床边考核法:是护理技能考核常用的方法,一般由考核组指定接受服务的老年人,考生完成必须的护理操作后,由主考人按考试提纲或实习大纲的相关要求进行提问,最后根据考生的操作和问题回答情况综合打分。其优点可当场观察学习者的护理操作技能和思维能力、对护理技能的认识及总体的反应性;其不足在于缺乏标准的考试环境,评分可受案例难易程度以及主考人主观因素的影响,不合适大批考生。

（5）观察法:是指对被评价对象在自然状态下的特定行为表现进行观察、考察、分析,从而获得第一手资料的方法。适用于了解被评价对象的行为、动作技能、情感反应、人际关系、态度、活动情况等,可采用行为描写、评定量表等方式记录观察结果。其优点具有直观感受性、真实性和客观性;其不足在于受观察者主观因素的影响,且资料的记录和整理较难系统化。

3. 评价　不仅评定学习者的学习成果,而且能预测其未来发展趋势,因此评价不仅需要参照特定的目标,而且应遵循一定的原则,同时也要综合考虑其影响因素及控制方法。

（1）评价原则:①全程性原则:测量与评价不仅检验学习者的学习成果,而且对其学习过程的每个环节及其学习方法都给予评价和指导。②全面性原则:要以教学目标为主要依据对其学习成效进行全方位的测量与评价。③评价内容生活化、多样化原则:测量与评价的内容要尽量与其工作及生活相联系,以促进学用结合调动学习的积极性,同时可以了解学习带来的认知、情感及技能方面的变化,考察学习者思考及解决问题的能力。④评价方式多元化、弹性化原则:是教学目标及内容、学习者学习方式、能力及经验的多样化的客观要求。除笔试外还可适当增加其他测量与评价方式的比例,如弹性运用观察法、论文测验、模拟考核等。⑤评价人员多元化原则:学校或培训机构、学员工作单位等外部评价与学习者自我评价相结合,互为补充,既可避免单一评价的不足,也有利于评价功能的充分发挥。⑥鼓励性、支持性和指导性原则:对日常学习而言,测量与评价的主要目的是提高学习效果,因此测量与评价结果的解释重在鼓励、支持和指导。

（2）影响学习评价的因素及控制方法:学习评价常受多种因素影响,主要包括评价人、考生及考核方法等。①评价人（主考人）的影响:评价人自身素质是影响学习评价的一个重要因素,包括评价人自身业务水平、工作态度、评价是否客观公正等。控制的主要方法包括:在考核前对评价人进行统一培训、指导其熟悉评分标准及操作步骤,统一对评价的认识,慎重选择主考人和评价组成员。②考生自身因素:怯场为最常见的现象之一。怯场是一种情绪过于激动或兴奋导致无法集中注意力,无法控制及支配自己的状态。考核前做充分的准备可有效预防怯场,如做好学习评定过程中的思想教育工作,进行经常性的学习评定,采取措施锻炼学习者自制能力等。③考核方法的选择:不同的考核方法各有优缺点,如床边考核法案例选择的难易程度无法做到完全相同,尽管案例相同,但病情的轻重程度不一,因而对护理的要求也趋于多样化,难免不因考试机遇的问题影响考核结果。因此,应针对不同考核方法的特点,扬长避短,并尽可能达到公平。

第五节 成人教育

成人教育在定义、原理、特点、过程及方法等方面均有别于普通教育。了解成人教育的特点等,有助于更好地开展成人教育。

一、概述

成人教育尽管至今未有定论,对其范畴和基本特征进行分析,有助于加深对成人教育的理解与认识。

成人教育是指根据社会发展和经济建设的需要,在普通教育的基础上,通过多种途径或方式,对成年劳动者进行有目的、有计划的再教育活动。其形式可有别于普通全日制教学形式的教育形式,没有年龄、时间和空间的限制,第三次国际成人教育会议称其为"一个无限制的领域"。通过成人教育过程,使社会成员中被视为成年的人丰富知识、增长能力、提高技术和专业资格,使其态度和行为得到改变。成人教育具有无限性的教育对象、社会化的教育领域、多次性的教育过程和多样化的教育结构等特点,因而具有一定的优越性。

二、成人教育理论

随着社会变迁及科技的进步,兴起了成人教育、继续教育及终身教育的浪潮,联合国科教文组织在推动终身教育的过程中,进一步促进了成人教育的发展。该理论的创立者和代表人物是诺尔斯。

1. 主要观点 该理论认为成人教育是帮助成年人学习的科学和艺术。要充分考虑成年人在不同发展阶段的生理、心理、社会等诸方面的特征:

(1)成人的学习类型为自我定向型,即成人对自己的学习全面负责。

(2)成人的学习多出于内在自尊和自信的需要。

(3)成人个体不同生活经验和学习方式,对学习有较大的影响。

(4)成人是以完成任务或解决问题为中心的倾向性学习。

(5)成人更喜欢积极地参与学习过程,培养自己的能力。

(6)成人希望在学习过程中互相支持,以促进自我完善。

2. 成人教育理论在养老护理人员培训中的作用

(1)正确评估成人学习者的学习需求,发挥其主体作用,促进自我定向。

(2)关注学习的意愿,营造轻松愉悦的学习氛围。

(3)引导学习者应用经验,合理选择学习活动。

(4)关注学习者学习倾向,激发其内在动机。

三、成人教育的特点

了解成人教育的特点,有助于更好地开展成人教育。成人教育与普通教育相比,主要有以下几方面的特点:

1. 广泛的社会性 成人教育包含在整个社会中,是为社会服务的社会教育事业,具有广泛的社会和群众基础。

2. 明显的职业性 成人教育起源于社会职业的需要,以提高成人的职业能力、适应社会职业、工作的流动与变化为目的。将成人教育和训练与其所从事的职业相联系,有利于解决产、学、工等的矛盾,促进成人教育的正常开展。

3. 突出的多样性 成人教育对象在年龄、文化基础及学习条件和需求等方面存在差异,需因人、因地、因时制宜地组织学习,形成多型式、多层次、多规格的多样化格局。

4. 广泛的普及性 成人教育的普及性受我国人口众多,劳动者的文化技术水平低下等因素影响。所以应有计划,有目的地提高成人劳动者的文化技术水平,培养各行业急需的大量初、中级人才。

5. 较大的实用性 成人是现实劳动者,其学习需做到干、学、用相结合,讲求实际、实用和实效。因此,需按照成人职业的需要来办学施教。

6. 明显的速效性 成人学习者的学习目标明确,有助于在较短的时间内,以较少的投资、收到较快、较好的成效。

7. 一定的终身性 成人的生活过程涉及学习、工作、再学习、再工作的不断交替和循环的过程,因此,成人教育的实质是终身受教育。

四、成人教育的过程

结合成人教育理论及特点,成人教育过程常分为七个阶段:

1. 创造诱发学习的氛围 在教育的环境中,成年人更有可能作为教育的主体积极参与学习。

2. 确立互相的计划化的机构 建立一种能促进学习的机构,在制订教育计划和方案中充分发挥成人学习者的作用。

3. 诊断对学习的需求 鼓励成人学习者进行自我诊断。诊断过程依次包括编制所希望的行动与应获得的能力模式,测定这种行动和能力的现有水平,测定模式与现有水平之间的差距,使学习者认识到现有水平与所希望达到的行动目标之间的差距,有助于提高学习者个人达到学习目标的动机和自觉性。

4. 学习目标公式化 按照学习目标,选择教材、编制内容、组织教学程序及制定评价等的基准。

5. 设计学习经验的蓝图 主要完成教学方案的设计,包括学习的单元、探讨和问题、教学的方法、时间的安排及强化的条件等。

6. 开展学习活动 将设计的教学方案变成一系列的学习活动,教者与学者共同探讨,共同负责。

7. 评价学习结果,再诊断学习要求 评价学习结果,在此基础上诊断学习目标与现有能力之间的差距,可为测定教学计划的有效性及改善教学提供参考。该阶段被视为形成终身学习过程的中心原动力阶段。

五、成人教育的方法

成年人在生理、心理及社会适应等方面存在的一定的优势,为其教育方法的选择提供了较大的可能性。除了可采取常用的教学方法外,也可选择成人便于接受的方法,如自学、互学。

1. 自学　有多种含义,一般指无师自学,即在没有接受指导和教育的情况下掌握某种技能,也可以是指人吸收接纳事物的能力。在成人教育中,所强调的自学是"帮助下的自学",即国家、社会、企业等为自学者创造便利条件,如建立促进自学的制度、设施、措施、指导、情报资料、工具等。总而言之,现代成人教育中所强调的自学是一种适应成人学习者的多样性,有组织、有计划、有指导、有帮助的自学。

自学的优点在于便于安排,有助于培养主动学习的习惯,提高其学习能力。不足之处在于对知识及技术等的理解与掌握,存在一定的难度。

2. 互学　成人教育中的互学是有组织地进行,参加者从多个侧面提供经验、互相探讨、互为师生,从而解决共同或各自需要解决的问题。

互学的优点在于能充分发挥成年人经验的作用,有助于调动学习者学习的积极性和主动性,不足在于就某种程度而言,学习的内容缺乏系统性。

【思考题】

1. 李奶奶,75岁,入住养老机构6个月,平时喜欢外出活动。近2个月来,李奶奶感觉走路时双下肢无力,步行时间不能超过8分钟。为了安全,李奶奶的儿子决定为李奶奶购买助行器,辅助其步行。请思考:

(1) 针对满足李奶奶安全移动(如助行器的使用)的需要,对其养老护理员小张进行培训,哪种教学方法较为合适(多选)(　　　)

A. 讲授法　　B. 演示法　　C. 讨论法　　D. 观察法　　E. 谈话法

(2) 为了增强培训效果,在讲授中可采取的措施有哪些(多选)(　　　)

A. 注重讲授内容的知识性、科学性、思想性和系统性

B. 重视讲授者语言的艺术性及体态语言的得体性

C. 有意识营造身心舒适的学习环境

D. 重视讲授始末及保持学习者注意力的方法和技巧

E. 选择恰当的方法维持课堂纪律

(3) 应用哪些学习理论,有助于增强养老护理员小张的培训效果(单选)(　　　)

A. 成人学习理论　　　　　　B. 人本主义学习理论　　　　　C. 建构主义理论

D. 社会学习理论　　　　　　E. 以上均可

参考答案

1.(1)AB　　(2)ABCDE　　(3)E

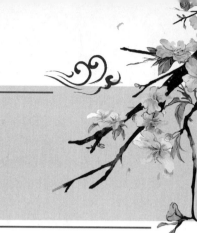

第六章

养老护理服务管理

【本章要点】

1. 管理的概念及特征、原理。
2. 养老护理服务管理的概念、意义、特点、内容。
3. 领导的概念、职能、作用、类型和风格、激励与授权、沟通与冲突管理。
4. 安全管理的内容、原则和方式、制度和设备、措施和程序。
5. 意外伤害事件的防范与处理。
6. 质量管理的概念与意义、原则、内容、控制、评价与分析、改进。

【学习目标】

识记:1. 简述养老护理服务者的角色和养老护理服务管理的内容。
　　 2. 简述意外伤害事件的防范措施。
　　 3. 简述养老护理服务质量管理的内容、控制、评价与分析。
理解:1. 理解激励的概念、模式、原则及方法。
　　 2. 理解沟通概念、原则和方法。
　　 3. 理解冲突概念、分类、处理策略。
运用:1. 能运用所学知识针对老年人采取适宜的意外伤害防范措施。
　　 2. 运用所学激励、沟通和冲突的相关知识制定养老机构员工管理方案。

导入案例与思考

　　王先生,75岁,患高血压多年。因老伴去世无人照顾入住某区级养老服务机构。入住时,王某血压160/120mmHg,情绪低落。随后的2个月内,虽然有工作人员的陪伴和开导,但老人一直沉浸在老伴逝去的阴影中,而儿女因为忙于家庭和工作一直未前去养老院探望。2012年6月8日,老人服下大量降压药,被值班人员发现后马上进行抢救,最终因抢救无效死亡。子女们很难接受这突来的事实,一怒之下,将养老院告到法院,后经法院调解,养老院承担了老人的部分医疗费。请思考以下问题:

（1）老年人在机构服毒自杀,机构是否有责任?

（2）请对该案进行原因分析。

（3）如何防止类似事件发生?

管理是一项重要而富有创造性行为的社会活动,管理学是关于管理活动基本规律和一般方法的知识体系。养老护理服务管理把养老护理服务和管理学知识紧密结合在一起,为提高养老护理服务水平给予了指导和参考。

第一节 概 述

管理是一门科学性、系统性、艺术性、实用性较强的学科。随着社会经济的发展,组织规模日益扩大,劳动分工愈加精细,组织环境面临越来越多的不确定性,管理显得更为重要。

一、管理的概念及特征

管理的含义很广泛。随着社会的不断进步,管理的概念也发生不断变化和更新,管理的分类也逐渐复杂化、多样化。

（一）管理的概念

不同学派对管理的概念解释各异。管理学鼻祖彼得·德鲁克（Peter.Drucker）认为,管理是一种工作,它有自己的技巧、工具和方法;管理是一种器官,是赋予组织以生命的、能动的、动态的器官;管理是一门科学,一种系统化并到处适用的知识。著名学者哈罗德·孔茨（Harold Koontz）认为,管理就是设计和保持一种良好的环境,使人们在群体里高效地完成既定的目标。美国管理学家赫伯特·西蒙（Herbert A.Simon）则提出,管理就是决策,决策贯穿于管理的全过程。

综合各学派的观点,管理的概念为:管理者为实现组织目标,对组织内部资源进行计划、组织、人力资源管理、领导、控制,促进其协调配合,发挥人的积极性,以取得最大组织效益的动态过程。

（二）管理的特征

1. 自然属性和社会属性 管理具有二重性,即自然属性和社会属性。管理的自然属性指的是对人、财、物、时间、信息等资源进行组合、协调和利用的管理过程,包含着诸多客观的、不因社会制度与社会文化不同而变化的规律和特性;管理的社会属性是指管理必然要受到生产关系的制约和社会政治、经济、文化制度的影响性。

2. 科学性与艺术性 科学性是指管理者在管理活动中遵循管理的基本原理原则,按照管理客观规律解决管理中实际问题的行为活动过程;艺术性是指管理者熟练地运用管理知识,针对不同的管理情景采用不同的管理方法和技能,达到预期管理效果的管理行为。

3. 管理的核心特征是处理好人际关系 管理者既管人又管事,而管事实际上也是管人。人是管理的主体又是管理的客体,因此,管理的核心特征是处理好组织中的各种人际关系,让组织成员共同努力实现既定目标。

二、管理的基本原理

管理原理是指管理领域中具有普遍意义的基本规律,是对管理实践经验的一种升华。正确运用管理的原理,对管理实践将有普遍的理论指导意义。

(一)系统原理

系统是指由若干相互联系、相互作用的要素所构成的、具有特定功能的有机整体。管理对象是一个整体动态系统,在管理实践中,必须对管理对象进行细致的系统分析,从整体上看待问题,使部分服从整体。管理的系统原理可具体化、规范化为若干相应的管理原则。

1. 整分合原则 是指"整体把握、科学分解、组织综合"。整体把握就是从组织系统的整体层面,确定组织系统的整体任务和整体目标;科学分解就是指在整体目标指导下,对组织的目标和任务进行科学分解、合理分工和职责安排,使各项工作规范化、标准化;组织综合是指在分工基础上进行有效的协作和组合。

2. 相对封闭原则 是指在管理系统内部,由管理手段、管理过程等构成一个连续封闭的回路,使管理系统内部的各要素、各子系统能够有机衔接、相互促进,保证信息反馈,从而形成有效的管理系统。

(二)人本原理

在管理中应做到"以人为本",充分调动和发挥人的积极性、主动性、创造性。运用人本原理指导管理活动时,需遵循以下原则:

1. 能级原则 能,即个体的能力;级,即管理结构中的层级。能级原则是指根据组织目标设置层次分明的组织结构,安排与能级相适应的人去担任管理任务,赋予相应的权力与责任。能级原则实际上是量才用人的原则。

2. 行为原则 行为原则是指管理者通过对组织成员的行为进行科学的分析,探寻最有效的管理方法和措施,为实现组织整体目标最大限度地调动成员的积极性。

(三)动态原理

动态原理要求管理者以有效的管理行为与手段能动地适应不断变化的环境与情景,实现主客观之间的动态适应与协调。与动态原理相适应的管理原则有:

1. 弹性原则 是指管理活动必须保持适当的弹性,及时适应客观环境各种可能的变化,达到有效动态管理的目的。弹性原则在管理实践中强调的是应变性。

2. 反馈原则 是指把管理行为结果传回决策机构,使管理组织追踪了解环境变化和每一步行动结果,及时掌握管理动态,同时把行动结果和原定目标进行比较,及时纠偏,以确保组织目标的实现。

(四)效益原理

效益原理是指在管理实践中运用科学的方法,注重效益分析,追求低投入、高产出或低消耗、高绩效。与效益原理相适应的管理原则主要有:

1. 整体结构优化原则 在管理实践中,每项工作需制订两个以上的方案,通过分析综合比较,因事、因时、因地制宜地做出科学评价,进而考虑各方案所需的人、财、物、时间等要素的条件,最后选择整体结构最优方案。

2. 要素优化原则 组织管理的实施离不开人、财、物、时间、信息、技术等具体要素,实现组织整体效益最大化应使具体要素的使用达到最优化。应用科学手段达到人尽其才、财尽其利、物尽其用,使组织创造的社会效益、生态效益、经济效益最大化。

三、养老护理服务管理

为老年人提供生活照料和护理服务是养老机构最主要的,也是养老机构管理工作的重要组成部分。加强养老护理服务管理,不断提高服务质量,做到让老年人满意、让家属放心是养老机构服务管理的基本目标和中心任务。

(一)养老护理服务管理的概念及意义

养老护理服务与老年人的健康生活质量密切相关,完善的服务管理是良好护理服务质量的重要保障。

1. 养老护理服务管理的概念　养老护理服务管理是指为了提高老年人的健康水平与生活质量,系统地利用护理人员的潜在能力与其他人员、设备及环境的社会活动过程,其范围涵盖了对护理人员的组织管理,对护理业务、技术、质量的管理,以及对护理信息、器材设备的管理等,是一个综合性的概念。

2. 养老护理服务管理的意义　养老护理服务接触老年人最多、服务时间最长,因此服务管理是养老机构管理工作的重要内容。完善的护理服务管理,目的在于提高养老机构的护理质量和服务水平,满足老年人身心需求,确保老年人入住安全,获得社会、老年人和家属的满意。

(二)养老护理服务管理的特征

养老护理服务管理除了具有自然属性和社会属性、科学性和艺术性等管理的基本特征外,由于服务对象的特殊性,决定了养老护理服务管理还具有以下特点。

1. 以人为本　老年人在生理、心理和社会方面都有其特殊性,本着"以人为本"为照护理念,为其提供高质量"全人、全员、全程"服务是非常必要的。在服务理念、管理模式、管理目标、管理制度、管理设施等方面都以老年人为中心,满足其不同层次的需求,确保居住安全舒适,预防和杜绝意外伤害事件发生。

2. 高风险性　入住机构的大部分老年人自理能力不足或处于高龄阶段,突发疾病、意外事件与死亡、伤害等风险较高,对照护服务管理提出了较高要求。在管理中,安全管理是服务管理的首要任务,管理过程中应不断加强制度建设,提高风险意识,把不安全因素消灭在萌芽状态。

(三)养老护理服务管理的内容

1. 养老护理服务计划管理　计划是针对需要解决的难题和需要完成的新任务而进行的活动,涉及管理活动创造和革新的内涵,是一个创造性的管理活动,也是最基本的管理职能。计划工作的核心问题是通过方案择优实现组织目标。计划的编制过程包括:

(1)设定计划的内容:一份计划应是"5W1H"的阐述。

What——做什么,即制订出行动的目标和内容。

Why——为什么做,即包括为什么要做的论证依据,说明为什么需要做,为什么要这样做。

Who——谁来做,即对实施计划的人员作出安排,哪些人来承担? 谁来负责?

When——何时做,即对完成目标的时间做出规定,包括预测每一阶段的时间。

Where——何地做,即对实施计划的场所、具体环境作出说明。

How——如何做,包括行动的方式、手段,对实施计划的具体方法和步骤做出规划。

"5W1H"通过设问来诱发管理者的创造性思想,同时又可以保证计划在内容上的完整性,是一种指导管理者制订计划的较为实用的理论工具。

(2)制订计划的步骤:制订计划要遵循一定的步骤,包括分析形势、确立目标、确定实现目标的条件、设立备选方案(数种)、比较备选方案、选定最佳方案、制订辅助计划和编制预算8个步骤(图6-1)。①分析形势:是指收集组织内外环境的各种资料,分析与本组织目的相关的各种信息,进而预测、分析和掌握组织的现状及获取未来发展的背景资料。②确立目标:在分析形势的基础上确立组织目标,该阶段要确定目标的内容和顺序、确定实现目标的时间、确定考核目标的明确指标和数据,如某养老机构为提升养老护理员服务水平,制订了年度操作考核目标为"本年度养老护理员操作考核优秀率≥20%,合格率≥90%"。③确定实现目标的条件:根据确立的目标,拟订完成目标需要的条件,分析本组织内有利于目标达成的因素(组织内部的优势)和不利于目标达成的因素(组织内部的劣势),以及外部环境中利于目标达成的因素(组织外部的优势)和可能会阻碍目标达成的限制因素(组织外部的劣势)。④设立备选方案:综合多种因素,考虑各种可能达成目标的方案。要发掘多种方案,必须充分发动组织成员,发扬民主,利用群体优势创造出尽可能多的方案。⑤比较备选方案:认真考察每一备选方案,考察的内容包括实现的可能性、方案的效益。可以采用专家论证、组织成员评定等各种方式对每一方案的优缺点进行比较。⑥选定最佳方案:在比较各种方案的基础上,选定一种最佳方案。应选择可行性、满意性和效益性三者结合最好的方案。⑦制订辅助计划:一个主要的方案往往需要派生出多种辅助计划,辅助计划通常由各职能部门和下属单位制订。⑧编制预算:使计划数字化,主要是将人、财、物各种资源投入以数字的形式反映。

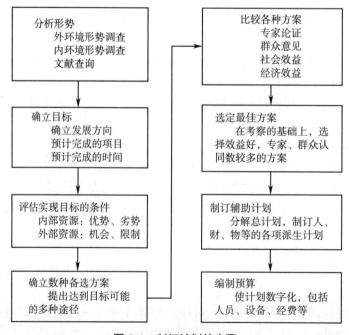

图6-1 制订计划的步骤

在实际工作中,计划的各步骤并不是每一次都必须经过,应根据计划的具体情况确定哪些步骤需要、哪些步骤可以省略、哪些步骤可以同时进行。

2. 养老护理服务组织管理

(1)组织的概念:从静态角度看,组织是指组织结构,即反映人、职位、任务以及它们之间特定关系的网络;从动态角度看,组织是指维持与变革组织结构,以完成组织目标的过程,是管理的基本职能之一。

(2)养老机构护理组织体系:主要包含以下几类。

1)养老机构护理组织结构:由于养老机构组织规模不一,入住老年人情况不同,服务内容有所侧重,因此护理人员的配备有差别。以中等以上规模养老机构为例,在院长(主任、园长)负责制下,依次下设护理副院长、护理主任(总护士长)、单元组长或主管、养老护理员等(图6-2)。

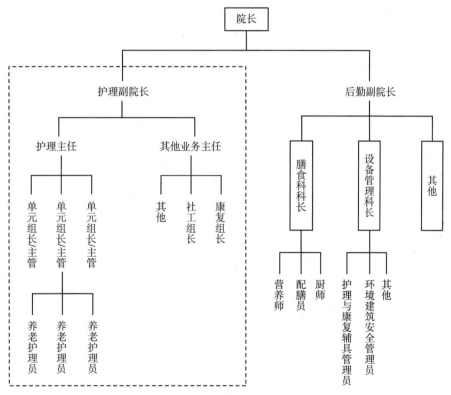

图6-2　养老机构护理组织结构

2)养老机构护理组织管理层级:不同规模的养老机构,其护理管理层级各有不同:①四级负责制:院长—副院长—护理主任—单元组长;②三级负责制:院长—护理主任—单元组长;③二级负责制:院长—单元组长。

各机构根据规模大小设 1~2 名养老护理主任;50 张左右的床位作为一个护理单元,每个护理单元设 1 名组长;根据老年人自理能力及护理工作量情况配备养老护理员,一般 3~7 位老年人配 1 名养老护理员。

3)养老机构内、外服务组织的关系:目前除了养老机构,政府部门、相关机构、社会组织等都介入养老事业,如社会工作者、为老志愿者等。养老机构内、外服务组织需要进行沟通、联系和合作,利用一切可利用的资源,共同提升老年人服务品质(图6-3)。

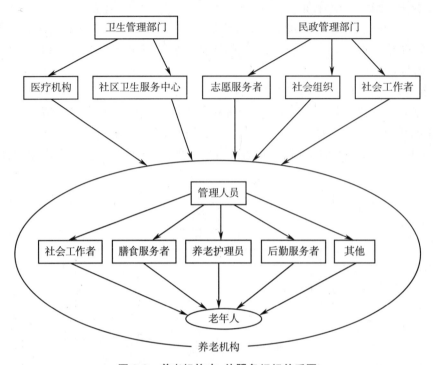

图6-3　养老机构内、外服务组织关系图

(3)提供养老护理服务的组织群:①养老护理员:劳动和社会保障部制定的《养老护理员国家职业标准》中将养老护理员界定为:对老年人生活进行照料、护理的服务人员;其职业资格分为4个等级:初级、中级、高级、技师;考核认证由人力资源与社会保障部门管理,其用人单位管理是民政部门。养老护理员主要工作于各类养老机构、社区托老服务机构等。②从事老年护理的护士:是指经执业注册取得护士执业证书,依照《护士条例》规定从事护理活动,履行保护生命、减轻痛苦、增进健康职责的卫生技术人员。业务技术职称分为主任护师、副主任护师、主管护师、护师和护士。从事老年护理的护士主要工作于各类医院的老年病房、老年护理院等,各类养老机构有一定数量的护士。护士可从事养老护理工作,养老护理员不能从事老年医疗护理工作。③护理管理者:是指从事老年人护理管理活动的人或人群,即为实现老年护理目标而对护理资源进行计划、组织、领导和控制的护理专业人员。④养老护理服务其他人员:包括医学相关专业人员,如医生、康复师、营养师、心理咨询师等;社会工作者;助老服务人员,如社区助老员队伍、志愿者服务队伍、老年人互助队伍等;非正式照护队伍,如老年人配偶、子女、孙子女、亲戚、朋友、保姆等。

3. 养老护理服务人力资源管理　人力资源管理主要是通过履行选人、育人、用人、留人4个管理职能,提高员工专业能力,激发员工工作动力,利用竞争机制、激励机制和约束机制提高工作效率,以实现管理目标。

(1)养老护理服务人员岗位设置及配比

1)岗位设置:养老机构护理人力设有管理岗位和专业技术岗位。管理岗位包括机构层面(护理主任和副主任等)和单元层面(单元组长或主管等);专业技术岗位分为护理岗位(护士、护师等)和照顾岗位(初级、中级、高级护理员和养老护理技师),每个岗位制定相应的岗位职责。

2)岗位配比

①比例配置法:指的是按照医院规模、床位数和护理人员数量的比例来确定护理人力配置。国家对老年护理院护理员的配置有明确的规定,每床至少配备0.8名护理人员,注册护士与护理员之比为1:(2~2.5)。

②工时计算法:测量具有代表性护理活动所用时间,按此计算护理工作量,再根据工作量来计算人员配置比例。计算公式如下:

养老护理员人数=(每日护理总工时数/8)×休息系数×机动系数

以养老护理员为例,每天工作8小时;休息系数=365/(365-休息天数),一年双休日为104天,则休息系数为1.4;设定机动值为20%,则机动系数为1+20%即1.2。但是,工时计算法也应考虑各机构的具体情况。

③分类法:是指将护理对象按护理工作负荷不同进行分类,建立标准护理时间,通过测量和标准化每类护理对象每天所需要的直接护理时间和间接护理时间,得到总的护理需求或工作量,再进一步计算护理人力需求。在进行岗位配比时,通常将分类法与工时计算法结合使用。

(2)招聘:招聘过程包括人力资源规划、信息发布、接受申请、测试、录用、试用、签约等环节。

(3)培训:开展养老服务职业技能培训和鉴定,实行统一的养老护理员职业资格证书制度,培养和打造一支数量充足、职业化、专业化程度较高的养老护理服务队伍,提升养老机构服务水平。

(4)排班:根据民政部《养老机构管理办法》规定,养老机构应当实行24小时值班,按照服务协议为入住老年人提供生活照料、康复护理、精神慰藉、文化娱乐等服务。

4. 养老护理服务质量管理　养老护理服务质量管理是指护理服务活动符合养老护理规范要求,满足老年人需要的过程。运用质量控制的方法,对各项服务进行监控,可有效避免老年人受到损失或伤害,满足其服务要求。

(1)养老护理服务质量:是指在现有护理人力资源配置下,实现期望结果(满足老年人现存或潜在的需求,老年人满意度)的程度,是在服务过程中形成的客观表现,直接反映了养老护理工作的职业特色和工作内涵。养老护理服务质量可以通过测量、监测实际护理服务质量与服务对象的期望值差值而获得。

(2)养老护理质量管理体系:科学有效的质量管理是提高养老护理服务质量的重要措施,而建立完善的质量管理体系是实行有效质量管理的基础。

1)建立各项养老护理相关制度:如进出院制度、交接班制度、饮食管理制度、消毒隔离制度、药品保管及服药制度、安全管理制度、保护约束制度、意外事件处理制度(走失、火警、食物中毒等)与设备管理制度等。

2)建立明确的岗位职责:根据养老机构的性质、收住老年人的特点明确各岗位的职责和任务。

3）建立和完善服务规范：①服务协议示范文本：民政部《养老机构管理办法》规定，老年人入住必须签订入住协议，服务协议示范文本由民政部门制定，内容包括养老机构的信息、老年人及其联系人的信息、服务内容和服务方式、收费标准、服务期限和地点、当事人的权利和义务等；②医疗、护理服务规范：主要包含医疗管理、老年人档案（包括健康相关资料）管理、技术管理（包括护理、生活照护、诊疗等）；③护理服务技术规范和评价标准：养老护理服务主要包括一般护理服务技术（包括身体的清洁卫生、睡眠和饮食照护、排泄照护、安全保护）、特殊护理服务技术（包括给药护理、病情观察、清洁消毒、预防感染、冷热应用、应急救护、常见症状和疾病的护理、肢体康复、康复锻炼、临终护理）、其他心理社会方面的服务（闲暇活动、情绪疏导、培训指导、环境卫生）等。

（3）养老护理服务质量管理的内容：养老护理质量不仅取决于养老护理服务人员的职业素质，也与管理水平的高低密切相关。

1）质量管理组织：护理质量管理小组由主管的业务副院长、护理主任、单元或楼层组长或主管共同组成，承担对机构内养老护理服务质量的监控和管理。

2）相关制度：①建立日常检查制度：应建立每日、每周、每月、每季和每年的检查计划和方案，定期召开质量分析会，并将护理质量考核结果纳入员工的绩效考核；②设计养老护理质量检查表格：根据国家《养老机构管理办法》规定，养老机构可设计一系列检查表格来配合各项检查工作的开展，如日间巡查表、总值班记录表、护理服务质量月分析表、护理问题反馈整改表等，定时检查，定期收集、汇总、分析、整改。

3）监测和评价：①质量检查方法：养老护理质量检查方法可采取每日巡视、不定期抽查、定期座谈、专项调查等方法主动检查，还可通过设立投诉通道，如投诉电话、投诉信箱、电子邮箱或微信平台等方式接受老年人及家属投诉，广泛获取老年人及家属的意见。②质量评价指标：包括护理服务质量指标，如压疮发生率、跌倒发生率、坠床发生率、噎食发生率、其他意外事件发生率（走失、烫伤）等。服务效果指标，如身体约束、压疮发生危险、中度至重度疼痛、移动能力下降、体重降低异常明显、抑郁或焦虑增加、行为问题等。服务体验指标，如服务满意度、年投诉率等。

5. 养老护理服务信息管理

（1）概念：养老护理服务信息是指在为老年人提供护理服务活动中产生的各种情报、消息、数据、指令、报告等，是管理工作中最活跃的因素。养老护理服务信息管理是指为了有效地开发和利用信息资源，以现代信息技术为手段，对养老护理服务信息资源的利用进行计划、组织、领导、控制和管理的实践活动。

（2）我国主要的老年服务信息系统：近年来，老年服务信息系统的建设得到快速发展。如国家层面，由民政部建设的国家养老服务信息系统；各省、市、区（县）层面，有专门的养老服务信息系统或者在民政信息平台中的老龄信息管理系统；在城市，许多街道（镇）、社区建立了社区居家养老服务信息系统，包括"一键通"终端、老年人GPS定位服务系统、老年人网络家园等子系统。

（3）养老机构护理服务信息系统的内容：主要包括护理管理信息系统和护理服务信息系统。

1）护理管理信息系统：主要包含：①护理质量管理信息系统：运用计算机将质控指标体系和原始数据标准化，赋予一定权值，建立字典库，由计算机完成对这些信息的存储、分析和评价;②护理人力资源管理信息系统:应用于护理人力资源配置、护理人员培训和技术档案管理等,如护理人力调配系统、排班系统、考勤系统等。

2)护理服务信息系统:涉及养老机构中日常护理服务工作所有的信息处理内容,主要包含:①入住老年人信息管理系统;②护理观察记录系统;③护理程序工作系统;④入住老年人医嘱处理系统;⑤入住老年人费用管理系统;⑥老年人护理及健康教育知识库等。

(4)养老护理服务信息系统的应用

1)入住老年人电子信息系统:该系统提供入住老年人所有的信息,包括老年人基本信息、健康档案、各类医疗文档、护理记录等。养老护理人员动态管理和更新老年人的电子信息,全过程实时监控老年人入住情况,为护理质量控制提供了方便、快捷、直观、安全、有效的管理途径。

2)护理移动工作站:以养老机构信息系统为支撑平台,护理人员利用掌上电脑完成验证身份、核对信息、记录信息等工作,将护理工作有效地延伸和扩展到老年人身边,具有移动性、便携性、记录适时和管理及时等功能。

3)呼叫对讲系统:入住老年人和护理人员之间可以直接相互呼叫与对话,方便护理人员及时动态了解老年人需要,老年人问题也能得到及时的处理。

4)管理者电子工作手册:电子工作手册是养老护理服务管理者工作的备忘录,是通过统一格式反映工作计划以及实施、落实情况的记录本,有利于管理者对工作的实时监控,使管理信息的及时性、准确性、连贯性得到了保障。

5)居家老年人定位服务系统:一般归属于社区居家养老服务联网呼叫中心,老年人随身携带用户终端,可提供居家呼叫服务和应急救援服务等功能,如"一键通"推行家政服务、康复护理、生活送餐、精神慰藉等养老服务;定位服务系统是为了满足老年人紧急救助、呼叫等需要。

6. 养老护理服务营销管理　目前社会养老模式主要有三种,即居家养老、机构养老和社区养老。受中国传统文化影响,大多数老年人更愿意居家养老,但随着家庭结构趋向小型化,就近机构养老成为越来越多的选择。因此,增加养老床位、扩大机构养老服务,营销策略就显得至关重要。

(1)选择机构养老目标人群:在政府牵头下,走进老年人聚集区,深入了解养老需求、入住养老机构意愿人数;利用媒体、互联网宣传养老机构的服务模式、服务理念、服务特色、服务定位和服务优势等,吸引目标人群。

(2)树立品牌效应:加强养老机构内涵建设,提高服务水平;建立养老机构网站,通过图片、视频多方位介绍养老机构特色;定期不定期举办各种老年活动,引起社会的关注,逐渐树立品牌效应。

(3)多渠道推广和辐射:除了媒体、互联网外,多渠道多方式(报纸、广播、免费体检、老年公寓免费体验、机构和社区老年人联欢等)进行项目推广;利用不同养老机构的独特优势,如地理优势、生态优势、故乡情结等,扩大辐射面和知名度。

(4)吸引公益志愿者:吸引社会上志愿者定期介入机构服务,有计划安排各种活动,把社会公益做到实处,有助于扩大社会效应。

(四)养老护理服务管理者的角色

20世纪70年代亨利·明茨伯格(Henry Mintzberg)提出著名的管理者角色理论,将管理者在管理过程中需要履行的特定职责简化为三大类共 10 个角色(图 6-4)。由于养老护理服务的特殊性,对于养老护理服务管理者而言,其承担的角色内涵又有所不同。

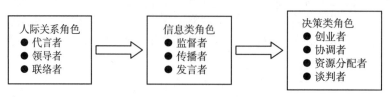

图 6-4 管理者担任的角色

1. 人际关系角色

(1)代言者:作为养老护理服务管理的专业人员,必须履行有关法律、社会、专业等方面的职责。如代表组织举行各种会议、接待来访者、签署法律文件、履行法律和社会性义务等。

(2)领导者:为组织制订明确的工作目标和工作计划,在组织中发挥引导、培养、激励养老护理服务人员的功能。

(3)联络者:对内与养老护理人员、上级管理者、老年人及其家属、其他工作人员等进行沟通;对外参加各种会议、公共活动和社会事业活动等。

2. 信息类角色

(1)监督者:需要不断审视自己所处的环境,主动获取、收集、分析信息,监督并审核各项养老护理工作落实情况,评估服务质量,及时纠正服务漏洞和缺陷,不断提高服务质量。

(2)传播者:要有熟练的公关技术,及时向上级相关部门、员工和老年人及其家属人员汇报或传达相关信息,保证有准确、畅通的信息渠道。

(3)发言者:通过媒体、网络发布养老机构养老护理服务特色和服务模式,引起社会和公众关注,提升组织影响。

3. 决策方面

(1)创业者:指的是管理者在其职权范围之内充当本组织变革的发起者和设计者。养老服务产业发展迫切而迅速,需要管理者努力去适应周围环境的变化,寻找和发现新的发展机会,谋划和开创新理念、新思路、新服务、新技术,应对和满足日益增加的专业化养老服务需求。

(2)协调者:如调节员工与员工之间、员工与部门之间、部门与部门之间的冲突和矛盾,处理老年人的突发事件或意外情况等。

(3)资源分配者:负责并监督人力、财力、物力、时间、信息等一切资源的分配,保证各项养老护理工作顺利进行。

(4)谈判者:代表组织与组织内外成员进行正式、非正式的协商和谈判,使许多问题与各方达成共识,确保提供一个稳定、高效、和谐的工作环境。如向上级申请调整养老护理人员、增添或改善设施设备、提高养老护理人员的福利待遇等。

(5)研究者:养老护理服务任务繁重,需要管理者不断研究,探究养老护理服务管理机制,扩展服务管理理论和护理实践,改革服务方式,发展新技术,提高护理质量,以推动养老护理事业的不断发展。

第二节 养老护理服务的领导

领导是管理工作中的一项重要职能,其任务是将组织中独立的个体组织起来,共同实现组织目标。领导者在组织的生存和发展中发挥着重要作用,高效的养老护理服务管理者必然是有领导才能的管理者。

一、领导的概念

不同学者对领导一词的解释不同。管理学家彼得·德鲁克(Peter.Drucker)认为:领导就是创设一种情境,使人们心情舒畅地在其中工作。著名学者哈罗德·孔茨(Harold Koontz)等将领导定义为:"一种影响力,是引导人们行为,从而使人们情愿地、热心地实现组织或群体目标的艺术过程。"综合各方对领导定义的表述,领导是指管理者通过影响下属实现组织和集体目标的行为过程,其目的是使下属心甘情愿地为组织目标而努力。

二、领导职能

领导职能是指管理者通过行使所拥有的权力,引导、影响和激励组织成员为实现既定目标而努力的过程。领导职能贯穿于管理工作的各个方面和各个环节。

领导职能可分解为规划、指导、协调和监督等基本职能。

1. 规划 规划是领导者对比较全面、长远的发展进行计划,对未来整体性、长期性、基本性问题的思考和考量,为实施既定方针所采取的目标、政策、程序、规则、资源分配的复合体。

2. 指导 是指领导者在实施管理活动过程中给予目标、原则和方针上的指导,使其按照组织总目标的要求,根据具体情况灵活运行的一种管理职能。

3. 协调 在组织活动中会存在部门与部门之间、人与人之间的冲突和不和谐现象,需要领导者从全局出发,结合实际情况,协调各方面的关系和活动,保证各个方面朝着既定的目标前进。

4. 监督 监督是指领导者对管理活动的各个环节进行监视、督促和管理,把实际进展情况同既定的目标进行对照,发现偏差,查明原因,并采取措施予以纠正,使其结果能达到预定的目标。

三、领导的作用

领导是管理的重要职能之一,是整个管理活动中重要的环节,领导在管理中的作用主要表现为以下几个方面:

(一)指挥引导作用

领导者通过调查了解、分析环境、认清形势、确定目标及实现目标的途径,引导组织成员开展实现目标的一系列工作,并带头认识和应对工作中可能发生的各种变化。

(二)沟通协调作用

在组织运行中,有效的领导可以促进成员间的有效沟通,便于领导者及时协调组织内外成员间的关系和活动,使组织成员朝着共同的目标努力。

（三）激励凝聚作用

领导者通过充分了解员工,使用一系列的激励手段尽可能地满足组织成员的需要,促使组织成员把个人目标和组织目标紧密联结在一起,激发工作的自主性和创造性,发挥激励作用。

四、领导的类型与风格

美国著名心理学家库尔特·勒温(Kurt Lewin)和他的同事们从20世纪30年代起就进行了关于团体气氛和领导风格的研究。勒温等研究者发现,领导者们通常使用不同的领导风格,这些不同的领导风格对团体成员的工作绩效和工作满意度有着不同的影响,因而提出了领导风格理论,即专制型、民主型和放任型的领导风格。

1. 专制型　专制型又称独裁型领导。领导者把一切权力集中于个人,靠权力、强制和命令让员工服从。其特点:集权管理,独断专行,只注重工作的目标,领导者与下级保持较远的心理距离。

2. 民主型　是指权力定位于群体,以理服人,靠鼓励和信任使下属积极主动地工作,分工合作,各尽所能。其特点:分权管理,所有政策由组织成员集体讨论决定,使下属有选择性和灵活性,领导者与下级无心理距离,有较为协调的双向沟通。领导者的工作重心在协调人际关系。

3. 放任型　是一种放任自流的领导行为,权力定位于组织中的每个成员,工作事先无安排,事后无检查,依靠充分授权让下属有最少的监控。其特点:领导者极少运用权力,俱乐部式的领导行为,下属有高度的独立性。

三种领导风格各具特色,领导者根据所处的管理层次、工作性质和下属的条件等因素灵活选择主要的领导风格,并辅以其他领导风格。

五、领导理论

领导理论是研究领导有效性的理论,是管理学理论研究的热点之一。影响领导有效性的因素以及如何提高领导的有效性是领导理论研究的核心。从20世纪40年代起,西方学者对领导者的特征、领导的行为和领导的环境因素等方面做了大量的研究,按照理论的时间和逻辑顺序,领导理论大致分成以下三种类型。

（一）特征领导理论

20世纪20~30年代,有关领导的研究主要针对领导者的特征和领导有效性之间的关系。下面主要介绍较为经典的2个理论。

1. 领导个人因素论　美国管理学家斯托格笛尔(Ralph M.Stogdill)将领导者应具备的个人特征归为6类:①5种身体特征:精力、外貌、身高、年龄、体重等;②两种社会背景特征:社会经济地位和学历;③4种智力特征:果断性、说话流利、知识渊博、判断分析能力强;④16种个性特征:适应性、进取心、热心、自信、独立性、外向、机警、支配力、有主见、急性、慢性、见解独到、情绪稳定、作风民主、不随波逐流、智慧等;⑤6种与工作有关的特征:责任感、事业心、毅力、首创性、坚持、对人关心;⑥9种社交特征:能力、合作、声誉、人际关系、老练程度、正直、诚实、权力需要、与人共事的技巧等。

2. 领导品质论　美国心理学家埃德温·吉塞利(Edwim Ghiselli),将领导特征分为个性特征(P)、能力特征(A)和激励特征(M),并按各种素质特征在管理中的重要性分值进行排序,其结果见表6-1。

实践证明,具备某些特征的领导者确实能够提高领导有效性,但领导者的特征并不是领导成功的保证。此理论为如何发掘具备领导特征的管理者提供一定了的思路,为如何修炼管理者自我品质提供了一定的方向。

表6-1　领导者个人特质分值表

素质特征重要性	重要性分值	素质特征
非常重要	100	督察能力(A)
	76	对事业成就的需要(M)
	64	才智(A)
	63	自我实现的需要(M)
	62	自信心(P)
	61	决断能力(P)
	54	对工作稳定性的需要(M)
	47	与下属的关系亲近(P)
中等重要	34	首创精神(A)
	20	对物质金钱的需要(M)
	10	对地位权力的需要(M)
	5	成熟程度(P)
最不重要	0	性别(P)

(二)行为领导理论

20世纪50~60年代,学者们将研究的重点转向了领导行为的研究,着重研究和分析领导者在管理过程中的行为表现及其对下属行为、工作绩效的影响,以确定最佳的领导行为。下面主要介绍三种有代表性的理论。

1. 领导方式论　参见本章"领导的类型与风格"。

2. 领导行为四分图理论　将领导行为归纳为两类,一类是任务型领导,以工作任务为中心;另一类是关心型领导,以人际关系为中心。上述两种不同的领导行为,互相结合形成四种基本的领导风格,即高任务高关心人、高任务低关心人、低任务高关心人、低任务低关心人,称为领导行为四分图(图6-5)。高任务高关心人领导风格相对于其他三种领导风格,更能使员工在工作中取

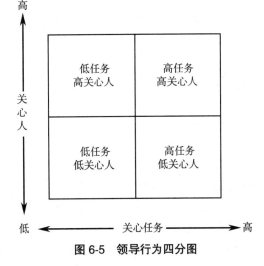

图6-5　领导行为四分图

得高绩效并获得工作满足感。

3. 管理方格理论　在领导行为四分图理论的基础上,美国得克萨斯大学的研究者提出了管理方格理论,并构造了管理方格图(图 6-6)。横坐标表示领导者对生产的关心程度,纵坐标表示对人的关心程度。将关心程度各划分为 9 个等份,纵横坐标共组成 81 小方格,每一个方格代表一种领导风格,其中有五种典型的领导风格。

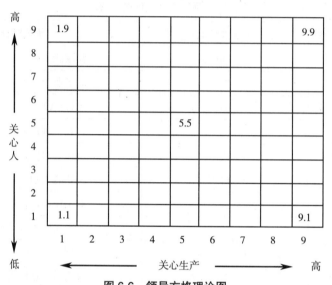

图 6-6　领导方格理论图

（1）协作式管理:即 9.9 型管理。领导者对生产和人都极为关心,是最理想的有效的领导类型,应是领导者努力的方向。

（2）中庸式管理:即 5.5 型管理。领导者对工作和人都有适度的关心,维持一定的员工士气与工作效率。此类领导者往往缺乏进取心,满足于维持现状。

（3）俱乐部式管理:即 1.9 型管理。领导者对人高度关心,但对生产很少关注,其理由是只要员工心情舒畅,就会提高生产力。

（4）权威式管理:即 9.1 型管理。领导者全力关注任务完成情况,很少注意下属的愿望和需求,虽能达到一定的工作效率,但缺少对人的关心。

（5）贫乏式管理:即 1.1 型管理。领导者对工作和人都不关心,最低限度地完成组织工作和维系组织人际关系。

行为领导理论虽然在特征理论的基础上有较大发展,但仍有其局限性,存在着忽视环境因素对领导有效性的影响。

（三）权变领导理论

权变理论认为领导是一种动态的过程,领导的有效性不仅取决于领导者的特征和行为,而且还取决于领导者所处的具体环境。

1. 权变理论　任何领导方式均可能有效,其有效性取决于是否适应所处的情境。影响领导有效性的三种情境因素:①上下级关系:指下属对领导者的信任、喜爱、尊重和愿意追随的程度,是最重要的因素;②任务结构:指下属所承担任务的规范化和程序化程度,是次重要因素;③领导者职权:指与领导者的职务相关联的正式权力,以及领导者在整个组织中的支持程度,为相对较不重要的因素。

将三种情境因素组合成了八种情境类型,三个条件都具备是最有利的情境,三个条件都不具备是最不利的环境。不同的情境类型适合的领导风格不同,二者有良好的匹配,才能取得有效的领导(图 6-7)。

对领导的有效性	有利				中间状态				不利
上下级关系	好	好	好		好	差	差	差	差
工作任务结构	明确	明确	不明确		不明确	明确	明确	不明确	不明确
领导者职权	强	弱	强		弱	强	弱	强	弱
领导方式	指令型				宽容型				指令型

图 6-7 权变理论模型

2. 领导生命周期理论 又称情境领导理论。该理论认为,成功的领导要选择合适的领导方式,而领导方式的选择需要根据下属的成熟度水平。

成熟度是指个体对自己直接行为负责任的能力和意愿的大小,包括工作成熟度和心理成熟度。工作成熟度是指一个人从事工作所具备的知识和技术水平。工作成熟度越高,在组织中完成任务的能力越强,越不需要他人的指导;心理成熟度是指从事工作的动机和意愿。人的心理成熟度越高,工作的自觉性越强,越不需要外力激励(图 6-8)。该理论认为领导者必须创造条件帮助员工从不成熟逐渐向成熟转化,将使用人和培养人结合起来,注重人才开发。

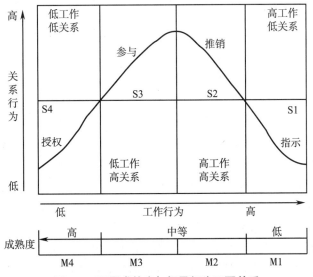

图 6-8 下属成熟度与领导行为匹配关系

（1）成熟度等级划分：成熟度划分为 4 个等级。

1）M_1（不成熟）：工作能力低，动机水平低。

2）M_2（初步成熟）：工作能力低，动机水平高。

3）M_3（比较成熟）：工作能力高，动机水平低。

4）M_4（成熟）：工作能力高，动机水平高。

（2）领导风格分类：该理论将领导行为分为工作行为和关系行为两方面，又将两种行为方面分别分为高、低两种情况，从而组合成了 4 种领导风格。

1）命令型（高工作 - 低关系）：适用于 M_1（不成熟）的下属。强调直接指挥，与下属采取单向沟通的方式，明确规定工作目标和工作。

2）说服型（高工作 - 高关系）：适用于 M_2（初步成熟）的下属。领导者除了向下属布置任务外，还与下属共同商讨如何进行工作，以双向沟通的方式对员工的意愿和动机加以支持。

3）参与型（低工作 - 高关系）：适用于 M_3（比较成熟）的下属。领导者给下属提供支持，加强沟通和交流，鼓励下属参与决策。

4）授权型（低工作 - 低关系）：适用于 M_4（成熟）的下属。领导者充分授权下属，鼓励下属自己做决定并承担责任。

六、激励与授权

从管理的角度来看，激励是管理者激发员工工作的积极性和创造性，充分发挥潜能，以提高工作绩效。授权则是让每个层次的管理者在实际工作中，将部分解决问题、处理业务的权力暂时授予下属的行为。激励和授权都是管理者提高管理水平、增强管理效益的重要手段和技巧。

（一）激励

1. 激励的概念　激励是利用外部诱因调动人的积极性和创造性，引发人的内在动力，朝所期望的目标前进的心理过程。从养老护理服务管理的角度来理解，激励就是管理者调动养老护理服务者工作的积极性，以提高其工作绩效和达成组织目标的心理过程。

2. 激励的基本模式　需要—心理紧张—动机—行为—目标—需要被满足或未满足—新的需要或需要调整，通过反馈途径构成循环，构成激励的基本模式。需要是激励的起点与基础；动机是直接推动个体活动以达到一定目的内在动力；行为是个体有意识的活动，是个体通过一连串动作实现其预定目标的过程；反馈是根据需要是否被满足而判断个体的行为是否起作用。从这个基本模式看，激励的过程就是满足需要的过程，管理者通过满足下属的需要，激发下属发挥积极的主观能动性，向着预定的组织目标奋斗。

3. 激励原则　管理者在运用激励机制过程中，注意遵循以下激励相关的原则。

（1）目标结合原则：设置目标是一个关键环节。目标设置必须同时体现组织目标和满足员工需要的要求，否则影响激励效果。

（2）物质、精神、信息激励相结合的原则：组织成员的行为动力主要有 3 种：物质动力、精神动力与信息动力。激励措施应三方面相结合，灵活掌握，不可机械地、固定地予以规定。

（3）引导性原则：引导性原则是激励过程的内在要求。激励的效果不仅取决于激励措施本身,还取决于被激励者对激励措施的认可和接纳程度,因此管理者要加强对员工的引导和鼓励。

(4)合理性原则:激励的合理性原则包括两层含义。其一,激励要适度。管理者要根据所实现目标本身的价值大小确定适当的激励量,过大或过小的激励都会影响到激励的效果;其二,激励要公平。对于取得同等成绩的员工,要获得同等层次的奖励。

(5)时效性原则:管理者要善于把握激励的时机。激励越及时,越有利于将员工激情推向高潮,使其创造力充分有效地发挥。

(6)按需激励原则:激励的起点是满足员工需要。管理者必须了解员工的需求,根据需求给予相对应的激励方式,才能达到事半功倍的效果。

(7)正负激励相结合原则:正激励就是对员工符合组织目标的期望行为进行奖励;负激励就是对员工违背组织目的非期望行为进行惩罚。正负激励都是必要而有效的。

(8)明确性原则:明确性原则包括三层含义。其一,明确。激励的目的是需要做什么和必须怎么做。其二,公开。特别是在分配奖金等员工关注的问题时尤为重要。其三,直观。直观性影响激励的心理效应,因此实施物质奖励和精神奖励时都需要直观地表达指标,授予奖励和给予惩罚的方式等。

4. 激励方法 在管理活动中可采取多种激励方法。常用的激励方法有以下几类。

(1)物质激励:指运用物质的手段使受激励者得到物质上的满足,从而进一步调动其积极性、主动性和创造性。包括奖金、奖品、福利等。

(2)晋升激励:受激励者获得晋升机会,得到组织对其工作能力与业绩的认可,既是自我价值的体现,又是个人职业生涯成功的标志。

(3)培训激励:管理者应利用培训机会帮助下属成长,特别对那些渴望自身成长与能力提升的下属,培训会成为一种行之有效的激励手段。

(4)情感激励:管理者要关爱与尊重下属,及时感受下属的情感变化,通过情感上的关怀、尊重、信任打动员工,从而激发员工的工作热情。

(5)赞美激励:赞美就是在员工做事取得成效时给予肯定和表扬。适度的赞美,满足员工被关注、被认可的心理,激发其内心热情和使命感。

(6)竞争激励:竞争激励是提高组织激励效应的推动器,是激励组织成员积极上进、发挥潜力的有效方法,也是激励员工的最佳手段。

(7)榜样激励:是管理者对表现先进、成绩突出的个人或集体加以肯定和表扬,并号召大家学习,从而激发员工积极性的方法。

(8)个体优势激励:管理者应根据员工的自身优势,发现其特长,并采取相应措施提高工作热情,达到激励目的。

(9)数据激励:对各种定量工作指标进行定量考核,并反馈考核结果,运用数据显示成绩,使其更具有可比性和说服力,使员工明确差距,以激励员工的进取心。

（二）授权

1. 授权的概念 授权是指在不影响个人原来工作责任的情形下,将某些任务改派给下属,并给予执行过程中所需职务上的权力。授权者对被授权者有指挥权、监督权,被授权者对授权者负有汇报情况及完成任务之责。

适当授权可以使管理者从日常事务中解脱出来,专心处理重大问题;可以提高下属的工作积极性,增强其责任心,并增进效率;可以增长下属的工作能力,充分发挥下属的专长,有利于培养后备管理人才;还可以弥补管理者自身才能的不足。

2. 授权的原则 为了达到良好的授权效果,应灵活掌握以下原则:

(1)明确目的:授权者向被授权者阐明所授任务需要达到的目标,使被授权者能够在清晰的目标指引下开展工作。

(2)合理授权:管理者要根据工作任务的性质、难度,兼顾下属的工作能力等条件,选择适当的任务进行授权,即要选择合适的任务授权给合适的人。

(3)以信为重:要充分信任下属,放手让下属工作,避免想授权又不敢授权,授权后又干涉下属行使权力,授权后又收回等。

(4)量力授权:管理者向下属授权,应当依据自己的权力范围和下属的能力而定。不能超越自己的权力范围,也不能负荷过重或授权不足,更不能越级授权。

(5)带责授权:管理者授权,权力下授,但并不减轻管理者的责任。授权者必须明确被授权者的责任,也让被授权者明确责任、目标、权力范围,做到权责对等。这样,可以有力地保证被授权者积极主动地完成所承担的任务,而且还可避免上下推卸责任、争功诿过等现象的出现。

(6)授中有控:管理者授权之后,必须进行控制。授权者必须而且有效地对被授权者实施指导、检查和监督,真正做到权力能放、能控、能收。

(7)容忍失败:管理者应当宽容下属的失败,不过分追究下属的责任,而要同下属一起承担责任,分析原因,总结教训。

3. 授权的方法 在管理工作中,管理者可根据授权内容、授权任务、授权对象等情况的不同,灵活选用不同的授权方法。

(1)目标授权法:是授权者根据下属所要达到的目标而授予下属权力的一种方法。授权者将组织目标进行分解,由各层次各部门成员分别承担,并相应地授予权力和责任。

(2)充分授权法:授权者将完成任务所必需的组织资源交给下属,并准许下属自行决定行动方案。充分授权能极大地发挥下属的积极性、主动性和创造性,并能减轻主管的工作负担。

(3)不充分授权法:授权者要求下属就重要程度较高的工作,做深入细致的调查研究并提出解决问题的全部可行方案,或提出一整套完整的行动计划,经过上级审核后批准执行,并将部分权力授予下属。

(4)弹性授权法:当工作任务复杂,授权者对下属的能力、水平没有把握,或环境条件多变时,可采用弹性授权法。管理者可以根据实际需要,对授权的范围和时间予以变动。

(5)制约授权法:管理者的管理幅度大、任务繁重、个人精力不足时,将某项任务的授权分解成两个或若干部分,分别授权不同的个人或部门,并使之互相制约,可以有效地防止工作中的疏漏。

(6)逐渐授权法:当管理者对下属的品德和才能不完全了解时可以逐步授权,先在小范围内授权,根据工作成效逐步扩大,避免失误造成较大的损失。

(7)引导授权法:管理者在授权时,要充分肯定下属行使权力的优点,激发其积极性,同时也要指出其不足,给予必要的引导,防止偏离目标。

七、沟通与冲突

沟通是管理的一项基本职能。为了达成组织目标,各部门、员工都应有密切的配合与协调,并形成良好的沟通意识、机制和行为。在管理过程中冲突普遍存在,需要领导者掌握有效的沟通技巧,具备较强的冲突处理能力,以促进和谐团队建设,确保组织工作业绩。

(一)沟通

计划制定、人事管理、部门间协调以及与外界的交流都离不开沟通,良好的沟通是组织效率的保证,各部门及其成员通过沟通彼此了解、相互协作,增加组织目标的导向性和凝聚力,使组织体系能够围绕终极目标进行良好运作。

1. 沟通的概念　管理学上的沟通是指管理过程中为实现组织目标,而进行的组织内部和组织外部的知识、信息传递和交流活动的过程。在沟通过程中应依照组织目标进行,传达信息,并通过反馈核实下属信息了解正确与否。

2. 沟通的作用

(1)沟通是实现管理目标的一种手段、方式和途径。沟通是一种通过传递信息、知识等实现组织目标的手段;不同的管理者具有各自不同的沟通方式,不同的组织在长期管理过程中也形成自身的沟通方式;同时,沟通也是一种实现组织目标的重要途径,根据组织发展的需要,建立各种有效沟通途径,并通过制定建设确保沟通渠道畅通。

(2)沟通是组织战略确立与实施的核心纽带。沟通贯穿于战略管理的全过程,战略的制定、实施与评价等以沟通为纽带达到战略目标的实现。

(3)沟通是优化组织管理环境、改善管理者与员工关系、克服管理障碍的基础和保障。组织环境具有不确定性、复杂性与可变性,产生冲突和矛盾是必不可免的。及时、有效的沟通有助于减少和消除冲突,防止突发事件的发生。

(4)沟通有助于提高员工忠诚度、满意度、创造力及组织效益。沟通有利于管理者激励下属,建立良好人际关系和组织氛围,提高员工士气;有助于了解员工需要,在决策中考虑其要求,发挥其主动性和创造性;沟通能够产生凝聚力和向心力,提高效率与效益。

3. 沟通的原则

(1)信息明确:指信息沟通所用的语言和传递方式能被接受者所理解,是管理沟通的基本原则。要求信息发出者应有较强的语言表达能力,语言文字准确;叙事条理清楚,说理言之有据等。

(2)组织结构完整性:组织内的沟通应按组织结构的完整性进行,即在管理沟通过程中应遵循人员管理结构逐级传递信息,由上一层级向下一层级传递信息。

(3)及时性:任何沟通都有时间期限。及时的沟通可使下级更好地理解组织的意图,支持组织工作,同时也可帮助上级及时掌握其下属的动态,加强管理时效性。

(4)非正式沟通策略:正式沟通和非正式沟通结合运用对做好组织的协调工作有一定的积极意义。在管理过程中,有些问题通过正式渠道不易解决,可以尝试通过非正式渠道加以沟通。

(5)重视交谈与倾听技巧:交谈与倾听是沟通过程中的核心行为。交谈是管理者的主要沟通形式,技巧性很强,是一种艺术;良好的倾听可以帮助管理者了解组织活动中所遇到的问题,获取重要信息,找到问题的关键,促进问题更好地解决。

4. 养老护理服务管理活动中常用的沟通方法

（1）发布指令：指令带有强制性，隐含有自上而下的管理层次关系，要求下属在一定环境下执行某项任务或停止某项工作，与实现组织目标密切关联。指令可有一般或具体、书面或口头、正式和非正式等类型。指令发布后，由于下属对指令的理解和看法不同，可能有不同的态度，应采取不同的方式进行有效的处理。

（2）组织会议：会议是进行沟通的一种重要方法，一个组织的重大决策往往运用会议这种沟通形式。通过会议可集思广益，对问题进行认真考虑和深入探讨；在工作目标和工作方法上，上下级之间可达成共识；发现工作存在的问题或缺陷，共同寻找有效的解决方法。在召开会议或出席会议之前要做充分准备，增强会议效率。会议是整个组织活动的一个重要反映，也是与会者在组织中的身份、影响和地位所起作用的表现。

（3）护理查房：护理查房是为了提高养老护理服务质量及管理水平而采取的一种管理方式，也是开展业务学习的主要方式。通过护理查房，可以提高护理人员的服务水平，同时发现护理过程中的存在问题，并征求老年人及家属对护理的感受、意见和建议，不断强化护理服务意识，提高护理服务质量。

（4）个别谈话：是指领导者用正式或非正式的形式在组织内同下属或同级交谈，是管理中一种重要沟通形式。此种沟通形式常常建立在相互信任的基础上，通过交流进一步增进双方的信任感和亲切感，对认清目标、统一思想、明确各自的责任和义务有一定帮助。艺术性地运用个别谈话，可以提出不便在其他场合提出的问题，方便管理者了解下属的思想动态；互相表露想法，交换意见，提高认识，解决问题；畅通言路，集思广益，凝聚人心，为管理工作服务。

（5）积极倾听：在陈述自己的观点、达到沟通目的之前，先让对方畅所欲言，并认真聆听，是了解对方内心想法、解决问题的有效途径。"观其言，听其音。"积极倾听要求集中注意力，站在说话人的角度上理解信息，其基本要求为专注、移情、接受，从沟通中获得说话者所要表达的全部信息，同时注意对方非语言信息，并通过提问来确保理解的正确性。

其他如口头或书面汇报、书面报表、调查访问等沟通形式，也有助于管理者了解下级工作情况、掌握下属对政策及制度的执行情况、收集各方面信息等。

（二）冲突

冲突不可避免地存在于所有组织中，正确地认识、理解和解决冲突，提高管理的有效性是管理者的责任。

1. 冲突的概念　冲突是指群体内部个体与个体之间、个体与群体、群体与群体之间存在的互不相容、互相排斥的一种矛盾的表现形式。冲突的原因众多，如目标不一致，认识不相同，情感有差异等。冲突过程中双方对立，意见不一致，有一定程度的互动，可表现为辩论、争吵、甚至暴力等多种形式。

2. 冲突的分类　根据冲突对组织工作绩效的影响分为建设性冲突和非建设性冲突。

（1）建设性冲突：是指一种支持组织或小组实现工作目标，对工作绩效具有积极建设意义的冲突。建设性冲突能够充分暴露组织中存在的问题，防止事态的进一步演化，促进不同意见的交流和对自身弱点的检讨，有利于促进良性竞争。

建设性冲突的特点有：①双方有共同目标，有解决问题的意愿，争论的目的是为了寻求更好的方法解决问题；②以问题为中心展开争论，冲突双方愿意了解对方的观点；③争论过程中相互信息沟通和交流不断增加。

（2）非建设性冲突：又称破坏性冲突，是指由于认识不一致，组织资源和利益分配不均，导致员工之间发生相互抵触、争执，甚至攻击等行为，造成组织效率下降，最终影响组织发展，对组织绩效具有破坏意义的冲突。

非建设性冲突的特点：①争论不为解决问题而展开，人身攻击的现象时常发生，双方关注的是自身观点能否取胜；②双方不愿听取对方意见，极力陈述自己的理由；③互相交换意见情况不断减少，以至于完全停止。

3. 处理冲突的策略

（1）回避：指冲突发生时，对双方的争执或对抗的行为采取冷处理的方式。当发生的冲突没有严重到损害组织功能时，管理者可以采取此方式处理冲突。

（2）妥协：是指冲突双方互相让步，以达成协议。双方都放弃部分利益，在一定程度上满足对方的部分需要。

（3）顺应：是指在紧张的冲突局面下，尽量弱化冲突双方的差异，强调双方的共同利益，降低冲突的紧张程度。

（4）强迫：指利用权力迫使他人遵从管理者的决定。一般情况下强迫只能使冲突的一方满意，如在处理下级的冲突时，使用扣发奖金、降级、解雇等手段来处理。

（5）协作：当冲突双方都愿意了解冲突的内在原因，分享信息，在满足自身利益的同时也满足对方需要，便会通过协商寻求有利于双方的解决方法。协作方式被认为是处理冲突的最佳方式。

第三节　养老护理服务安全与事故管理

安全与事故管理水平是衡量养老护理服务质量的重要指标。作为管理者应充分了解养老护理服务中常见的安全问题与事故，以及安全管理的原则和方式、安全防范制度，建立健全安全防范制度并有效防范和处理意外伤害事件。

一、安全管理的内容

所谓安全就是指平安、无危险、不受威胁、不出事故。安全问题不仅影响着老年人的身心健康，也是护理纠纷发生的隐患。

（一）常见的安全问题

常见的安全问题有跌倒、噎食、坠床、走失、压疮、烫伤等。

1. 跌倒　为常见的安全问题。WHO 指出跌倒是老年人慢性致残的第三大原因，与环境设施关系密切，多发生在床旁、卫生间等地。

2. 噎食　是老年人猝死的常见原因之一。与老年人吞咽功能退化、进食时体位不佳及食物反流等有关。

3. 坠床　与老年人平衡感觉的减退、意识不清或意识障碍、床栏陈旧等有关。

4. 走失　老年人记忆减退，或患有失智症者常有走失情况发生。

5. 皮肤压疮　常见于长期卧床的老年人，主要发生部位为尾骶部、足跟、臀部、肘部、耳廓等。

6. 烫伤　使用频谱照射仪、热水袋等时容易发生。

7. 社会安全事故　主要包括火灾、触电、传染病等,工作人员虐待、谩骂老年人等也可导致事故发生。

8. 医疗差错、事故　如输液差错、错误用药、过量用药、误诊等。

（二）影响老年人安全的因素

1. 老年人自身因素

（1）生理因素:由于视力、听力、皮肤感知力下降、关节活动不灵活等,易发生跌倒、烫伤、骨折等。

（2）疾病因素:如脑中风后留有肢体偏瘫的老年人,长期卧床可能会引起压疮等。

（3）药物因素:如服用降压药、降糖药、血管扩张药时可诱发直立性低血压而致跌倒等。

（4）社会心理因素:如丧偶、远离子女、失去亲人等易让老年人产生孤独、抑郁情绪,甚至轻生。

2. 工作人员因素　与养老护理人员知识、技能缺乏及责任心不够等有关。

3. 安全管理因素　与管理制度不健全、管理不到位、照护力量投入不足,或工作人员的安全意识不强、对不安全因素认知不高、安全防范措施针对性不强等有关。

4. 环境设施不安全因素　养老服务机构居室环境尚未达到建设部和民政部发布的《老年人建筑设计规范》要求,硬件设施不完善、居住环境布局不合理、各种不安全的设备等,都是发生意外伤害事件的诱因。

二、安全管理的原则和方式

安全管理是养老服务管理的一个重要组成部分,是以保护老年人安全为目的,履行有关安全管理工作方针、决策、计划、组织、指挥、协调、控制等职能,合理有效地使用人力、财力、物力、时间和信息,为达到预定安全防范目的而进行的各种活动总和。

（一）安全管理的原则

1. 养老护理服务与安全管理统一的原则　安全管理寓于养老护理服务之中,并对养老护理服务的实施发挥促进与保证作用。两者存在着密切的联系,养老护理服务与安全管理的目标、目的,表现出高度的一致和完全的统一。

2. 坚持安全管理的目的性原则　安全管理是对养老护理服务中人、物、环境的掌控和管理,有效控制人的不安全行为和物的不安全状态,以及环境中的不安全因素,消除或避免安全事故,达到保护老年人安全与健康的目的。

3. 预防为主的原则　安全管理的方针是"安全第一、预防为主"。进行安全管理不是处理事故,而是在养老护理服务过程中针对服务活动的特点采取相应管理措施,有效控制不安全因素的发展与扩大,把可能发生的事故消灭在萌芽状态。

4. "四全"动态管理的原则　"四全"动态管理即坚持全员、全过程、全方位、全天候的动态安全管理。"四全"动态管理涉及养老护理服务的方方面面,从老年人入住养老机构到老年人善终的整个过程,涉及全部一切变化着的各种影响因素。

5. 前馈控制的原则　前馈控制又称事前控制或预先控制,是指在管理工作之前,对管理活动所产生的后果进行预测,并采取预防措施,使可能出现的偏差在事前即可避免的一种方法。应用前馈控制可以把各种不安全的因素控制在实施护理措施之前,从而达到安全护理、预防和消灭事故、防止或消除意外事故伤害的目的。

(二)安全管理的方式

1. OEC 管理模式 OEC 是下列英文单词的首字母:

O:Overall,即全方位。

E:① Everyone,每个人;② Everything,每件事;③ Everyday,每一天。

C:① Control,控制;② Clear,清理。

OEC 指全方位对每个人每一天所做的每件事进行控制和清理。OEC 管理模式的本质是将组织核心目标量化到人,将每一个细小的目标责任落实给每一个员工。

2. 安全管理持续质量改进模式(CQI) 包含确定根本原因、选择解决问题的方法、监控改进措施的执行、评价效果、得出结论、修订标准、巩固改进结果等。

3. 安全质量管理三级监控模式 加强安全质量监控能减少老年人意外事件的发生。注重评估和识别风险,寻求意外事件发生的根源,因而防护措施具有针对性;管理层重视提高护理人员安全意识和评估能力,加强人力的配置及老年人管理,注重前馈控制,防患于未然,因而可以降低意外事件发生率。

4. 安全事件的非惩罚性自愿报告制度 建立不良事件内部上报系统,实施安全事件的非惩罚性自愿报告制度,对当事人避免单纯的批评责备和处罚,倡导主动报告护理过失和缺陷,使之形成风气,营造良好的安全文化氛围,促进安全管理系统的持续质量改进。

三、安全防范的制度和设备

养老服务机构是具有高风险特点的组织机构,降低安全事故的发生率是确保护理安全、提高护理质量的前提。制定并不断完善安全防范制度,将高科技成果转化为养老安全设备,可使安全管理工作具有快速反应能力,提高机构的安全系数,构筑稳固的安全屏障。

(一)安全防范制度

养老服务机构工作对象的特殊性给服务人员提出了更高的要求,安全防范制度的制定是保障老年人生命健康和生活质量的重要内容。

1. 入院评估、宣教制度

(1)老年人入院时应完成各项"风险评估表"的评估,如坠床/跌倒危险、吞咽功能等的评估。

(2)根据老年人身体情况和生活自理能力,确定并实施不同级别的护理。

(3)提供安全知识指导,增强防护意识。

(4)提供安全辅助用具,提高防范能力。

(5)签订风险告知书。

(6)签订入住协议。

2. 住院安全制度

(1)物品固定放置,贵重物品不应放于房间。

(2)禁止吸烟与饮酒,禁止使用电磁炉等,以防失火。

（3）加强对探视人员的管理。

（4）消防设施完好。

3. 老年人安全管理制度　常见的有防坠床、防跌倒、防噎食、防走失、防压疮、防烫伤等。

（1）防坠床、跌倒：①每个班次需评估老年人坠床/跌倒的安全预防措施，并进行交接班。②床头挂"防跌倒"警示牌。③指导老年人走动时穿防滑鞋；起床或久蹲、久坐后站立动作要缓慢，并有旁人协助；需要时及时请求帮助，如上厕所、起床。④保持住室通道和住房走廊无障碍物，沿墙设置扶手，床加护栏。⑤地面防滑处理。⑥有台阶的地面用颜色醒目标识。⑦转弯处有足够照明。⑧床边呼叫铃、紧急呼叫按钮处于功能状态。⑨执行以下养老服务机构制度：病床/轮椅/平车的安全使用，老年人的管理、约束具使用。⑩发生坠床/跌倒时及时报告，并给予相应处理。

（2）防噎食：①尽量采取坐位进食；②改善食物性状，碎食、煮烂，避免粗糙和高黏稠度食物；③细嚼慢咽；④养成良好的进食习惯，避免边吃边笑谈或边看电视。

（3）防走失：①专人陪护；②出入登记制度。

（4）防压疮：①入院时进行皮肤评估，对高危老年人采取预防措施，发现压疮及时登记，并在 24 小时内报告护理部；②成立压疮质控管理小组。

（5）防烫伤：①防烫伤知识宣传。②指导老年人正确使用热水袋和取暖设备，并观察皮肤情况；热水袋加套，温度低于 50℃。③洗澡时先放冷水后放热水，水温接近 40℃。④有意识障碍的老年人避免使用取暖设施。

4. 用药安全管理制度

（1）专人管理。

（2）抢救药品定量、定位放置于抢救车内，标签清楚，每日检查，保证随时急用。

（3）注意给药安全，根据医嘱给药，严格执行三查七对。

（4）指导老人用药，口服药须送药到口，以免误食；建立服用药品备忘卡；有吞咽障碍或有噎食危险者，可将药物切成小块后吞服；有忧郁、自杀倾向的老年人，要防止弃药、藏药或一次大量服药。

5. 消防安全管理制度

（1）贯彻执行消防安全规章制度，及时发现消防安全隐患，规范消防安全教育、培训制度，做好消防宣传工作。

（2）保证消防设备处于功能状态，安全疏散通道畅通。

（3）发生火灾时立即拨打"119"报警，组织人员积极扑救，有秩序地将老年人撤离疏散到安全地带。

（二）安全防范设备

养老服务机构是为老年人提供住养、生活护理等综合性服务的机构，承担着提供养老护理服务、确保老年人安全、提高老年人生活质量等多重任务，完善的设施设备系统是养老服务机构正常运营的基础和保障。目前常见的养老服务机构安全管理设备有电视监控系统、安全报警系统、自动灭火系统、通信联络系统、电子门锁系统、防走失系统和安全防护辅助产品和辅助器具的配置。

知识链接

辅 助 产 品

医用安全防护辅助产品有:轮椅、防压疮床垫等。

辅助器具有:

1. 功能补偿类　站立行走架、受控电动轮椅车等。
2. 生活辅助类　盲人电话、可视对讲门铃、机器人保姆等。
3. 康复训练类　木插板;矫形器和假肢等。
4. 环境改造与控制类　床旁桌、遥控开门器等。

知识链接

老年人发生跌倒骨折时的处理流程

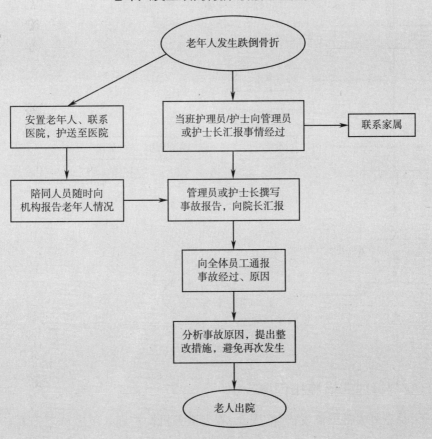

知识链接

老年人发生走失的紧急处理方法和流程

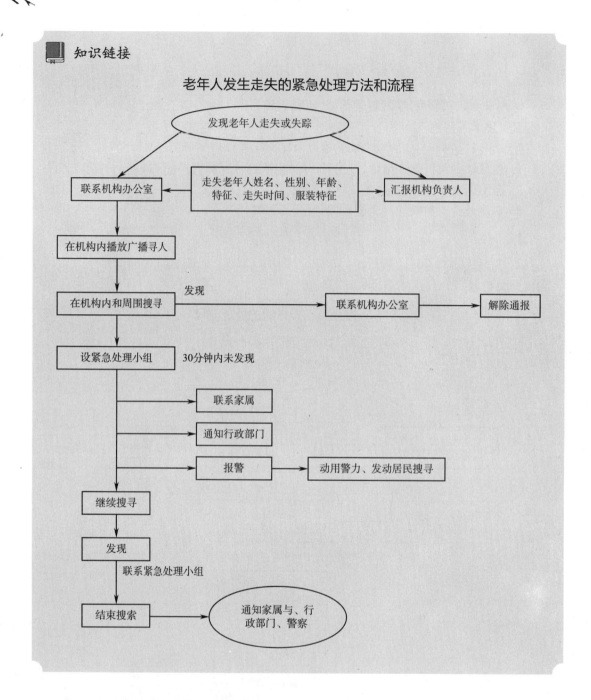

四、安全管理的措施和程序

老年人是意外事件的高发群体,因此,养老服务机构护理人员应从老年人安全特点出发,落实安全管理的措施和程序,注重安全管理的效果,使老年人的安全得到进一步的保障。

（一）设备设施安全管理的措施和程序

1. 消防安全

（1）养老机构建筑防火设计、装修设计及装修材料应符合规定,在正式投入使用前,应通过公安消防部门的消防验收。

（2）按规定设置火灾自动报警系统、自动灭火系统或室内外消火栓系统及防排烟设施。

（3）消防设施、器材应定期组织检验维修，并对消防设施每年至少进行一次全面检测，确保完好有效。

2．电气安全

（1）正确选用各类用电产品。

（2）按用电产品使用说明书规定的环境要求和使用条件使用产品，并了解使用时可能出现的危险及需要采取的预防措施。

（3）电器线路、电气设备的安装应由专业人员实施，安装完成后应依法进行检测。

3．燃气安全

（1）使用燃气的设备及场所应设置可燃气体报警装置。

（2）不应私自拆、移、改动燃气表、灶、管道等燃气设施，不应私自安装燃气热水器、取暖器和其他燃气器具。

（3）燃气灶、热水器和壁挂炉等燃气器具应经有资质的检验机构检验合格，并根据产品使用说明书了解产品使用时可能出现的危险及需采取的预防措施。

4．特种设备安全

（1）特种设备在投入使用前或者投入使用后 30 天内，应向特种设备安全监督管理部门登记；登记标志置于或者附着于该特种设备的显著位置。

（2）在用特种设备应进行经常性日常维护保养；应至少每月 1 次进行自行检查，并作记录；如发现异常应及时处理；至少每 15 天对养老机构在用电梯进行一次清洁、润滑、调整和检查，并作记录。

（3）对在用特种设备进行定期检验，未经定期检验或者检验不合格的特种设备不应继续使用。

5．健身器材安全

（1）安全注意事项和警示标志应设置在活动区显著位置。

（2）定期对在用健身器材进行清洁、润滑、调整、检查并维护，并做记录；如发现异常应及时处理。

6．建筑安全

（1）规划布局符合要求。

（2）无障碍设计。

（3）对机构建筑设施进行定期维保。

7．安全标志

（1）对存在较大危险因素的部位和有关设备、设施设置安全标志，安全标志牌的型号选用、设置高度、使用要求、颜色表征应符合要求，以便于服务对象及社会公众识别。

（2）对安全标志牌至少每半年检查一次，如发现有破损、变形、褪色等不符合要求的应及时修整或更换。

（3）消防安全标志的设置原则与设置要求应符合。

（4）应急设备安全标志与设置应符合规定，对紧急情况下使用的通信设备（此类通信设备应设在每个呼叫点和电话机所在位置）应使用安全标志牌醒目地标示，对设备的背景区域应标记或照亮。

(5) 全出口、疏散走道和楼梯口应设置灯光疏散指示标志。

(6) 全玻璃门、玻璃墙应有警示标志并设置在显著位置。

8. 监控设备

(1) 监控设备做到重点公共区域全覆盖。

(2) 监控系统控制室,并应有专(兼)职人员 24 小时值班;值班人员要坚守岗位,做好运行和值班记录,执行交接班制度。控制室的入口处应设置明显标志。

(二)食品安全管理措施

1. 养老机构应遵守国家食品安全相关法律法规和食品安全标准的要求。

2. 建立健全食品安全管理制度,采取有效的管理措施,保证食品安全。

(三)医疗护理安全措施

1. 养老机构内设的医疗机构应遵守国家医疗安全相关法律法规要求,依照卫生部门的规定,建立相应的医疗护理安全管理制度,对护理照料、医疗等重点安全问题进行监控。

2. 养老机构内设的医疗机构应接受卫生部门定期的监督检查。

(四)人身安全措施

1. 养老机构应遵守国家相关法律法规要求,建立相应的人身安全管理制度。对故意伤害、走失、交通安全等重点安全问题进行监控。

2. 养老机构应对生活照料、日常管理、服务活动中涉及的有关人身安全问题进行安全评价,并实施有效监控和防范。

(五)突发事件应急管理措施

1. 应急管理部门及其责任

(1) 应急处置责任人应由养老机构的安全责任人担任。

(2) 养老机构的安全管理部门负责组织、协调应急处置工作,担负信息汇总上传和综合协调的职责。

2. 应急预案

(1) 养老机构应制订应对自然灾害、事故灾难、公共卫生事件、社会安全事件等突发事件的应急预案,并结合本机构实际情况制订处置专项突发事件应急预案,包括火灾处理预案、食物中毒处置预案、传染病处置预案以及机构认为有必要制订的其他预案。

(2) 应急预案的内容应至少包括指导思想、组织机构、职责分工、处置原则、预案等级、处置程序、工作要求。

(3) 工作人员应掌握应急预案内容并履行应急预案规定的岗位职责。

(4) 应急预案应至少每半年进行一次演练。

(5) 各类应急预案应根据实际情况变化不断补充、完善。

3. 运行机制

(1) 监测与预警:①建立统一的安全突发事件监测、预警制度,完善监测、预警机制,加强对监测工作的管理和监督,保证监测质量;②养老机构的安全管理部门应对可能发生的突发事件进行分析,按照应急预案的程序及时研究应对措施,做好应急准备。

(2) 报告:①建立健全突发事件报告制度,按照突发事件报告的相关规定逐级报告;②事件发生后,现场有关人员应立即报告安全管理人员或安全责任人,安全责任人接到报告后,应按照相关规定立即向上级主管部门及当地政府报告。特别重大或者重大突发事件发生后最迟不得超过4小时。应急处置过程中,要及时续报有关情况;③对重大突发事件不应瞒报、迟报、谎报或者授意他人瞒报、谎报,不应阻止他人报告。

(3)信息发布:突发事件的信息发布应当及时、准确、客观、全面。

(4)应急处置:①及时对突发事件的有关信息进行筛选、整理、评估,由安全责任人按照《国家突发公共事件总体应急预案》的分类分级规定,依级启动预案;②重大级别以下突发事件应急处置工作由本机构安全管理部门负责组织实施。超出本级急处置能力时,要及时报请上级安全管理部门提供指导和支持;③突发事件得到有效处置、事态平息,并经组织专家论证后,安全管理部门根据突发事件处置情况终止预案。

(5)评估与改进:应急处置结束后,养老机构安全管理部门对原应急预案进行评估和完善,修订后的预案应报主管部门备案。

(六)安全教育与培训

1. 内容

(1)安全工作涉及的法律法规和规章。

(2)本部门或岗位的安全管理制度和操作规范或规程。

(3)设备设施、工具和劳动防护用品的使用、维护和保养知识。

(4)安全事故的防范意识、应急措施和自救互救知识。

(5)应急预案的演练。

(6)法律法规规定的其他内容。

2. 组织实施

(1)安全责任人负责对安全管理人员进行教育和培训,使之全面掌握养老机构安全监测、控制、管理的理论、专业知识和技能,并能指导实际工作。

(2)安全管理人员应组织本机构工作人员的安全教育和培训,使之掌握安全知识和相关安全技能;对老年人进行重点安全问题预防知识教育。

(3)可采取多种形式进行安全教育和培训。

(4)对教育和培训效果进行检查和考核。

3. 接受教育与培训的人员应包括

(1)安全责任人和安全管理人员每年应接受在岗安全教育与培训。

(2)新员工上岗前应接受岗前安全教育与培训和职业健康安全教育,并做好培训记录。

(3)换岗、离岗6个月以上的,以及采用新技术或者使用新设备的,均应接受岗前安全教育与培训。

(4)定期对工作人员进行职业病防范、工作防护的安全教育。

五、意外伤害事件的防范与处理

防范入住老年人意外伤害事件的发生,化解由此引发的矛盾与纠纷,为老年人提供安全有效的生活环境,促进养老机构的健康发展是当前养老服务业面临的重要课题。

(一)意外伤害事件的防范措施

意外伤害事件包括意外伤害和事故。意外伤害是指老年人在家中或入住养老服务机构期间所发生的、未曾预料的突发事件,通常导致老年人躯体和精神伤害。意外伤害可以是轻微的,如轻微皮肤擦伤、脚扭伤等,也可以是严重的伤害,如跌倒、噎食、窒息等。事故是指造成人员伤亡或重大财产损失的事件,分为意外事故和责任事故。意外事故是指由于老年人个人原因(如不适当的操作或活动等)和其他不可抗拒的原因(如天灾人祸等),养老服务机构方面的原因造成的事故。责任事故通常是指养老服务机构专职照护人员或其他工作人员由于玩忽职守、违反规章制度和操作规程等失职行为所造成的事故。通常各种意外事故属于突发事件,无固定模式和地点。

1. 完善制度,加强行业督管　健全养老服务机构老年人入住管理制度、护理等级评定制度、健康管理制度、员工管理制度、岗位职责及服务规范、操作标准等各项规章制度,确保消防、食品、医护服务、环境设施、工作人员持证上岗等各类安全措施的落实,从制度上保障入住老年人的安全。同时,政府要加强对养老服务机构的监管力度,建立一套有效的监控体系,实施统一的行业准入制度,加强对养老服务机构运营的监控。

2. 完善硬件,加强安全防范　认真执行养老服务机构的设计和施工标准,充分考虑老年人的生理特点及其对设施、设备和场地的特殊要求,并且定期检查,消除隐患,最大程度地减少事故的发生。

3. 提高素质,增强员工意识　增强员工的法律意识、安全意识和自我保护意识,针对发现的安全隐患和苗头,认真分析并采取预防性措施。

4. 加强沟通,征得家属理解　老年人入住养老服务机构时应签订入住协议,明确规定相关的事故应对和赔偿办法。对养老服务机构内易发生的事故应先告知,以得到社会、亲属和老年人的理解和体谅,理性地看待伤害事故的风险,营造健康的舆论氛围与和睦的休养环境。

5. 建立常见事故处理预案和应急处理流程　对经常发生的事故制定应对措施,建立事故处理预案。主要包括最快时间赶赴现场进行救护和保护,视情况紧急处理;尽快通知家属;若情况危急,速打急救电话;及时对事故进行分析,总结事故原因,及时改进应对措施,避免类似事件的再次发生。事故处理结束后养老服务机构应将事故调查处理的结果书面报告给地方民政部门,重大伤亡事故的调查处理结果应及时向同级人民政府和上一级民政部门报告。

(二)意外伤害事件的处理

意外事故发生后,如果能及时发现,妥善处理,不一定引起纠纷;如处理不善,即使轻微的意外也可使矛盾激化,引起纠纷。意外伤害事件发生后应采取的措施是:

1. 求助、告知

(1)立即启动应急预案。

(2)当事人应立即向家庭成员或班组、科室负责人、主管部门和院领导报告,有抢救机会的应组织力量全力抢救。

(3)如意外发生于养老服务机构,应及时通知老年人的亲属和原单位,情形严重的应及时向民政及有关部门报告。属于重大伤亡事故的主管部门应当按照有关规定及时向同级人民政府和上一级民政部门报告。

2. 调查、调解

(1)及时成立意外事故调查处理领导小组,负责意外事故的调查和纠纷的调解,并写出事故报告,不得擅自为事故定性,也可以书面请求民政主管部门或行业协会出面调解。

（2）坚持实事求是的态度，及时认真做好调查工作，力求定性正确、责任清晰、处理及时。

（3）做好家属的工作，与受害人及家属妥善协调，避免受害人家属过激行为的发生，避免矛盾激化。

3. 诉讼、报告　如果调解不成，也可以依照法律程序直接提起诉讼。

4. 其他

（1）保留第一手资料（原始记录）。

（2）保护现场或保留物样。

（3）认真分析事故发生的原因、责任以及所产生的后果，进行必要的整改，避免类似事件的再次发生。

（4）学会依法维权

1）依法进行责任认定：如果居家照顾者或养老服务机构已履行了相应职责，行为并无不当的，不应承担法律责任，如猝死；签订入住协议时事先告知家属的高危情况发生，工作人员按照相关流程制度进行积极抢救，即使老年人抢救无效死亡，也不构成事故，应属意外，养老服务机构对此不承担任何责任。

 知识链接

养老服务机构不在法律责任范围内的情况

1. 地震、雷击、台风、洪水等不可抗力造成的。

2. 来自养老服务机构外部的突发性、偶发性侵害造成的。

3. 入住老年人有特异体质、特定疾病或者异常心理状态，养老服务机构不知道或者难以知道的。

4. 入住老年人入住时隐瞒特定疾病的。

5. 入住老年人的身体状况、行为、情绪等有异常，养老服务机构已经告知其亲属的。

6. 入住老年人的亲属在接送其途中发生意外伤害的。

7. 入住老年人自行外出发生意外伤害的。

8. 入住老年人之间发生的伤害等。

2）依法进行赔偿：赔偿费用应是法定范围之内的、必要的、合理的，与救治伤害事故无关或其他不合理的费用，养老服务机构有权拒绝赔偿。

第四节　养老护理服务质量管理

目前国内外养老服务体系发展水平参差不齐，而"质量"已经成为养老服务体系评估与发展研究中探讨的重点。养老护理服务质量的好坏直接反映了养老机构服务水平的高低，很大程度上影响着老年人的生活质量。因此科学有效的质量评估与监督是质量管理的核心，也是提高养老护理服务质量的重要保障。

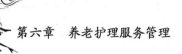

一、质量与质量管理

质量是一切产品或服务的一种固有属性,涵盖了实用性、经济性、安全性、可靠性和方便性等特征。质量有优劣之分,只有通过质量管理才能不断改进产品质量,提高客户的满意度和忠诚度。

(一)质量

质量指的是产品和服务的优劣程度。国际标准化组织(International Standardization Organization,ISO)认为质量是产品或服务满足顾客明确或潜在需要的能力特性总和,包括产品质量、服务质量、明确规定的标准、顾客潜在的需要、产品或服务的内在特性与外在特征等。

质量的内涵包含规定质量、要求质量、魅力质量三个层次。规定质量指的是产品或服务能够达到预设标准;要求质量是产品或服务能满足顾客的需求;魅力质量则是产品或服务的特性远远超出顾客的期望。

产品质量和服务质量虽然都考虑到顾客的感知,但服务质量与产品质量仍存在一定差异。Gronroos(1982)认为服务质量是一个主观范畴,取决于顾客对服务质量的期望(期望的服务质量)同实际感到的服务水平(体验的服务质量)的对比。主要表现为:服务是无形的;服务管理的目的具有独特性,而产品质量的目的是统一或一致性;顾客参与服务生产,是合作生产者;服务质量是服务提供者与服务接受者的互动过程中产生的;员工的表现对服务质量具有至关重要的影响。

(二)质量管理

质量管理,是指在一定技术经济条件下,为了保证向社会或消费者提供符合要求的产品或服务质量而进行的一系列有效管理活动,包括确定质量方针、目标和职责,并通过质量体系中的质量策划、质量控制、质量保证、质量改进来使其实现的全部活动。质量管理是各级管理者的职责,而且必须由最高管理者领导。同时,质量管理的实施涉及组织的所有成员,所以需要全员参与。

二、养老护理服务质量管理的概念与意义

质量管理不仅关系到老年人健康与生命安全,也与养老机构自身的生存和发展有关,是机构在市场竞争中胜出的重要因素。老年人对养老护理服务质量的评价不仅需要考虑服务的结果,而且也涉及服务的过程。

(一)概念

养老护理服务质量管理是养老服务机构为了最大限度地满足老年人的各种需求,提高对服务质量的满意度而进行的一系列有效管理活动,包括确定质量方针和目标、质量策划、质量控制、质量保证、质量改进等活动。

质量策划是确定质量以及质量体系要素的目标和要求的活动;质量控制是为了达到质量要求所采取的作业技术和活动,包括通过监控产品或服务质量形成过程,消除质量环节上所有阶段引起不合格或不满意效果的因素;质量保证是对某一产品或服务能满足规定质量要求,提供适当信任所必需的全部有计划、有系统的活动;质量改进是为了向本组织及其顾客提供增值效益,消除系统性的问题,在控制现有的质量水平的基础上加以提高,从而使质

量达到一个新水平。

（二）意义

推行质量管理是完善养老护理服务体系的重要内容，是规范服务行为、提高服务质量的重要手段。通过质量管理，可以使养老护理人员了解到为老年人提供哪些服务、如何提供这些服务、服务应该达到什么程度，同时也为其提供了维护自身合法权益的依据。

三、养老护理服务质量管理的原则

任何一个组织要成功地运作都需要采用一种系统和透明的方式进行管理，针对所有相关的需求，实施能持续改进其业绩的管理体系，这种工作方式就是质量管理。

对于养老服务机构来说，养老护理服务是一种无形产品，是服务提供过程的结果，服务过程的质量管理直接影响服务质量。养老护理服务质量管理具有其特殊性，存在着一些基本原则，将其归纳如下：

（一）以老年人为中心的原则

养老护理服务质量不是由管理者决定，必须建立在老年人及其家属的需求、向往和期望基础之上。它不是一种客观决定的质量，而是主观上对服务的感知。老年人的满意是养老护理服务质量管理的最终目标。不断了解和识别老年人及其家属现存的和潜在的需要，尽力满足其要求并争取超越服务对象的期望，不断提高机构的护理服务能力，以最大程度地使服务对象满意。

（二）服务生产与服务传递不可分离性原则

养老护理服务的产品只是老年人及其家属感知服务质量的一个组成部分，对服务生产过程的感知，以及对护理人员与老年人之间相互作用的感知成为总体质量的另一部分。因此，服务过程质量与服务结果质量具有同等重要性。

（三）全员参与的原则

养老护理服务的质量管理是通过组织内部全体员工参与服务提供的全过程来实现的。各级管理者和一线员工的工作状态和行为直接影响着服务质量。创造一个全体参与的内部环境，充分发挥组织成员优势，调动积极性和主观能动性，使其主动参与质量管理的过程，逐步使质量管理成为全体员工自觉自愿的行为。

（四）预防为主的原则

养老护理服务的提供是一个复杂的过程，包括入院、出院、日常生活照料、医疗服务、膳食服务及后期服务等。在任何一个环节或过程中有管理和（或）服务不到位，都有可能造成差错或留下安全隐患，甚至伤害老年人。养老护理服务质量管理应坚持"重过程方法、预防为主"的原则，充分重视服务质量从产生、形成到实现的全过程的各个环节，及时发现存在的问题并加以解决，防患于未然。

（五）持续改进的原则

质量改进是质量管理的精髓。养老护理服务要满足老年人日益增长和不断变化的需要，就必须遵循持续质量改进的原则。养老护理服务管理者和广大员工应对影响服务质量的相关因素有敏锐的洞察力、分析能力和反省能力，把持续改进作为一个永恒的目标，以适应老年人不断提升的需求变化，持续改进服务质量，实现总体业绩水平的增长和竞争力的提高。

（六）基于事实决策方法的原则

有效的决策应建立在反映客观事实的数据和信息分析的基础之上。管理者应运用信息化管理系统、统计技术等对护理质量要素、过程及结果进行测量和监控,分析各种数据和信息之间的逻辑关系,寻找其内在规律,比较各种质量控制方案的优缺点,结合管理者的知识、经验和观察能力做出质量管理决策并予以实施。

四、养老护理服务质量管理的内容

随着养老服务业的快速发展,社会对养老服务质量、管理水平都提出了更高要求。养老护理服务质量是反映服务活动是否符合操作规范要求,是否满足服务对象需要的重要标志,因此加强对养老护理服务的质量管理十分必要。

1. 所有提供服务的人员均应按行业要求持证上岗,并掌握相应的知识和技能;各类专业技术人员应建立专业技术档案,定期参加继续教育。

2. 提供生活照料服务人员,应由养老护理员担任提供养老护理技术服务的人员应由护士或养老护理员担任。养老护理员应在护士指导下担任养老护理技术服务中的基础护理工作;提供心理支持服务的人员应由社会工作者、医护人员或高级养老护理员担任。

3. 服务设施应符合老年人建筑设计规范,并定期对设施设备进行维护、确保其处于完好状态,满足提供服务要求。

4. 应制定服务流程或程序、制度和人员职责,所有服务项目均应制定服务流程或程序,流程应简洁、明了、完整,各环节接口明确、衔接紧密;制度应符合国家法律法规要求,形成体系,职责明确。

5. 应制定服务技术操作规范,并按规范要求提供服务。规范应包括但不限于操作步骤、关键控制点及要求、必要的设施设备、时限或频次、记录要求、安全保障措施要求。

6. 应用文字或图表向老人及相关第三方说明服务范围、内容、时间、地点、人员、收费标准、须知;说明应精练、清晰、准确。

7. 应制定检查程序和要求,检查程序应包括但不限于组织者、检查时间、依据、内容、方式、结果的表述与处理。

8. 应保留提供服务文件和记录,记录应及时、准确、真实、完整,责任人签章应完整。

五、养老护理服务质量控制

养老护理服务质量控制是根据各项服务的质量控制标准对所提供的服务进行检查监督,是服务质量的根本保证,是一项长抓不放的重要工作。通过机构内部的自查与自纠,机构领导和职能管理部门的监督、检查及考核等方式可促进服务质量的稳步提高。

（一）质量控制标准

质量控制的重点是针对生活照料服务、养老护理技术服务、环境卫生服务、心理护理服务等在内的各项服务制定相应的质量标准,并遵照此标准进行检查监督。

1. 日常生活照料服务质量控制标准

（1）通过评估制订个人生活照料计划,按需服务。

（2）对老人要做到"四无""五关心""六洁""七知道"。

（3）老人居室做到室内清洁、整齐,空气新鲜、无异味。

（4）照料服务完成率100%，Ⅱ度压疮发生率为0，老人和家属满意率≥80%。

（5）老年人居室需保证室内清洁、整齐，空气新鲜、无异味。

（6）照料服务完成率100%，老年人及其监护人满意度达80%以上。

（7）要做到每日自查、每周重点检查、每月进行效果评估。

📖 **知识链接**

四无、五关心、六洁、七知道

1. 四无　无压疮、无坠床、无烫伤、无跌伤。

2. 五关心　关心老年人的安全、饮食、睡眠、卫生、排泄。

3. 六洁　老年人皮肤、口腔、脸、头发、指甲、会阴的清洁。

4. 七知道　知道每位老年人的姓名、个人生活照料的重点、个人爱好、疾病情况、家庭情况、药物治疗情况、精神心理状况。

---

2. 养老护理技术质量控制标准

（1）应根据需求配置必要的护理设备。

（2）对老人进行评估，根据评估结果对老人实施分类管理，按需服务。

（3）护理人员对老人异常生命体征、病情变化、特殊心理变化、重要的社会家庭变化、服务范围调整的记录应根据服务对象特点，客观如实记录，记录时间应当具体到分钟。

（4）应正确执行医嘱，对各种治疗严格执行查对制度和无菌技术要求。

（5）开展健康教育指导和慢性病管理应有计划、有措施、有记录。

（6）应达到8项护理服务基础质量目标：落实护理措施100%、基础护理合格率≥90%、Ⅱ度压疮发生率0、院内感染发生率≤15%、常规物品消毒合格率100%、记录合格率≥90%、护士技术操作合格率≥90%、严重护理缺陷0。

（7）护士应检查指导养老护理员工作，每周检查并记录。

3. 环境卫生服务质量控制标准

（1）有提供环境卫生服务的设备。

（2）做到无积存垃圾、无卫生死角、无纸屑、无灰尘、物品摆放整齐。

（3）环境安静、安全、清洁，绿化面积达到40%，公共区域有明显标志，方便识别。

4. 心理护理服务质量管理标准

（1）有提供心理支持服务的场地和设备。

（2）对需要心理支持服务的老人定期进行评估，有记录，有防范措施。

（3）有心理支持服务危机处理程序，通过评估，及时发现心理问题，有处理措施并有记录。

（4）保护老人的隐私权。

（5）提供服务完成率100%。

（二）质量控制方法

养老服务机构服务质量控制主要针对内部各部门、各岗位的服务工作是否规范到位，包括自我监督和他人监督。

1. 部门的自查自纠 每个部门要将服务质量检测纳入日常工作,定期自查,不断发现问题并及时改进养老护理服务质量。

2. 机构领导和职能部门的监督 机构领导和职能部门负责人到基层进行检查监督,定期了解老年人及其家属对服务质量的满意度,及时反馈问题并督促整改,同时加强部门和员工的考核,开展月度、季度、年度服务质量评价及考核,考核结果可与工资分配、奖金、评优评奖、续聘相挂钩,从而激发员工对服务质量的重视。

3. 入住老人及监护人的监督 机构内可设置意见箱、投诉箱、投诉电话等,对老年人及家属提出的意见和建议予以高度重视,及时解决问题并给予反馈。

六、养老护理服务质量评价与分析

服务质量是养老护理服务管理的核心要素,通过质量评价可以检验服务标准是否有效地运行、老年人的生活质量是否改善等,并对评价中发现的问题进行分析研究,以制定纠正和预防措施。因此,质量评价应保证系统性、科学性、公正性、有效性。

(一) 评价内容

1. 服务项目 服务项目是提供养老护理服务最主要的形式和载体,是评价的重点内容。服务项目的评价主要围绕以下五个方面进行:①服务对象需求是否得到满足:养老服务的基本理念是通过服务来满足服务对象的需求;②服务项目的理论和设计:评价养老护理服务项目是否有理论支撑,设计是否严谨、科学、有效;③服务项目的实施过程:评价服务人员在实施服务项目过程中是否按照既定的相关标准、流程执行,是否规范可靠;④服务项目结果:服务项目实施后是否有成效,尤其是服务对象在知识、态度、行为上是否出现了正向改变;⑤服务项目的效率:对服务项目进行投入 - 产出比评估,以判断该项目是否发挥了资源的最大利用价值。

2. 其他 包括养老机构人员素质、基础服务设施、服务安全、服务评价机制、服务记录等是否达到要求。

(二) 评价流程

1. 成立评估小组 成立综合管理机构的考核评价小组,小组成员应涵盖管理机构、相关行业管理部门、质量技术监督部门、其他有关专家等。

2. 组织评价 评价应根据法律、法规、标准及相关管理部门的有关规定进行。评价者在分析各项可用资源后要制定出兼顾科学性和可操作性的评价计划。计划制定后应进入现场搜集和分析所需资料。服务质量的评价可采用定性和定量相结合的方法,如观察法、问卷调查法、访谈法等,以获得充分的资料和信息。

3. 评价反馈 评价者在分析整理资料后,需形成一份评价报告,与养老服务机构共同讨论评价结论和对策建议,在达成共识的基础上依据建议对养老护理服务做出改进。

七、养老护理服务质量改进

养老护理服务质量持续改进是质量管理的终极目标。随着社会的发展、老年人生活水平和文化素质的不断提高,老年人对养老护理服务质量的要求将越来越高。因此,养老护理服务需要不断改进和更新以适应老年人的需求变化,将持续改进作为一个永恒的目标,不断提升服务能力和服务质量,以更好地满足老年人。

PDCA 循环是质量管理过程必须经过的四个阶段,是做好养老护理服务全面质量管理的最基本思想方法和工作程序,是持续改进服务质量的重要工具。PDCA 是英文单词 Plan(计划)、Do(实施)、Check(检查)、Action(行动)的首字母。以养老护理服务为例,服务的每一个过程都可以采用 PDCA 循环进行质量持续改进,其流程可以用图来表示(图 6-9)。

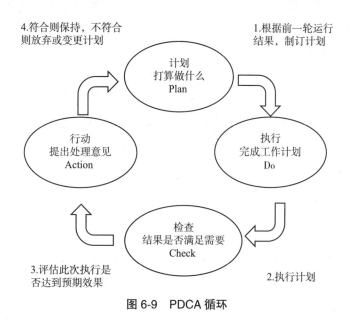

图 6-9　PDCA 循环

【思考题】

1. 小王,从某卫校护理专业毕业,入职老年护理院工作数月。

(1) 运用领导生命周期理论,你认为小王的工作成熟度水平属于下列哪一等级(　　)

A. M_1(不成熟)　　　　　　　B. M_2(初步成熟)　　　　　　C. M_3(比较成熟)

D. M_4(成熟)　　　　　　　　E. 无法判断

(2) 对小王应采用哪一领导方式(　　)

A. 命令型(高工作 - 低关系)　　　　　　B. 说服型(高工作 - 高关系)

C. 参与型(低工作 - 高关系)　　　　　　D. 授权型(低工作 - 低关系)

E. 混合型

(3) 小王工作 5 年后,工作能力、业务水平大有提高,但认为只要有机会,就会脱离老年护理工作,到这个阶段采用哪一领导方式(　　)

A. 命令型(高工作 - 低关系)　　　　　　B. 说服型(高工作 - 高关系)

C. 参与型(低工作 - 高关系)　　　　　　D. 授权型(低工作 - 低关系)

E. 混合型

2. 徐某,83 岁,入住某市级养老院,有高血压和胃食管反流病史。某日,徐某服用降压药后躺下休息,不慎从床上坠落。请由此回答 1~2 题。

(1) 徐某从床上坠落后,值班人员应该采取哪些措施,除了(　　)

A. 判断老年人意识

B. 询问有无剧烈头痛,或出现口角歪斜、言语不利等脑卒中先兆

C. 如老年人无大碍,应提醒并帮助老年人在休息时拉上床栏,防止坠落的再次发生

D. 马上拨打家属电话

E. 有外伤出血时应立即行止血包扎术

(2) 某日,徐老在食堂家吃饭时,不慎发生了噎食,以下处理方式错误的是( )

A. 拨打"120"电话 　　　　　　　　B. 大口进食

C. 迅速清除口腔内食物 　　　　　　D. 立式腹部冲击法

E. 卧式腹部冲击法

3. 在养老机构服务持续质量改进过程中,PDCA 循环是必须经过的四个环节。请问:

(1) PDCA 中,A 表示( )

A. 计划　　　　B. 实施　　　　C. 检查　　　　D. 行动

(2) 其中"计划"对应的字母是( )

A. P　　　　　B. D　　　　　C. C　　　　　D. A

(3) 其中 C 环节的任务是( )

A. 打算做什么 　　　　　　　　　　B. 完成工作计划

C. 检查结果是否满足要求 　　　　　D. 提出处理意见

参考答案:

1.(1)A　　(2)A　　(3)C

2.(1)D　　(2)B

3.(1)D　　(2)A　　(3)C

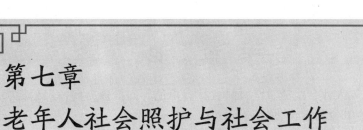

第七章
老年人社会照护与社会工作

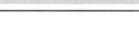

【本章要点】

1. 老年社会角色、老年社会组织、老年社会照顾、老年互动、老年社会调适。
2. 老年社会工作的概念。
3. 老年社会角色的特点。
4. 老年人虐待的防护措施。
5. 老年社会互动与社会调适的类型与意义。
6. 老年社会工作的目标及其方法与技巧。

【学习目标】

识记:1. 简述居家养老、社区养老、机构养老的内涵与区别。
　　　2. 简述老年社会照护的概念和类型。
理解:理解老年社会互动和社会调适的概念与意义、类型,个体与群体互动,调适的方式和内容。
运用:运用老年人社会工作方法为老年人提供相应社会服务。

📊 导入案例与思考

　　张某,男,60岁,今年年初从小学教师的职业退休,由于个人性格孤僻,朋友较少,退休后大部分时间闲置在家。近半年来表现为出门沉默不语,在家脾气暴躁,与外界失去联系。个人生活不能料理,有情绪不稳和吵闹行为。请思考以下问题:
　　(1)如何改善张某目前的状况?
　　(2)请列出其社会调适的方式。
　　(3)应为张某提供哪些社会工作服务?

　　人口老龄化、社会现代化等因素导致代际经济关系、法律制度、文化价值观念、社会互动等发生改变,如何科学认识老年社会问题及其变动规律,运用社会工作的知识和技巧,妥善解决老龄化所带来的社会问题,对建立积极、和谐、健康的老龄化社会是非常重要的。

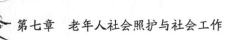

第一节 概 论

步入老年期后老年人社会生活、社会地位、社会角色等向消极方向发展趋势增加,创建支持性的优良环境,使其重新定位、修正新角色,以此提高生活质量是老年社会工作的重要内容。

一、老年社会地位

个体与社会发生多少种关系表明其有多少种社会地位,其中主要地位决定人的社会身份,社会地位是衡量个体在社会中的价值和作用的一个尺度。老年人社会地位是检验老龄化与社会制度和社会变化关系的切入点,国家政策的介入可有效帮助处于不利地位的老年人共享社会经济发展成果,以此提高其社会地位。

(一)社会地位

地位是指个人在某一时间、某一体系中所处的位置,或者是个人在社会生活中与他人发生关系的社会位置。地位作为社会认同的一部分,有助于界定我们与他人的关系。

社会地位是指社会关系空间中的相对位置以及围绕这一位置所形成的权利义务关系。社会地位越多,表明社会关系越广。社会地位取决于一个人的职业职务、财富、权利、声望、教育程度、经济收入等。

(二)老年社会地位

老年社会地位是指老年人在社会关系空间中的相对位置以及围绕这一位置所形成的权利义务关系。老年人由于社会职业职务的变动或丧失,影响其对个人及社会性地位的评价,在一定程度上决定了老年人的社会心理变化和行为趋向。

职业体现个人的社会背景、受教育程度及收入等信息,是一个人的主要地位。退休不仅体现在收入的下降,还意味着社会地位的降低以及某些生活目标的丧失。

(三)老年社会地位变化的特点

1. 社会地位下降 非工业化社会老年人在家庭中处于较高的地位,而现代化由于土地重要性降低、扩展式家庭重要性弱化、社会流动增加、社会结构和文化价值变化等因素削弱了老年人的社会地区。

2. 社会地位受限 由于计划生育、医疗水平的发展,使得出生率和死亡率下降,年龄结构发生改变,老龄化趋势不断加强,社会保障压力持续增大,老年群体社会福利保障制度不够完善等因素导致老年社会地位受限。

3. 社会地位受挑战 工业化、现代化的发展趋势使得知识与生产力专业化要求更加严苛,新技术、新职业不断出现,而老年群体教育水平受限、教育资源不发达等原因导致不足以应对相应的挑战。

二、老年社会角色

老年人在生活中所担任的角色取决于其社会地位。地位是内在的,侧重反映老年人在社会系统中所处的位置;角色是地位的外显,侧重反映在社会系统中老年人的行动过程。分析老年人社会角色及其特点,有助于理解老年人与其他个体相互作用的行为方式,人情个体在社会体系中的位置。

(一) 社会角色

"角色"这一概念本是戏剧中的专有名字,20世纪20~30年代有学者将其引入社会学领域,认为社会中的人就是他所扮演的各种角色的总和,旨在说明人们在交往中可以预见的互动模式,说明个人与社会的关系。

社会角色是指与人们的某种社会地位、身份相一致的一整套权利、义务的规范与行为模式。它是人们对具有特定身份的人的行为期望,是构成社会群体或社会组织的基础。每个个体都是一个角色综合体,即在不同场景中承担不同的社会角色,与不同的人交往时应表现出不同的行为举止。

(二) 老年社会角色

老年社会角色是指进入老年期后,老年人在社会环境、社会关系、自身条件和社会需求转换之后,符合社会期望的一整套权利、义务的规范与行为模式。老年社会角色的转换不是宿命论的转换过程,而是发挥人的自觉能动性的过程。

老年社会功能是通过老年人所承担的社会角色体现的。充分发挥老年社会功能:一方面,可使老年人力资源得到社会充分开发和利用;另一方面,也可提高老年人生活满意度,提升生活质量。

(三) 老年社会角色的特点

1. 人生与社会转型带来的角色缺失　进入老年期,老年人角色张力缩小,从紧张的、有竞争的、快节奏的社会生活转入相对简单稳定的状态,社会角色减少,可带来角色与心理失调;尊老敬老传统思想淡化、代际冲突等因素导致老年人对自身价值肯定的缺失,降低对社会的适应程度和满意度。

2. 退休带来的角色转换与角色冲突　对老年人来说退休是一个社会角色转换的过程,社会关系范围缩小、社会角色单一化,如对新的角色准备不足,会导致角色扮演中断,易产生角色冲突。

3. 家庭角色转换　家庭角色是老年人的基本角色。个人身体与婚姻状况、家庭结构核心化、家庭养老功能弱化等都会使老年人的家庭角色发生变化。从老年人家庭角色变迁来看,大体会经历从户主角色到非户主角色、从抚养者到被抚养者的角色转变。

三、老年社会问题

老年人社会经验丰富,但身体功能逐渐减退,两者之间的反差易导致社会生活出现诸多问题,困扰其生活。关注老年人的社会问题,帮助在老年期继续社会化,并寻找解决问题的办法和途径,以提高老年人生活质量。

(一) 概述

社会问题,广义上讲就是社会矛盾,是社会生活中普遍存在的现象和问题。狭义上上讲,是指对共同生活或社会进步发生阻碍的问题,主要是指因社会结构失调而造成影响全局或大部分人正常生活的问题。

老年社会问题是指由于社会失调或行为过失,导致部分或全体老年人的正常生活发生障碍,带来危害或社会负担,社会成员需要采取措施解决的问题。老年社会问题包括老年歧视、虐待、自杀、犯罪等。

(二)老年歧视

老年歧视是现代社会制度的产物,导致老年群体在社会上处于一个劣势地位,受社会排挤,得不到公平的社会发展机会。消除老年歧视,使人们形成多样化的、积极的老化态度和观念,有利于保持和提高老年人的尊严和地位,促进其更好地融入社会。

1. 概念 老年歧视是指人们由于老年人的实际年龄或者把他们知觉成年老的,从而对老年人形成消极或积极的刻板印象、偏见和(或)者歧视。老年歧视可能是内隐的,也可能是外显的,以微观、中观或宏观等不同水平表现出来。

社会对老化和老年人持有不同的态度,有消极歧视和积极歧视之分。消极歧视态度如衰弱、疾病、残障、缺乏活力、依赖性强和庞大的卫生保健支出等,尤其对老年女性更为突出。积极歧视(是指有利于老年人的歧视)态度如因为老年人的老化而特别给予照顾,为老年人开门、搀扶老年人等。积极歧视也可能造成积极或消极的影响,认为老年人依赖性大和需要帮助而产生过度消极观点,导致对老年人的同情,出现过度照顾、妥协等。

2. 老年歧视的负面作用

(1)老年人感到自己衰退、功能丧失、社会地位降低,或认为是社会的负担等。

(2)老年人感到孤独、不愿意冒险、自我感觉健康状况差、求助行为多、依赖性较强。

(3)影响老年人的身心健康,使其知觉到更多的压力,生活满意度越低,消极情感越多。

(4)影响老年人的社会参与活动,如用人单位可能会因为年龄的原因排斥老年人就业等。

(5)影响老年社会服务、老年社会工作者和专业技术人员对老年人的态度及提供服务的水平。老年工作不受重视、经济报酬低、缺乏挑战性和个人投资、成就水平低,导致人们不愿意从事相关工作。

(6)出现老年人共享社会发展成果制度的缺乏或不合理现象,老年人社会保障不足,维权贫困化。

3. 老年歧视应对措施 老年歧视会导致老年人社会角色中断,社会地位下降,权利丧失和活动空间缩小,使其成为社会边缘群体和弱势群体。消除老年社会歧视不仅需要社会支持,老年人自身努力也是非常重要的。

(1)营造良好的社会氛围,加强孝文化宣传。强化全民"孝道"意识,为老年人创造身心愉悦的社会环境,努力在全社会形成尊老、敬老、爱老的良好社会风气。

(2)老年人自身应培养积极健康的心态,适时调整社会角色行为,积极适应各方面的变化;同时,应积极发挥其经验丰富、个性成熟的优势,以此改变社会的偏见和歧视。

(3)改变社会对老年人的消极态度,尊重其特殊性和特殊价值,进行再就业培训,增加适合老年人的工作岗位,以此提升自我尊严和个人价值。

(4)给予老年人公平的发展机会和继续参与社会的权利,满足老年人的心理和精神需求。消除对老年人的刻板印象,采用"优势视角"看待老人。

(5)建立一个正确的老年社会工作的价值观。不应把老年人看成是年老体弱、需要帮助的对象,或家庭、社会的负担,而要看成是具有社会权利的公民。老年人得到照顾和帮助应是生存的基本权利,是社会应承担的责任。

（6）加强社会政策和立法,使侵害老年人权利的行为做到有法可依。同时,培养老年人的法律意识,使其面对歧视与不公正待遇时能够运用法律维护自身合法权益。

（三）老年人虐待

虐待老年人不仅损害着老年人的躯体及心理健康,使个人权利受到侵害,也影响其生活质量,严重的会导致死亡。虐待老年人已成为个世界性的社会问题,各个国家纷纷通过立法的形式保障老年人,以消除虐待现象。

1. 概念 老年人虐待是指在本应充满信任的任何关系中发生的一次或多次致使老年人受到伤害或处境困难的行为,或以不采取适当行动的方式致使老年人受到伤害或处境困难的行为。虐待行为会影响老年人的身心健康,可导致终身残疾、药物和酒精依赖、自我伤害或忽视、抑郁、恐惧和焦虑、自杀倾向,甚至死亡。

老人易遭受虐待的危险因素包括与家人共同居住、认知功能减退、患有抑郁、文化程度低、无经济收入、有躯体疾病、与社会隔绝、社会支持程度低、日常生活能力低下;照顾者易虐待老人的危险因素包括文化程度低、工作时间长、压力大、精神状况不佳、易怒性格、受虐待史、家庭关系紧张、童年受创伤史、药物滥用、酗酒等。

2. 老年人虐待的种类

（1）身体虐待:指对老年人施加能够造成痛苦或有害身体的不适当的限制或禁闭,包括暴力行为、不适当的限制或禁闭、剥夺睡眠等。

（2）精神虐待或心理虐待:指贬低、伤害、削弱老年人个性、尊严和自我价值的言词和交往等。

（3）经济剥削或物质虐待:指限制、剥夺老年人使用个人资金的权利,不适当或非法地使用、侵吞其财产或资金,包括强迫更改遗嘱或其他法律文件、剥夺使用个人资金的权利、经济骗局以及诈骗性计划等。

（4）疏于照料:指不提供能够满足老年人需求的照料活动,如不给予适当的食物、干净的衣服、安全舒适的住所、良好的保健和个人卫生条件;不准与外人交往;不提供必要的辅助性生活工具;未能防止老人受到身体上的伤害;未能进行必要的监护等。

（5）性虐待:指各种未经同意的性侵犯或接触,如对无表达能力老年人强迫裸体、性攻击或性骚扰等。

（6）自我疏忽:指老年人故意采取某些行为损害或使自己处于不安全的境地,如拒绝提供的日常生活照料等。

（7）遗弃:指放弃或拒绝对老年人履行照顾和监护责任。

3. 老年人虐待的防护措施 老年人虐待通常是隐蔽的,且被虐待者往往因为不同原因而否认被虐事实,因此须提高发现潜在被虐事件的能力。

（1）建立安全的照护环境,改善老年人决策能力,可将受虐者转移,必要时提供医学、法律、伦理、心理方面的干预和援助。

（2）加强社区和机构识别受虐体征的能力,普及保护老年人的相关法律。

（3）在社区建立相关机构,定期家访,有助于预防和制止老年人虐待的发生。

（4）健全社会网络以提高对老年人的社会支持,加强老年人与家属、照护者等的互动,通过心理咨询缓解老年人及照顾者的心理压力。

第二节　老年社会组织和社会照顾

随着经济发展和城市化进程加快、家庭核心化、女性积极参与社会活动等,导致作为融入社会纽带和提供照顾的家庭功能弱化,易使老年人处于被社会孤立的风险。重新构建和扩展老年人的社会关系网络,不断完善社会照顾体系,促进老年群体融入社会,改善生存状态,已成为应对人口老龄化、实现代际和谐乃至社会和谐的重要课题。

一、老年社会组织

老龄事业发展中政府除依托市场进行资源优化配置外,也需要依靠第三部门的力量,尤其是老年社会组织的优势,使其作为政府和市场有益的、必要的补充,发挥其效率和作用,积极应对人口老龄化,破解养老难题。

（一）概念

1. 社会组织　是指由一定的社会成员,按照一定的规范,围绕一定的目标聚合而成的社会群体。社会组织是由一定数量的较为固定的成员组成,设有特定目标,具有实现目标的结构、手段和特定功能。社会组织具有群众性、导向性、系统性、协作性、变动性、稳定性等特点。

社会组织的类型包括:①营利性组织:以营利为目的,追求经济利益的最大化,如工商企业、保险服务业、金融机构等;②服务性组织:以服务对象的利益为目标,如学校、意愿、慈善机构等;③公共性组织:指为社会和一般公众服务的组织,如政府、警察、消防部门等;④互利性组织:以组织内部成员间互获利益为目标的组织,如政党、工会、职业团体等。

2. 老年社会组织　老年社会组织是指由社会组织或老年个体单独或联合举办,以维护老年人权益和提供服务为重要职能的非营利性组织,包括老年人协会、社区助老志愿者协会、老年人健康协会等。老年社会组织是社会组织的重要组成部分,具有同质性、业缘性、趣缘性特征,能够表达老年群体的利益诉求,是实现社会对老年群体有效整合的载体。

社会组织作为社会化养老服务的有效载体,在吸收政府公共资源、利用市场资源的同时,又可最大限度地调动社会各方面力量,帮助老年群体获取更多的社会资本,实现社会对老年群体的有效整合,使其获得社会养老支持的同时也实现其自我整合,从而更好地融入社会。

（二）老年社会组织的构成

1. 一定数量的固定成员　作为一个组织,应有一定数量的成员,且部分是相对固定的。同时,应有明确的角色要求,通过一定的程序或者手续才能加入。不同组织对于成员能力的要求有不同,如老龄委与老年基金会对各自的成员要求不同,在同一个组织内部对个体也会进行不同的分工。

2. 特定的组织目标　组织的存在是为了实现组织目标,围绕这一目标共同从事社会活动。组织的结构取决于组织目标与任务,如老龄委围绕我国老龄事业发展的主要目标,落实老有所养、老有所医、老有所教、老有所学、老有所为、老有所乐。

3. 明确的行为规范　一个组织有特定的目标,需要依靠一系列行动规范约制组织成员,以规章制度、条例及守则等明文规定的形式确定,使其各自相对独立的行动能有机地结合,以保证组织目标的实现。

4. 严谨的权利机构　为了能更好地管理组织,进行组织建设,需要对组织内的权利进行多层次划分,构建一套完整的权利和分工体系,形成一个金字塔形的权利结构。

5. 配备的技术设施　组织为了实现目标,必须要有相应的技术设施,主要是两个方面。一是场所工具等设施,二是运用这些设施的技术。

(三)老年社会组织的作用

1. 反映老年群体的合理诉求,促进利益整合　老年组织把老年个体聚合起来,作为老年群体的"代言人",为其利益表达提供一个制度化的渠道;凭借自身组织资源赢得和保护老年个体,争取应有权益。老年社会组织是老年群体获取合理角色、提高参与能力、培养秩序和合作精神的重要社会化和再社会化场所。如老年人协会与社区建立良好协作关系,通过组织相关活动,加强老年人对法律法规、社会道德的有效认同。

2. 重构社会网络,弥补养老服务的不足　由于社会的不断变迁,社区建设不断完善,导致以熟人为主体的社会支持网络弱化。老年社会组织以组织化的形式为老年个体构建新型的社会关系网络,促进与社会不同人群和组织之间的合作,凝聚分散的社会力量,促进不同层面社会资本的累积和流动,从而弥补养老服务方面政府和市场效率不足的弱点,提高社会效率。

3. 改善文化生活,增强老年人之间的交往　老年人的文化生活相对比较贫乏,易导致孤独感、寂寞感。围绕老年人生理、心理特点以及精神生活需求开展各种文艺、体育活动和科学文化教育,使老年人能够感受生活乐趣,找到新的精神支点,实现情感交流,建立和谐人际关系,获得社会认同,并体现自身价值。

4. 利于老年人参与社会的管理,提高了社会认同感　社会参与是体现老年人生活质量、生命价值的重要标志。老年人积极参与各种经济发展活动、志愿者活动等,以实现参与社会发展的功能;致力于提高老年人自立能力和社会地位,及促进代际公平,弘扬尊老、敬老、爱老的传统价值观念,即帮助老年群体改善了自身的处境,也可淡化赡养与被赡养、负担与被负担的代际对立关系,减少了社会对老年群体的排斥和歧视。

二、老年社会照顾

由于现代化、老龄化进程加速,家庭照护能力的逐渐式微,老年人的社会照顾日显重要。提供主体多元化、照料功能全方位、照料功能差异化的社会照顾服务,对提高老年人生活质量,保障老年人权益、应对老龄化危机具有积极的现实意义。

(一)概念

老年社会照顾,又称老年社会照料、老年长期照护或照料、老年护理等,是指为患有慢性病、残疾、完全或部分失能、失智的老年人,配合其功能或自我照顾能力,提供不同程度的照顾措施,使其保持自尊、自主独立性或享有品质生活。社会照顾包括日常生活照顾和专业的医疗护理服务。老年社会照顾模式以居家照顾为基础、社区照顾为依托、机构照顾为补充。

(二)老年社会照顾的类型

老年社会照顾根据服务提供主体可分为非正式照护和正式照护。非正式照护是由亲属、朋友或邻居提供的无偿照护活动。是否拥有非正式照顾资源直接影响对正式照顾的需求,如其可及性高,对正式照顾的需求就会相对降低。老年个体拥有的家庭资源或家庭资源如被调动起来,政府有可能退出医疗服务供给体系。正式照顾是指由护士、护理员或其他通过正规培训持有相应上岗证书的专业人员提供的专业照顾服务。正式照顾可分为居家、社区、机构照护等多种形式。

1. 居家照顾　是社会照顾的基础,老年人仍居住在家中,但享有政府、社会、社区为其提供的照顾资源和照顾服务。居家照顾的主要目标是让老年人尽可能长时间地生活在家庭,以提高生活质量。

居家照顾符合传统观念,老年人愿意接受,所需费用相对较低,家庭承受的经济压力相对较小;弥补了家庭照顾的不足,提高了家庭的照顾能力;在一定程度上缓解了老龄化速度过快,而养老机构不足的问题;使家庭能够重新负担起照护老年人的责任,减轻了国家在社会福利开支上的负担。居家照顾服务可分为以下几种类型:

(1) 居家援助服务:包括诸如购物、洗衣、做饭或买药等家政服务;洗澡、穿衣等个人生活照料服务;情感支持或慰藉等服务。

(2) 居家护理服务:侧重于对患病的居家老年人提供保健服务,主要包括预防、健康管理、诊治及护理服务。

(3) 居家喘息服务:为照顾者提供的,使其获得临时、暂时的放松或休息的服务;或为照护者和照护对象厅培训,以减轻照护负担。

2. 社区照顾　社区照顾作为一种理念最先由英国于 20 世纪 50 年代提出,源于"反院舍化""去机构化"潮流,认为大型照顾机构程序化的专业照顾和科层制管理带来与社会隔绝、缺乏正常和人性化的社会生活环境,不能使老年人适应环境,导致社会脱离。

社区照顾是指以社区为依托,组织政府、民间、志愿者等各方面的力量为生活在社区的受照顾者提供的照顾服务。社区照顾通过发挥社区支持网络的作用补充家庭照顾的不足,满足受照顾者需求,使其权利和尊严得到体现;在充分利用原有养老资源的基础上,按照自身特殊需求安排生活,减少不必要的支出;提供支援与援助给非正式照顾者,使其能够应对因长期照顾而产生的压力。与机构照护不同的是,社区照顾属于开放式的小型机构照顾,可分为以下几种类型:

(1) 日托医院:是与医疗照顾相关的日托机构,为需要继续接受治疗和康复,但又不需要住院治疗的老年人提供医疗相关服务,服务内容与医疗机构类似。如康复训练、物理治疗、作业治疗等。

(2) 日托中心:是与社会服务相关的日托中心,日托中心主要是在日间为老年人提以供日常生活照料为主的服务,如午餐供应、娱乐活动、个人生活照顾。

(3) 日托护理中心:是为减轻家庭成员长期照顾老年人负担而设置的一种短期护理服务机构。

(4) 缓解照顾机构:是指在社区内设置专门机构,为需要康复或暂时失能的老年人提供过渡性照顾,如状况好转可回归家庭;照顾者由于精神压力等原因需要休整时,可将老年人托付社区缓解照顾机构。

3. 机构照顾　机构照顾是指对生理、心理和精神上有障碍的或居家照顾有困难的老年人,由机构专业人员提供的医疗护理、康复和日常生活照料等。机构照顾属于封闭式照顾,可分为健康老年人居住的老年之家、失能老年人居住的护理之家或者两者混合型的照顾机构。

老年人照顾具有长期性、艰巨性特征，家庭照顾、居家照顾等形式无法满足老年人照顾需求时机构照顾是必不可少的选择。机构照顾可为老年人提供高密度技术性、综合性服务，替代家庭照顾。但是，由于机构强调的是集中式运营模式，相对缺乏个性化管理；部分替代老年人日常活动，使老年人易产生依赖性，加速老化过程。

机构照顾提供的医疗服务与医院提供的服务有所不同，以输液、注射、管道喂食、排尿等与医疗关联性较大的服务为主，多由护士提供；康复服务是为防止老年人躯体功能衰退而提供的如物理疗法、作业疗法、饮食疗法、运动疗法等服务；日常生活照顾是为半失能或失能老年人提供的协助如厕、洗浴、移动、喂食等服务；社会性服务是指帮助老年人成立老年社会组织或团体，与社会内各种资源建立纽带关系并加以利用等。

第三节　老年社会互动与社会调适

老年期不同于人生中的其他阶段，人体因老化而发生一系列生理和心理的改变。对于老年人不仅要关注疾病与心理问题本身，更应重视其社会方面的健康。因此，关注老年人的社会互动和社会调适就显得尤为重要。

一、老年社会互动

社会互动是人类结合的基础，也是产生社会现象的元素，是个体走向更大的社会组织制度的转折点。人到了老年，生理和心理都发生变化，特别是社会职业、家庭关系和社会角色等发生了重大变化，老年人面对诸多社会不适应，社会互动对老年人有重要意义。

（一）社会互动

社会互动也称社会相互作用或社会交往，它是发生于个体之间、群体之间、个体与群体之间，通过信息的传播而发生的具有相互依赖性的社会交往活动。

社会互动可以是面对面的，也可以在非面对面的场合下发生；对互动双方及之间的关系产生一定影响，对社会环境形成一定的作用；互动往往遵循一定的行为模式，具有一定的互动结构。

（二）老年社会互动

社会互动在老年人保持良好身心状态，提高生活满意度方面起到重要作用。老年人通过社会互动积极融入社会，对推进健康老龄化和积极老龄化的实现，提高老其生活质量具有重要意义。

1. 老年社会互动的概念　老年社会互动是指两位老年个体之间、群体之间、个体与群体之间发生的交互性活动。

老年人离退休前互动对象主要以职场同事为主，离开职场后则为家庭成员。离退休是老年人互动重心变化的转折点。

2. 老年社会互动的意义　老年人的社会互动有助于摆脱孤独，有益于提高生活信心和幸福感。在社会互动中，其成员的生老病死及喜怒哀乐，都直接影响老年人的生活情绪，关系到老年人的身心健康。

（1）提高老年人的自我认识：老年人的自我意识是在社会互动中形成的，常根据自己想象的别人对自己的评价和自己的反应，来提高对自我的认识，并适当调整自己的行为。

（2）满足老年人的需求：老年人有自身不同的需求，而这种需求是个体无法自我满足的，通过社会互动可满足个体的非自足性需要。离开互动，老年人的需要无法实现。

（三）老年社会互动的类型

根据社会互动的性质、利益关系可将社会互动分为以下几个类型：

1. 合作 合作是行动者力量与成果的相互流通与相互会聚。合作是社会互动中人与人、群体与群体之间为达到对互动各方都有某种益处的共同目标，而彼此相互配合的一种联合行动。合作有3种形式：

（1）社会交换：是指行动者支付一种社会资源换取另一社会资源的合作行为。

（2）援助：是行动者向他人提供社会资源的行动。援助是互动中良好关系的体现。

（3）协同：是指行动者为达到共同目的而发生的一切行动。协同多适用于群体合作。协同有两种表现形式：一种是共同行动，即行动者共同进行的一项活动；另一种是配合行动，即行动者分别进行不同的行动，这些不同的活动属于一个完整活动的某个环节。

2. 冲突 冲突指行动者或群体为争夺同一目标或价值理念而相互争斗的方式与过程。其争夺的目标一般为资源、地位、权利、价值等。因争夺目标方式不同，可将冲突分为竞争、斗争、战争3种形式。

（1）竞争：是指针对同一目标的争夺，是以自己的优势超越别人为特征。

（2）斗争：是相互反对的一种行为方式，原因一般是双方利益、价值、意见等的对立，目的一般是为了压抑、控制、打击对方。

（3）战争：是冲突的最高形式，是社会团体之间使用武器摧毁对方物质设施与成员肉体的一个交互行为。

3. 顺从 顺从是指行动者之间发生性质相同或方向一致的行动过程。它是一方主动调整自己的行为，按另一方的要求行事，即一方服从另一方。顺从的互动，是社会生活的普遍现象，是任何社会都不可缺少的互动现象。没有顺从，任何群体都无法运作。顺从有以下3种形式：

（1）模仿：按别人的行动方式行动，是一种按照别人行动而发生相同行动的过程。

（2）从众：是行动者在他人压力下接受他人的行动过程，即模仿多数人的行动。

（3）服从：指按照有权利人的指令行动。这里的权利是一个宽泛的概念，既指领导者，也指有一定管理职能的角色。服从是社会生活中存在的一种普遍的社会互动方式

（四）老年社会互动的方式

老年人互动方式包括个体之间的互动、个体与群体互动、老年人互动圈三种。

1. 个体之间的互动 是指两人及以上群体间发生的交互性活动。此种交互性活动可以是语言、手势、眼神等肢体语言的双向交互活动。诸如两人聊天、跳交谊舞等。

2. 个体与群体互动 一个人可以参与不同的群体，每一个群体对个人会有不同要求。老年个体参与群体的结果可使人格更加充实，这种充实是由所属群体的特征、内容及经验所塑造。同时，每一个群体都有使老年人在某一方面得到表现与发展的可能性。如某一老年人，退休后担任广场舞教练，使其才能得到充分发挥，对其人格充实具有重要意义。

3. 互动圈 老年人是有自己的互动圈，互动圈对其有重要意义。老年人互动圈大体可以分为四个层面：第一，亲人圈，包括家庭成员、直系亲属和其他亲戚，是老年人值得信任的互动圈；第二，朋友圈，包括密友和一般朋友，是互动频繁的圈子；第三，熟人圈，包括领导、同

事和邻居,属于彼此认识且有互动关系的人;第四,认识圈,属于老年人互动的边缘互动圈。

二、老年社会调适

步入老年期,老年人无论在生理、心理都发生显著变化,特别是社会职业、社会角色、家庭地位、婚姻状况等方面面临诸多冲突。老年人可通过社会调适有效解决个人与他人、群体、社会环境与文化环境之间不断发生的矛盾和问题。

(一) 社会调适

社会调适是指人与人关系和行为的调适,包括个人与群体为适应客观环境而全部或部分改变态度和行为。在人际关系中冲突是难免的,人们通过调整自己的行为以适应冲突后形成的关系。通过社会调适还可调整社会发展和变迁、文化发展与变迁后人们的行为以适应新的社会环境和文化环境需要,以避免个体与社会的冲突,保持与社会的一致性。

(二) 老年社会调适

1. 老年社会调适的概念 老年社会调适是指老年人调整自己的行为,以适应人与人之间的关系或环境需要的一种行为方式。离退休后,社会关系范围缩小、社会组织中地位丧失、角色变换适应不了急剧变换的环境、自我意识迟钝等因素都可导致老年人的社会不适应。老年人需要通过社会调适重建新的生活方式和生活秩序,即进入另一个再社会化阶段。

2. 老年社会调适的意义 在离退休阶段,老年人出现不适应感是一个相当普遍的现象,并非个别现象。只是在不同的类型中,不适应感的强弱有程度上的不同。通过老年人的社会调适,扩大其社会关系的范围,重新确立其在社会组织中的位置,在此过程中,使老年人更好的认识自己和与他人,认识自身与外部环境的关系,进而自觉调整自己的意识与行为,控制自己的动机与情绪,以不断适应变化了的环境。

(三) 老年社会调适的方式

老年社会调适在于通过社会参与使其感受的生活的意义,主要通过参加闲暇活动体现。闲暇互动与老年人的生活幸福感有积极联系,有助于老年人保持自己与他人的联系,为个人生活提供社会源泉。老年社会调适的方式包括以下五种:

1. 放松休息的闲暇活动 包括休息、打瞌睡或者独自养神等。虽然这些活动不是真正意义上的社会活动,但对于老年人来说此类活动必不可少,可作为离退休之后的一种生活取向。

2. 消遣性质的闲暇活动 包括读书、看电视,养成某种固定的爱好,或者进行能够吸引他人的活动。尽管这一层次的活动多而放松少,但对活动本身的要求不高,可能被社会赋予某种特殊的积极意义。

3. 发展性的闲暇活动 比前两种层次更高,主要包括旅行、参加志愿者协会、参加体育活动、参加社会文化建设等。此类活动被认为是离退休老年人最适宜的活动,也是易于赋予社会价值的活动。老年人参加的活动越多,越易被社会认同,生活也越有意义。

4. 创造性活动 包括许多作为专门职业而进行的活动,比如绘画、跳舞、写作等。此类闲暇活动与中年人的工作无本质区别。创造性活动不存在社会认同问题,因为与离退休人员的传统角色相一致。

5. 超越自我的活动 包括竞争性程度较高的体育和狂热的宗教活动等。对于离退休后的老年人来说,社会不太赞成此类闲暇活动。

（四）老年人社会调适的内容

老年人社会调适内容因人而异,需一定的灵活性和弹性,主要包括以下几个方面:

1. 老年人生目标调适　由于生理功能的老化和退休制度的作用,老年人逐渐退出职业生涯。社会角色由职业型转变为非职业型或闲暇型,对于老年人来说职业已不是主要人生目标。接受现实,设立新的人生目标是老年期再社会化的重要任务。

2. 老年人自我调适　老年人自我调适是调适的核心环节,是消除心理冲突和不良心理感觉的主要途径。应进行自我意识和态度观念上的调适,理智、客观地接受自身作为老年人的新角色形象和自我形象;通过各种活动丰富生活,调整心理冲突和不平衡;积极参加力所能及的社会工作,提高社会地位,增强自信心,消除自卑感。

3. 老年人社会关系调适　为老年人创造社会参与机会,增强社会意识、社会责任和社会角色,使老年人从追求自我发展到最强社会贡献。通过娱乐活动、体育活动、教育活动等,不断拓展社会关系,构建社会支持网络,以此增强老年人的社会调适能力。

4. 老年人家庭关系调适　家庭关系调适是老年调适的重要方面。离开工作的老年人,家庭是其活动的主要场所。在家庭中,老年人主要面临的是夫妻冲突和亲子冲突。应加强家庭内的沟通,安排日常生活多考虑老年人的生活习惯,处理问题时多采纳或容忍,为其创作愉快和睦的家庭生活氛围。

5. 老年人应对危机调适　每个老年人都会遇到压力事件,这种压力会导致原有的生活状态改变,从而造成危机。危机不是疾病,而是人在经历情绪烦恼时的一种挣扎状态。老年人容易面临的危机是:亲友病故、空巢、离婚、子女变故等,人面对危机,应使老年人具有对事物的正确看法。帮助探讨事情的原因,避免非理性负面不积极的态度。

6. 老年人电子科技调适　在现代社会,知识更新速度加快,老年人对现代科技和手段不适应。可通过老年大学、电脑培训班等,使老年人能够快捷掌握电子科技技术,有利于实现老年人的人生价值,更好地融入社会,并参与整个社会的发展。

7. 老年人性爱生活调适　老年人性爱生活的调适,不仅是老年人自身实践调适的问题,还是一个社会和家庭配合的问题。对老年人性爱要有正确的评估,不应该把性爱视为不健康行为。

第四节　老年社会制度

社会制度是人类社会行为及社会关系的规范体系,反映的是人的利益,是一定时期内社会认识上的公平与正义,具体表现在法律、法规与道德上。根据老年人的特殊需求和自身特点,构建与社会经济发展同步、以提高老年人生活质量为目标,使老年人能够享受社会经济发展效益和福利成果的社会制度体系是非常必要的。

一、概述

社会制度是人类文化的重要组成部分,对协调社会群体之间的利益关系,促进社会整体化发展,提升社会质量,实现社会良性运行和健康发展有着不可替代的作用。

（一）社会制度的概念

社会制度是指制约和影响人们社会行动选择的规范系统,是提供社会互动的相互影响框架和构成社会秩序的复杂规则体系。

社会制度的含义包括：第一是为了满足或适应社会某种基本需要而设立的；第二具有行政、法律或道义约束；第三是各种社会关系的反映，各种规定规范是制度的外部表现。

（二）社会制度的功能

社会制度决定着该社会形态的社会制度性质，是制定各种制度的依据。不同领域里的制度决定各种具体模式和规则，具有如下功能：

1. 提供行为模式　社会制度通过教育将社会价值内化为个人价值，为人们提供思想和行为模式，使其较快地适应社会生活，以避免个人与社会的矛盾和冲突。

2. 实行社会控制　社会中会出现偏离制度的倾向，为保持社会正常秩序，制度会对偏离行为加以干预。根据偏离程度，对偏离行为者给予批评、惩罚或制裁。

3. 社会整合的功能　作为规范体系的社会制度能够协调社会行为，调适人际关系，发挥社会组织的正常功能，清除社会运行的障碍，以此建立社会正常秩序。

4. 文化传递的功能　制度通过保存与传递人类的发明、创造、思想、信仰、风俗、习惯等文化，使之世代沿袭，并在空间上得到普及。同时，制度促进文化的累积与继承，推动人们创造新的文化。

已建立的制度常常代表社会上的传统行为模式，容易产生刻板、僵化的倾向，不易随时代的发展而及时变迁，从而使得社会制度对个人行为与社会发展起一定阻碍作用。

（三）社会制度的特征

1. 普遍性　家庭、经济、政治、教育、宗教等人类社会的主要制度，普遍地存在于一切民族、国家和社会中，它对所辖范围内的人们均无例外地发生制约作用。社会制度的普遍性，是由人类基本需求的相同性决定的。

2. 相对稳定性　尽管制度随社会发展以及时空条件的不同而变化，但它又是相对稳定的规范体系，一经确立会在相当长时期内制约人们的行为，即使存在的基础丧失之后，还会在一定时期内发挥作用。

3. 复合性　任何一种制度都不能单独存在，必须与其他不同层次的制度相配合，形成一套行之有效的制度体系。如家庭制度包括婚姻、生育、亲子、继承等具体制度。

二、老年社会保障制度

老年社会保障是老年人生活的一个主要支持系统和影响因素，也是老年社会政策的一个重要方面，主要目的是满足老年人特殊生活需求，帮助提供和改善生活水平。老年人保障经历了从家庭养老保障至社会保障为主，再到社会保障和家庭养老保障并存的发展过程。

（一）概念

社会保障是政府通过立法，社会团体、社区等通过政府授权以现金、物质、服务等形式向因精神和生理的残疾、年老力衰、意外伤亡、失业、多子女负担而处于困境者及其家属提供的，旨在维持其基本和最低生活水平的保障。

老年社会保障是指根据老年人的特殊需求和自身特点，以改善老年人物质生活和精神生活为目的，由政府和其他各种社会组织所提供的保障项目、设施和服务的总称。

（二）老年社会保障的特点

1. 是一种社会化的保障措施　传统家庭养老已失去经济和社会基础，养老方式为社会化养老所代替。老年社会保障作为一项制度安排,主要通过社会机制完成。

2. 是工业化时代国家和社会的责任 由于家庭养老功能的弱化,国家和社会有通过发挥对社会财富的聚集和分配的调控作用,维护社会稳定,促进社会公平。

3. 是一项社会再分配的措施 通过税收、政府转移支付或社会保险等方式,在不同受保对象及高、低收入阶层之间进行横向和纵向调节,缓和社会矛盾。

4. 是对人老年阶段实施的社会保护措施。

（三）老年社会保障制度的类型

目前,世界上老年社会保障体制可分为自保公助型、国家保险型和福利国家型三种模式。

1. 自保公助型 政府通过立法形式加以实施,具有一定的强制性。其基本手段是社会保险(如养老、医疗等),公民必须履行交费义务后方可享受养老津贴。保险金来源多元化,保险覆盖面宽,保险实力强。此种模式强调效率,政府负担较轻,利于经济发展。但是,保险费用的上涨可导致劳动力成本增加和市场竞争力下降,如出现经济下降、失业率上升等不稳定因素,可能会影响到养老保险的正常运作。

2. 国家保险型 建立于公有制基础之上,其宗旨是"最充分地满足无劳动力者的需要"。不受经济发展的影响,保障基金由国家和企业承担,保障对象是全体老年公民。此模式强调保障的公平性和普遍性,但缺乏对劳动者的激励作用。

3. 福利国家型 建立于经济发达和物质生活有较大幅度提高基础之上,有专门机构保障实施和监督执行。资金来源主要由国家税收支持,强调福利待遇享受的普遍性和人权性。

三、老年健康保障制度

老年健康保障制度是老年社会制度的重要组成部分,目前其重心已由疾病治疗转向保健、疾病预防和治疗并重。绝大多数国家将老年健康保障制度规定于全面医疗保险制度之中,而德国、日本和韩国等制定了专门的老年人保健法、长期照护保险法。

（一）概念

健康保障有狭义和广义之分。狭义的健康保障主要是指医疗保险制度,即医疗服务筹措和分配资金。广义的健康保障概念有两层含义:首先,此制度的目标是维护和提高健康水平,包括疾病预防、健康促进等;其次,不仅仅是资金的筹集和分配制度,还包括服务的组织和提供。

（二）老年健康保健制度的类型

老年健康保健制度是依据老年人生理、心理对健康需求的特殊性,为维护和提高健康水平,在患病、行为不便时能够得到及时、必要的治疗和护理,国家和社会为其提供必要的健康、保健服务和物质帮助的一种保障制度。老年健康保健制度包括以下几种类型:

1. 独立型老年健康保障制度 以美国为代表,由单独的 Medicare 承担,目的是让全社会分担老年人医疗费用。所有 65 岁及以上的老人都有资格享受 Medicare 所提供的医疗保健服务,主要由两部分组成:一是住院保险(Part A),二是补充医疗保险(Part B)。Part A 属强制性保险,用于支付给付期内的住院、家庭照顾、出院后的护理、临终关怀等;Part B 是一种自愿保险项目,符合条件的人都可有选择地购买,主要用于支付医生提供的规定范围内的服务(诊断、外科手术、放射治疗等)费用。

2. 国家卫生服务模式下的老年健康保障制度 以英国和加拿大为代表,既被国家卫生服务制度所覆盖,又设立专门针对老年人的医疗保健援助制度。如英国的国民卫生保健制度(National Health Service,NHS)规定,只要拥有英国居住权,包括本国国民和来自欧洲大部分国家及加入"医疗互惠国"的外国人,注册后都可享受到NHS服务。老年人可在社区健康中心进行慢性病或急性病恢复期的治疗,也可在日间医院接受医学检查、护理、心理治疗、手足病治疗及牙科服务等服务。针对老年人所需要的特殊服务与照顾,英国和加拿大都还在公共健康保障制度之外建立了医疗救助制度。

3. 社会保险型老年健康保障制度　以德国和日本为代表。日本于2000年开始实施《介护保险法》,将介护从医疗保险中分离出来,实行以居家照护为主、机构照护为辅的介护服务体系。介护保险制度将原有的老年人福利系统和卫生、保健系统整合成,降低服务提供部门不协调导致的制度间、利用者间的负担不平衡。受惠者为65岁以上老年人及40~64岁患有老年性疾病的人群,主要提供短期照护、入户护理与康复训练、辅助器具租赁与购置、住宅改造等。

4. 强制储蓄型老年健康保障制度　以新加坡为代表。主要包括医疗储蓄计划、健保双全计划和保健储蓄基金。医疗储蓄计划规定参加工作的人员须按规定参加医疗储蓄,账户存款可用于支付本人及家属住院和部分门诊检查治疗费用;健保双全计划专门用于支付重病或长期慢性疾病的医药开销,由个人自愿投保,缴费标准随年龄逐渐递增;保健储蓄基金主要是对低收入群体实施的医疗救助。

（三）养老护理保险制度

2017年的《政府工作报告》中提出,要在5年时间内,稳步推动养老保险制度改革,积极尝试建立养老长期护理保险制度。这个保险制度是政府和社会的结合、市场和公共服务的结合。某种意义上,也是一个多元化的解决养老负担困难的解决渠道,同时也是保险业和大金融领域的一种创新。

四、老年人经济保障制度

步入老年期后,大部分老年人退出劳动领域,面临由于收入来源减少或中断所带来的经济问题,经济保障成为老年人安度晚年的必要保障。老年人经济保障除来源于家庭或自身积蓄外,还包括社会化的保障,如养老保险、老年救济和老年津贴等。

（一）概念

经济保障是指当个人或家庭遭遇到贫困、退休、死亡或失业等事故,由于个人或家庭收入暂时或永久性中断或减少,导致生活困境状态时,由政府或社会相其提供基本生活必需品。老年人经济保障是指政府、社会依据老年人这一特殊群体所特有的生活处境,所实施的具有相应的福利安排。

（二）老年人经济保障的类型

"国家养老保险""企业养老保险""个人储蓄养老保险"称为养老保险"三条腿的板凳"。其中,瑞典、英国等为福利型养老模式,实行全民养老保险,国家税收提供资金,但此模式以经济财力雄厚为前提,以工业化程度高、农业化比例低为基础;美国、日本等建立的是雇员和雇主缴费的养老模式,强调个人的养老责任,缴费年限和个人收入决定养老待遇,同时兼顾国家和社会的义务;新加坡强制储蓄型养老模式,所有公民必须缴纳中央公积金,存入不同用途的账户,退休账户则为养老专业账户,政府只给予政策支持。

在我国,老年人经济保障在总体上划分为两大类:城镇老年人经济保障和农村老年人经济保障。在城镇,实行以城镇职工基本养老保险制度为主体,辅以低保和老年贫困救助等老年经济保障制度,以保障老年人的基本经济需求;在农村,老年人的经济保障以家庭保障为主体,辅以特殊人群的福利安排。

第五节　老年社会工作

赡养老年人不仅是经济上的养老和物质上的保障,而且是在其获得基本生存条件下满足精神生活需求和支持,提高生活质量,促进自身发展。老年社会工作强调的是助人自助的基本价值观和赋权的核心价值,运用社会工作的知识与技巧,帮助老年人解决困难、开发潜能、提高福利和康复是非常重要的。

一、概述

随着人类社会进入工业化和城市化时代,出现如失业、贫富差距扩大等越来越复杂的社会问题,个体在与社会互动中面临的问题和风险越来越多,仅靠传统的自然助人方式解决成效甚微,具有专业性知识、专业技术和相应价值理念来更好满足社会福利追求、破解获取社会福利需求条件的苛刻和复杂性的社会工作应运而生。

(一)概念

美国社会工作教育学会认为:社会工作是一门艺术、一种科学、一种助人自助的专业,运用人与环境互动的社会关系为主的活动,用以强调个体与团体成员的社会功能,即重建受创的功能、提供个人及社会资源、预防社会功能失调三项功能。

老年社会工作是指接受专业教育的社会工作者在专业价值理念指导下,在了解和掌握老年人特征的基础上,运用老年学、社会学、心理学和社会工作理论方法与技巧,帮助老年个体或群体,特别是面临困难老年人解决问题、摆脱困境和促进发展的专业服务活动。我国老年社会工作的目标是"老有所养、老有所医、老有所教、老有所学、老有所为、老有所乐"。

(二)老年社会工作的内涵

1. 老年社会工作的服务对象是老年人及其家庭成员。

2. 老年社会工作是一门专业服务活动,工作中需遵守专业伦理价值和基本守则。

3. 在社会工作理论指导下运用多种专业工作方法和技巧,协助老年人及其家庭解决各种生活问题,提高服务有效性和针对性。

4. 挖掘老年人潜能,提高其自助能力,促进其发展,提高生活质量。

二、老年社会工作的目标与功能

老年人在遇到困难时会寻求非正式资源体系(如家人、朋友、邻居等)、正式资源体系(如工作单位、团体或非营利组织等)。但此类资源并不一定存在于每位需要帮助的老年人网络。老年社会工作是克服老年人资源体系的不足,着重强调增加与恢复有益于个体与社会双方的互动,以提升老年人生活品质。

(一)老年社会工作的目标

1. 增进老年人解决问题和适应社会的能力　对老年人内在价值和意义应持有积极的

态度,科学地认识老年与社会老龄化,克服刻板、片面观念。尊重老年个体差异,深入了解其诉求,鼓励尽可能获得最佳健康、参与和保障的机会。

2. 协助老年人获得资源　评估老年人资源状况,了解可以或可能获得的资源;明确相关机构与申请程序等;协调与服务提供者之间的关系;鼓励决策参与,尊重自主权。

3. 反映老年人的需求　老年人是具有一定特质性的群体,面临着不同的生活际遇,拥有多样、复杂的养老需求。社会工作者需积极了解、测量老年人的社会需求;根据需求决定机构工作的优先顺序;提供一定的选择空间,相信老年人的决策能力。

4. 促进老年人与他人在环境中的互动　促进老年人与他人建立良好的互动关系,使其能够正确认识老年期特点,从而创造和谐社会生活氛围。

5. 影响机构决策和社会政策的制定　社会工作者可依据社会调查结果影响机构决策,使决策能够更加符合老年人实际需求;在实践中审视当前相关社会政策,并通过适当的方式反映老年人、机构和社会工作者问题,促使有关部门在制定政策时能够有所回应。

（二）老年社会工作功能

老年社会工作的功能可从两个层面理解。从微观层面上看,老年社会工作功能涵盖于社会工作的一般功能之中,即针对服务对象的功能;从宏观层面上看,老年社会工作又具有一定的社会功能,即对于社会的意义。

1. 个体功能　社会工作具有以下三个方面的基本功能:

（1）恢复和维持:通过个案辅导、小组活动等帮助老年人重建互动模式,修复与环境的互动关系;通过辅助治疗、护理或康复,防止病情恶化或延缓病情进展,使生活尽量维持常态或稳定。

（2）提供所需资源:由于身体功能减退、社会角色变化等因素常使老年人面临资源不足的困境。老年社会工作应创造、扩充、改进和协调老人与社会资源之间的互动,帮助解决在身体、精神、情绪、生活等方面出现的问题;引导老年人观察、寻找自身可利用资源,在一定程度上达成"自助"目标。

（3）预防社会功能衰退:基于"人在环境中"的视角,强化与他人、团体和社区间的互助,减少社会不良现象和制度对老年人造成的危害,避免因过分保护而导致的社会功能不良。

2. 社会功能

（1）维护社会稳定:通过老年社会工作使老年人能够享受到经济发展的成果,体现社会的公平公正;为老年人生存与发展不断提供良好社会环境,促进尊老爱老风尚的形成,减少代际之间的冲突,有助于社会的稳定和谐。

（2）促进社会整合:进入老年期不得不面对身体功能减退、离开职场、收入下降、社会活动减少等问题,通过老年社会工作使老年人积极参与社会、经济、文化等事务,促进其自身发展,对人际和谐与社会整合都有重要的作用。

三、老年社会工作的内容

（一）老年经济保障

老年人的经济保障直接关系到生存和生活质量,是老年社会工作的逻辑起点与现实切入点。社会工作应通过各种途径为其申请并及时获得有关经济或物质资源,以满足老年人的基本生活需要。

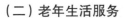

（二）老年生活服务

通过社会工作为老年人提供各种生活上的辅导与照料服务,以帮助解决日常生活中的困难,满足基本需求。主要包括提供生活照料、家务服务、出行协助、信息服务、事务管理等方面的服务。

（三）建立社会支持网络

社会支持是由各方面的资源所支撑的能对所需者提供支持的资本组合。老年人的社会支持主要来自家庭成员、亲戚朋友、政府、社区和社会机构,构建良好的社会支持网络可减缓老年人生活和心理上的压力。鼓励老年人积极参加社区活动,在参与社会、服务他人的过程中促进社会融合;为照护者提供资源、教育和咨询,减少照顾责任给其带来的压力。

（四）老年人心理辅导

对于有情绪、心理精神问题的老年人,如患有抑郁症、痴呆症、焦虑症和谵妄等,通过老年社会工作协助老年人进行自我心理调适,清除产生情绪问题的因素;接受自身的局限性,帮助适应环境,使其对生活保持积极健康的心态。

（五）处理老年特殊问题

对于虐待和疏于照顾、丧亲、酗酒、有自杀倾向等老年特殊问题,社会工作者应提供支持性辅导、情感支持和压力处理技能;为病人及家属提供临终关怀,争取为其获取合理权益,帮助了解相关信息,提供丧亲后续服务。

四、老年社会工作的方法与技巧

老年社会工作方法是针对老年人及其家庭和相关人员的问题与需求,而采取的具有针对性的服务方法。老年社会工作的方法主要包括个案工作、小组工作和社区工作。

（一）个案工作

个案工作以生活适应不良的老年人及其家庭为服务对象,以社会工作专业的价值理念为基础,运用各种科学知识和专业技术,通过专业关系的建立和发展,针对老年人的特殊情况和需求,以个别化的方式帮助调整其所处的内在和外在的生活环境,运用社会资源来维持或改善其社会功能,以解决问题、增强社会适应能力和达到良好福利状态。根据老年人身心与社会生活特点,具有代表性的工作方法包括缅怀往事法、人生回顾法和验证疗法:

1. 缅怀往事法　心理学家埃里克森认为由于老年人进入衰老阶段,体力、心力和健康的每况愈下使其产生自我调整对绝望感的心理冲突,对此应做出相应的调整和适应。通过回忆一生的成就,使老年人重新体验快乐、成就等有利于情绪健康,提高自尊感,接受自我、承认现实;通过专业辅导,回顾过去痛苦的经历或者一直未能解决的冲突,重整对过往事件的看法,接纳过去或采取行动解决问题。缅怀往事法对抑郁、自尊和社会化有积极作用。

2. 人生回顾法　是指通过生动地回顾过去一生成功或失败的经历,使老年人重建自我的一种工作方法。人生回顾法与缅怀往事法的不同在于前者是对整个人生的回顾,后者是回顾生命中最重要、最难忘的事件或时刻。此方法的目的在于通过回顾获得内省,使老年人减轻内疚自责,重新建构对人生历程的看法。

实施人生回顾法时可以应用相关量表了解老年人对生活质量的满足感和抑郁状况,以及对生活的感受。探查死亡、悲伤、恐惧与工作或他人的关系等。在回顾过程中,应特别留意老年人没有提及的,在特定人生阶段一般都会出现的事件,明确是记不得了还是有意识地回避,若是有意可能是有未解决的冲突。

3. 验证疗法 主要是针对患有认知功能障碍的老年人所采用的一种社会工作方法,基于的假设是认知障碍者的行为是某种需求的提示,如给予恰当的回应,可减少发生频率,改善生活质量。如一位老伴儿已经去世的老年人询问"我老伴儿呢",社会工作者不是予以纠正,而是说"您一定很想念他吧"或"您是不是一个人感到很害怕"。验证疗法的目的在于明确老年人行为所代表的意义,而不是使其意识到现实状况。此疗法对认知障碍者的异常行为和情感状态具有一定成效。

（二）老年小组工作

老年小组工作是指针对老年人的生理、心理及社会特点,利用组员之间的互动和小组凝聚力,提供娱乐性、职业性、教育性的小组辅导或小组治疗,帮助学习他人经验,改变自身行为,正确面对困难,改善社会功能和促进自身成长的专业服务活动。

1. 现实辨识小组 主要针对轻度、中度认知功能障碍的老年人,社会工作者通过强化环境提示,帮助确认时间、方向或人物,使其与现实环境接轨,是护理院、日间照料中心等接受患有认知障碍老年人机构的常规工作。

2. 动机激发小组 一般面向健康老年人,应有一定的积极参与小组活动的兴趣,以及一定的听力和语言表达能力。小组成员应相互了解或有拥有共同兴趣爱好,以减少老年人加入小组活动的负担。开展的小组活动应聚焦在让人愉悦的活动上,通过活动激发老年人的兴趣。

（三）老年社区工作

老年社区工作是通过社会工作改善老年人与社区的关系,提高其自助与互助能力,促进社区参与,以此提高生活质量的一种服务活动。通过此种方法可以降低老年人与社会的隔离,增进社会参与意识。同时,发挥老年人的潜在能力,争取和巩固老年人的权益。

【思考题】

1. 张奶奶,56 岁,患有糖尿病,退休前是美术教师,现老伴离世,子女都在外地工作,无暇照顾她。因身体不好,每天大多时间一个人待在家中,整天闷闷不乐,觉得没人在意她,很孤单。

（1）请问你觉得张奶奶的子女应该为她选择何种社会照护最为合适（　　）

A. 居家照护　　　　　　　　　　　B. 社区照护

C. 机构照护　　　　　　　　　　　D. 非正式照护

（2）张奶奶在社区工作人员的推荐下加入了美术协会,找到了自己感兴趣的事情,每天过得很充实,不再抱怨。请问这体现了社会组织的什么作用（　　）

A. 整合作用,反映老年群体的合理诉求,促进利益整合。

B. 重构社会网络,弥补养老服务不足的作用

C. 调适的作用,丰富老年人文化生活

D. 提高社会认同感

2. 李老先生,离休干部,自信、性格开朗、通情达理。离休后性格发生变化,特别是在两年前老伴去世后,情绪较低沉,医院诊断为患有冠心病和高血压,且经常发病。子女忙于工作,为了更好地照顾李先生,将其送到了福利院。李先生到了福利院以后,每天独自静坐,不

思茶饭,身体状况一天比一天差,院方请求社工给予帮助。

(1)请问李先生的主要面临的社会调适内容是(　　)

A. 老年社会关系调适　　　　　　　　B. 老年家庭关系调适

C. 老年电子科技调适　　　　　　　　D. 老年应对危机调适

E. 老年行爱生活调适

(2)请问这个情况,你应该向他提供什么建议最为合适(　　)

A. 帮助李先生增强独立意识　　　　　B. 鼓励李先生进行社会调适

C. 指导李先生改变个人习惯　　　　　D. 帮助李先生找工作

E. 找李先生的儿女,让他们劝说

3. 王先生,65岁,某大学艺术学院教授,年轻时,他向往自然、生态、休闲的田园生活,退休后选择下乡养老,下乡养老就成为他的新的人生目标。

(1)该教授生活改善的主要原因是什么(　　)

A. 环境的改变　　　　　　　　　　　B. 安全的保障

C. 合理的社会调适　　　　　　　　　D. 尊重的需要

E. 家庭关系的改善

(2)请问题目的教授采取了哪种社会调适(　　)

A. 老年环境调适　　　　　　　　　　B. 老年家庭关系调适

C. 老年自我调适　　　　　　　　　　D. 老年社会关系调适

E. 以上都选

参考答案

1.(1)B　　(2)C

2.(1)B　　(2)D

3.(1)C　　(2)C

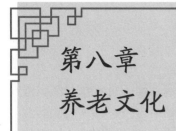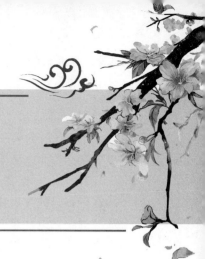

第八章
养老文化

【本章要点】

1. 养老文化、孝文化的概念。
2. 传统养老文化与现代养老文化的内涵。
3. 孝文化的作用、内涵、当代特征。
4. 文化养老的特点、类型。
5. 公共文化服务的概念、特征、功能。
6. 公共文化服务在文化养老中的作用。

【学习目标】

识记：1. 叙述传统养老文化与现代养老文化的内涵。
　　　2. 叙述孝文化的作用、内涵。
　　　3. 叙述文化养老的特点和类型。
　　　4. 叙述公共文化服务的特征及其功能。
理解：1. 理解我国养老文化的历史演变过程。
　　　2. 理解孝文化的当代特征。
　　　3. 叙述公共文化服务在文化养老中的作用。
运用：运用所学知识审视传统孝文化存在的问题，探讨如何在养老护理教育中融入孝德
　　　思想。

📊 导入案例与思考

　　陈先生是浙江省磐安县冷水镇中心学校的一名语文教师。每到周日,36 岁的陈先生就会从五楼背着母亲下 100 多级台阶,再骑上一辆旧电瓶车,从磐安县城赶到 30 多公里外的冷水镇,身后是他患有老年痴呆症的母亲。一根又粗又长的布带将他们紧紧系在一起,带着妈妈去上班,周而复始的日子已经过了 5 年。除此之外,陈先生还要照顾 90 多岁的奶奶和 7 岁的儿子,生活的压力可想而知。

　　为了照顾母亲,除了上课、睡觉,陈先生和母亲几乎形影不离。学校特批的 10m²

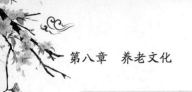

的房间就是老年人的小家,陈先生常去陪伴她。教室的墙壁上学生们喷上"I Love You"的字样,贴着一张母亲的作息时间表,一天要帮母亲上 7 次厕所。三次标注的同一句话是:"别忘了,照顾妈妈。"

有一次,一个学生轻声告诉陈先生:"老师,您身上好像有股怪怪的气味。"他知道一定是妈妈的大小便沾到自己身上了。平时他总是换套衣服再去上课,今天时间来不及换上。只见那个女同学站起来说:"老师,没事,这是妈妈的味道。""是啊,这是爱的味道。"陈先生再也忍不住,七尺男儿当着全班的面流下了热泪。

妻子见陈先生太辛苦,曾劝说其将母亲送到养老院,陈先生说:"我舍不得。我曾是妈妈的宝贝,现在妈妈是我的宝贝。"如今,母亲的智商仅相当于 1 岁孩子,一日三餐,陈先生一口一口耐心地喂到母亲嘴里,碰到难咀嚼的食物,自己先嚼烂后,再送到母亲嘴里。每到周五,陈先生都会载着母亲回到县城的出租房和妻子、儿子团聚。

陈先生在工作上丝毫没有懈怠,他教的两个班的语文成绩,连续多年都是当地联考第一名。"孝顺""尽职",坚守中的老师让人们看到了人性之美和高尚品性。请思考以下问题:

(1)"孝"在陈先生的个案中有哪些体现? 从中可以看到在当今社会"孝"面临哪些挑战?

(2)通过上述个案你认为如何做好现代孝德思想的调适?

养老不仅是指一系列的社会保障问题,也是文化伦理问题。中国传统养老体现了人类养育与反哺的自然规律与法则,在社会长期发展过程中沉淀成养老、敬老、爱老的文化传统,保障了老年人"老有所养、老有所依、老有所乐、老有所安"的养老文化。随着社会经济的快速发展,老龄化的进一步深入,养老模式正面临着由传统向现代、从现代向后现代的双重转型,在这一转型过程中,传统养老文化发生了变化,既有思想观念的割裂,也有行为礼俗的淡化,这种传统与现实的错位考验着传统养老模式在现代社会的生存空间。因此,加强新型养老文化建设显得尤为紧迫和重要。

第一节　养老文化概论

在人口老龄化的背景下,养老模式中的文化因素越显重要。现实家庭生活中厌老、弃老和不养老现象并不罕见,剔除经济因素之外,养老文化传承方面的缺失也是重要原因之一。弘扬传统养老文化,使得家庭养老与社会养老在文化内涵上互为补充、互为包容是非常必要的。

一、养老文化的概念

文化的传承与发展能反映出一定时期社会群体的行为模式。步入现代社会,养老由家庭走向社会,其行为模式转变的背后也是由养老文化所依托的。

(一)文化的概念

被称为人类学之父的英国人类学家泰勒(E.B.Tylaor)认为文化包括知识、信仰、艺术、道德、法律、习俗和个人作为社会成员所必需的其他能力及习惯。广义的文化是指人类在社会实践过程中所获得的物质、精神的生产能力和创造的物质、精神财富的总和。狭义的文化是指精神生产能力和精神产品，包括一切社会意识形式，如自然科学、技术科学、社会意识形态。

我国家庭养老的文化依托于"以老为尊"的社会观念，体现代际之间的经济供养关系。这种"崇老文化"对家庭养老起到导向、监控和强化作用，使家庭养老由短期行为转变为世代相继的行为，偶然性行为转变为必然性行为，随意性行为转变为规范性行为。社会养老的文化则依托于全社会的"敬老养老"价值取向及老年人"自立互助"的倡导，承认老年人自身能力和价值使其融入所生活的社区乃至整个社会环境，以帮助其实现自我价值。

（二）养老文化的概念

养老文化是指一个社会对需要供养和照顾的老年人所提供的经济供养、生活照料和精神慰藉等相关态度和价值理念，这种态度和理念体现在该社会对此的制度安排和社会伦理等，成为社会不同年龄群体在养老方面的行为规范和观念共识。

养老文化主要体现在以下方面：第一，对老年人作为个体生存权利的维护；第二，由此而派生出的各种权利（如居住、经济保障、医疗保健等）亦应得到维护；第三，对老年人社会地位的尊重；第四，对老年人在家庭中的权利（婚姻、财产、赡养）的维护；第五，对老年人在余生之年需求（学习、娱乐、工作、与家人团聚）的满足。

中国的养老文化是以儒家、道家、佛家为核心的国学，包含了丰富实用的内容，如感恩图报、与人为善、见利思义、心明节欲、有所不为等，是以儒养性，以道养身，以禅养心，以智慧经营老年幸福。养老行为注重的是顺其自然，顺势而为，量力而行，智慧恒乐。

二、传统养老文化

中国传统文化源远流长，博大精深，养老文化的内涵极为丰富。中国传统养老文化是以孝为核心，推崇尊老敬长并以家庭养老作为其主要养老方式的文化。

（一）孝是传统养老文化的核心和基础

孝，是中华传统伦理的核心观念与特色，是中国传统社会最基本的道德规范，也是养老文化的核心内容。中国传统文化的特质道德基础是"以孝为本"，以"孝道"为美德。《孝经》作为"儒家十三经"之一，是宣扬孝道系统的著作。作为一种社会观念形态经过历代圣贤与执政者的大力提倡，已成为中华民族的文化心理的积淀。它不仅影响着人们的思想行为，而且也成为支配人们行为的准则和德行评价的标准。

（二）尊老敬长是传统养老文化的重要理念

在传统家国同构的宗法观念下，个人被重重包围在群体之中，"家本位观念"被放大，人们特别重视家庭成员之间的人伦关系，如父慈、子孝、兄友、弟恭之类。这种人伦关系的实质是对家庭各个成员应尽的责任和义务加以规定，父母对子女有抚育的责任，子女对父母有奉养的义务。传统的儒家文化不仅把"尊老"和"敬长"作为人与动物的根本区别，而且也是养老的最高境界所在。

（三）家庭养老是一种规范化和制度化的传统养老方式

抚育与反哺是中国传统的家庭代际关系。家庭养老是传统小农经济的产物，老年人具有特殊地位和作用，农业生产经验成为但是社会地位高低的重要标志，主要通过代际传递的

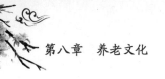
方式进行,具有丰富经验的老年人社会地位占有优势。

三、现代养老文化

由于人口老龄化加剧、家庭养老功能弱化、传统养老文化的异化,加之社会养老体系尚不完善,构建新型养老文化显得尤为重要。现代养老文化在观念上以满足多元的、多层次需求为目标,在行为规范上以法规范、情理交融,在运行方式上以多元主体的共同责任制为核心。

(一)兼顾物质需求与精神需求

老年人的养老需求可分为五个层次,即生存需求、情感需求、发展需求、价值需求和归宿需求。生存需求包括老年人在衣食住行、健康和安全等方面最基本的需求;情感需求指被爱、被尊重的需求和归属需求;发展需求是老年人在娱乐、交友、爱美、求知等方面的需求;价值需求是指老有所为、老有所用和老有所成的需求;归宿需求即老年人在人生最后时刻的归宿需求。满足老年人不同层次的需求应动员社会各种不同的养老资源,养老文化是对这些养老资源的有效整合。

(二)是情理交融的一种行为规范

现代社会是法治社会,用明确的条文界定公民及家庭成员之间彼此的权利与义务,以国家的强制力作为后盾会更加有助于养老保障制度的实现。法律制度的健全,可使各种社会保障有具体可行的法律依据,使其走上法治化、规范化道路。解决养老问题,培育现代养老文化,应做到以法规范,情理交融,以保证养老保障制度的有益实现。

(三)是"自助而助,统力共治"的文化

"自助而助,统力共治"是在不同养老文化的交流、碰撞、借鉴中形成的新的养老文化基本特质。"自助而助"是指老年人首先要自强自助,在需要之时由外界支持网络给予必要的帮助。在欠发达地区,由于老年人自身健康程度低和自我积累不足,不得不依赖家庭亲属和政府、社会的支持。"统力共治"是指要建立"共同责任制":一是要建立养老的家庭内部责任制,要求家庭成员无论男女、长幼都有平等的责任和义务奉养父母;二是养老的家庭—社会共同责任,在家庭和社会力量之间建立起连接点。共同责任制意味着高龄时代的养老问题不再仅仅是个人与家庭的责任,而是全社会的责任。现代养老文化是建立在个人家庭、社会和国家分工合作基础上的制度文化。

四、养老文化的历史演变

从传统社会到当代社会,养老经历了最初家庭养老到多元化养老的转变,养老资源的供给路径从"自我养老""子女养老"到多元化主体供给的转变,养老观念也经历由消极老龄观到积极老龄观的历史演变过程。

(一)传统社会:养老是一种资源和财富的转移模式

中国传统社会采取"反馈模式"解决赡养老年人问题,子女具有对父母的养老责任前提是社会均衡互惠,即通过财富的储备和转移实现代际互惠,从而使传统养老模式得以延续。在自给自足的农耕社会,老年人通过自己创造的财富实现自我保障,同时依靠子女为自己提供经济照料,由配偶、子女提供日常护理和精神慰藉。老年人具有较高的权威,虽退出生产活动领域也通常能够获得相对较高水平的物质保障和精神慰藉。

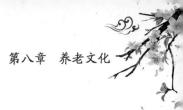

（二）工业社会：养老被视为社会的沉重包袱和负担

工业革命之后，人类社会生产力取得了快速发展，老年人口基数越来越大。同时，以婚姻和血缘关系为基础的现代化家庭观念得以形成，家庭养老保障也逐渐弱化。社会保障制度在各国相继建立，社会化的养老方式补充甚至逐渐取代传统的家庭养老方式。随着市场经济、刚性退休制度的建立，老年人被视为市场经济活动中被淘汰的人群，其主体性受到损害，被称之为"社会的包袱"或"社会财富的蚕食者"。

（三）福利多元主义时代：老年人是一种重要的资源

步入 20 世纪中后期，养老需求成为巨大"空洞"，为有效应对人口老龄化危机，人类开始反思传统的养老观念。西方国家提倡老年人应当有所作为，将其优势资源转化为生产力，有助于缓解养老金、医疗和社会照料支出不断增加的压力。在福利多元主义理念影响下，老年人自身成为养老保障资源的重要供给主体，继续参与生产活动成为一种现实的选择，延迟退休、老年人再就业成为一种世界趋势。

（四）积极老龄观时代：开发并利用老龄资产价值

进入 21 世纪以来，科学、合理地开发"老年人口红利"，实施积极老龄化政策成为人类面对全球性养老危机的一种务实选择。在此时代背景下，不仅要实现"老有所养"，更要在此基础上实现"老有所为、老有所乐"。即老年人可根据自身实际状况参加社会经济活动，在一定程度上实现"自我养老"和"互助养老"；重视老年人的精神关爱和文化熏陶，实现"老有所乐"，发挥老年人再社会化功能与持续学习功能。

第二节　孝　文　化

孝是中国文化的原发性、综合性的文化观念，对维护传统社会的长期稳定，促进文明的延续发展，提升社会道德水平有重要作用。孝在传统社会具有文化之源、社会之基的重要地位，其历史作用表现出积极与消极的两面性。现代的新孝道具有人格平等性、责任互担性、成果共享性等特点，对处理当代家庭亲子关系，对社会、家庭解决养老问题，形成尊老风尚都具有积极的作用。

一、孝文化的概念

在语源学意义上，孝的基本含义是敬老养老、事亲善行。《尔雅释训》对孝的解释是"善事父母为孝"，《说文解字》的解释是"善事父母者也。从老省，从子，子承老也"。许慎则认为：孝字是"老"字省去右下角的形体，和"子"字合成的一个会意字。孝的古字形和善事父母之义吻合，被看做是子女对父母的一种善行和美德，社会秩序、家庭关系都以孝为基础，是构建于血缘关系之上的一种特殊情感。

孝文化是指中国文化与中国人的孝意识、孝行为的内容与方式，及其历史性过程、政治性归结和广泛的社会性衍伸的总和。孝在中国古代社会几乎涵盖了社会生活的方方面面，与孝道偏重于伦理道德相比，孝文化更能够代表孝在中国文化。

二、孝文化的作用

古语称"百善孝为先"。数千年来中国人认为孝是人的立身之本，是家庭和睦之本，是国

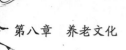

家安康之本,也是人类延续之本。孝文化有以下几个方面的作用:

（一）孝是个人道德修养的基础

道德修养是个人道德品质形成和提高的内在因素,也是使社会的道德原则和规范变为个人的道德意识和行为的途径。道德修养的最高境界是"仁",而"仁"的基础和根本即是孝。孔子认为孝为德之根本,是每个人所必需的起码行为,是每个人天性之爱的自然流露。把善事父母行为上升到人生最好境界"仁",成为"仁"之本。要做一个"仁"德之人,需从"孝"做起。

（二）孝是家庭存在的根本

在我国传统社会,孝也被看做一种家庭道德,是维系家庭关系的根本。传统家庭由具有血缘关系的成员、家业与家姓构成,形成了祖孙同居、一姓一村或多姓共一村的生活格局。为了维系家族的发展,确立相应的家庭道德是非常必要的。由此提出父严、母慈、夫和、妻顺、兄友、弟恭、子孝等道德规范,其中以孝为最核心和最根本的道德。

（三）孝是良好社会道德风尚形成的重要因素

传统孝文化对于形成民族尊老爱幼、友爱待人的传统美德和良好社会风尚起很大作用。"老吾老以及人之老,幼吾幼以及人之幼",由己及人,以利于养成尊老、养老和慈幼、抚幼的社会风气。传统孝文化中的父慈子孝、夫义妇贤、尊老爱幼等思想对形成良好的道德风尚具有十分重要的作用。

（四）孝是维护社会稳定的精神力量

孝在儒家文化中,被看做人之善性的根源,又被看做是政治的根源。孝起源于政治上的传子制度,因其为"家天下"的基础,政权稳定首先需要一个稳固的家庭,因此孝逐渐成为以父权为中心的巩固家族组织、秩序的道德观念。虽然大力提倡和推行孝道,为阶级统治的忠君治国服务,但对整个社会文明的有序发展、对家庭稳定和生产力的提高也起到了积极的作用。

三、孝文化的内涵

在中国独特的"家国同构"政治社会框架里,孝意识经过数千年的积累和演进,发展成为制度完善、机制健全、国民普遍参与的文化。孔子被认为是传统孝道的奠基人,传统孝道也被认为是儒家伦理。

（一）孝文化的基本内涵

传统孝文化是在农耕文明和宗法社会基础上形成的伦理文化,是调整以亲子关系为主的家庭成员关系的一系列道德观念和行为伦理规范。以儒家伦理为基础的传统孝文化主要包括以下内涵:

1. 归亲、延亲

（1）惟人为贵,全体务阙:《孝经·开宗明义》中提到:"身体发肤,受之父母,不敢毁伤,孝之始也。""归"为返回本处,还给父母,即父母把子女当成自己生命的一部分,因此作为子女的应保重自己的身体,尊重的自己的生命,否则会对不起父母,伤害父母。

（2）娶妻传宗,立嗣务绝:"延亲"就是生儿育女,传宗接代,使家庭的生命继续延续,是孝子应尽的家庭和家族义务。传统社会所宣扬的孝道具有一定的合理性,因为一个家庭、一个民族需要生生不息的后代子孙,这是家族、民族得以兴旺发达的基础。

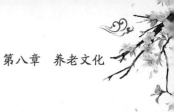

2. 养亲、敬亲

（1）赡养父母，能竭其力：满足父母的物质需求，是为人子女的基本和起码责任和义务。《盐铁论·孝养》说："以己之所有，尽事其亲。"对父母的物质赡养要根据自己的经济条件而为，不一定要有很高的标准，能竭尽全力就好。同时，孝敬赡养应趁父母健在及时尽孝，不要等到"子欲养而亲不待"时才思亲痛亲之不在。

（2）赡养父母，能尽其心：孝的本质是"爱"和"敬"。孝事父母，要在赡养父母的同时尊敬父母。孔子强调只有物质上的侍奉孝养，没有精神上的慰藉孝敬，不为真正的孝。《盐铁论·孝养》中提到："上孝养志，其次养色，其次养体。"即上等的孝是满足父母的心愿，其次是以和悦的面色对待父母，再其次才是物质上的赡养。

3. 疗亲、侍亲

（1）父母有疾，知则致忧：为人子女在平时生活中要细心观察父母的身体变化，关注其健康状况。父母一旦患病，应及时积极求医治疗，为父母解忧，更好地尽子女之责，使父母健康生活，平安幸福度过自己的一生。

（2）父母有疾，侍则致诚：父母生病时要把父母的病情放在心上。治疗疾病过程中，要恭敬小心，精心照顾。父母临终前，应尽量满足他们的要求，平和地走完生命的最后一刻。

4. 顺亲、谏亲

（1）敬顺父母，不违其心顺亲：就是要尽心尽力奉养父母，内心始终保持真诚的爱心和敬意，关切与体贴，哀思与追念。一切孝行都应不违逆本心，是发自内心至诚的自觉行为，事父母心宽意适，安享颐年。

（2）诤谏父母，不违其义：在儒家孝道体系中，子女与父母之间是依靠德来维系的，而非单向的顺从。对父母的不义行为要诤谏劝止，不使其做违礼不义之事，如盲目服从视为不孝。同时，还强调诤谏应以尊敬为前提，要婉言、耐心说服。

5. 继亲、尊亲

（1）继人之志，以安父母：古人主张对父母正确合理的意愿与事业应支持和继承，此为重要的孝行。作为人子在继承父志的同时，还要做到"不忧不辱"，不要因为自己不当的言行，使自己的父母蒙受耻辱。

（2）立身行道，以显父母：要求做子女的必须有积极、优秀的嘉言善行，要有远大的理想成就一番事业，能使父母受人尊重，得享尊名，殊荣加身，以实现"尊亲"。

6. 葬亲、祭亲

（1）葬之以礼，从归自然：孔子认为孝的全过程是对父母要"生，事之以礼；死，葬之以礼，祭之以礼"。父母去世后，要通过仪式把亲人安葬起来是人良知、理性的表现，以尽到生者的责任。埋葬和祭祀表示对父母、对死者的尊敬。父母去世后，子女要时刻牵挂、思念父母，不要忘记父母恩德。

（2）祭之以礼，慎终追远：儒家认为祭祀是维持伦理教化、培植孝道的重要手段。对故去父母、先祖的祭祀，表达的是一种尊重追念的情感，所以祭祀时关键在于虔诚与恭敬。人生时有尊严，死了也有尊严，丧礼、祭祀是体现人尊严的一种方式。

在古代，"孝"不仅用来协调家庭中父母与子女的关系，还延伸至社会领域、政治领域，用来调整社会中人与人之间的关系，以维系和强化社会等级秩序。"老吾老以及人之老，幼吾幼以及人之幼"，全社会做到"亲亲""敬长"，对稳定社会有积极作用，以实现"孝治天下"。

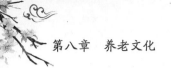

（二）孝文化的精神意蕴

中国传统孝文化的内涵，主要体现在伦理规范和人文精神两个方面，人文精神是决定伦理规范存在的基础和意义。从表层来看，孝包含了中国人对如何践行孝所做出的具体设计，即具体的伦理行为规范；从深层来看，孝的背后体现了中国人对人之所以为"人"与如何维系社会和谐的一种独特思考。

1. "仁爱"本性　孝作为一种家庭伦理的依据是孔子的"仁学"，即孝敬父母、尊敬师长是实施"仁"的基础。"亲亲为仁"，对父母的孝是仁的体现，仁爱首先是敬爱父母；同时，儒家将其扩展为"泛爱众而亲仁"，把家族伦理扩大到社会伦理。培养全社会成员的仁爱之心，需将孝父、敬兄作为培养善端的基础，推及于四海，爱天下人的父母，形成良善的社会风气，博爱的理念也随着形成。

孟子提出的"仁爱"思想有三层境界："亲亲而仁民，仁民而爱物。""亲亲"为第一层境界，以孝为本，首先要爱自己的亲人；"仁民"为第二层境界，即像爱自己的亲人一样爱所有的人；"爱物"为第三层境界，即像爱人那样去爱万物。三个层次，三种境界，构成了较完善的人伦、人文和生态生存系统。

2. "感恩"道义　中国传统道德和文化强调的"孝"，其核心意义在于报恩、报答父母的养育之恩。"身体发肤，受之父母"，对人而言，最大的恩情莫过于给予自己生命的父母，重生敬本，反哺报恩。感恩父母不仅仅是为了报恩，唯有用心去感动、去铭记。

儒家重视亲情感恩是为了培养感恩意识，从而将其延伸到感恩社会。感恩的人会有不断奋斗的动力，自愿给予人、社会以帮助，以好的心态去面对压力和挑战。感恩是孝文化的理论特色，也是整个孝文化的核心理论，也是民族认同的精神基础。

3. "责任"义务　对父母的责任，是一个人起码和基本的道德责任。这种责任来源于亲情之"爱"的链接和互动。子女对父母的爱是自然衍生的责任，是一生都不可改变的亲情责任。"尊敬"是基于爱，因此要"孝敬父母"。

儒家不仅强调亲情责任，还强调将亲情责任升华为社会责任。孝作为一种伦理范畴，要求人无论是在独立人格层面，或是家庭乃至社会层面，都应该有一种厚重的责任意识，一个人的真正价值是在忠实履行这种责任意识的基点之上。

四、孝文化的当代特征

在现代文化的冲击下，传统儒家文化的权威日渐衰微，传统家庭结构模式逐渐变化；同时，西方文化的大量涌进，使得中国当下的文化呈多样化发展，对孝道的现代传承带来了很大的冲击。在吸收传统孝文化精华的同时，应树立新型孝道理念，使孝文化顺应时代的发展，成为连接"代沟"的"桥梁"。

（一）平等性

传统孝道是建立在封建家族社会森严的等级制度下，以服从长辈意志为前提条件。现代法治社会的基本理念是人人平等，不再强调父母权威性与子女绝对顺从，孝不仅是子女单方的责任和义务，更重要的是父与子双方的平等性。

（二）民主性

传统孝道在父权主义的作用下，子女对父母往往是敬畏，言听事从，父母之命不可违。由于现今生活节奏加快，知识更新加速，客观上会导致社会亲子之间存在矛盾和冲突。以民

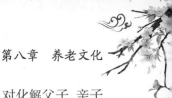

主为基础的新型孝道,倡导相互尊重、相互理解、平等协商。在一定程度上对化解父子、亲子之间的"代沟"具有一定的积极作用。

（三）自律性

现代社会强调的是自由、平等,虽然在法律和社会道德规范上对孝道的践行具有一定的约束力,但与古代社会相比,其外在的强制性得到弱化。因此,新型孝道观念和孝道的践行更多体现在亲子双方的自律上。

（四）互益性

在"夫权至上"的古代社会,孝道往往成为一种单向性的义务。现代社会强调父母和子女人格和地位的平等,孝道也回归到互益性的轨道。代际互哺不仅体现了人类生存发展的需要,也体现了平等和公平正义的原则。

📖 **知识链接**

中国历史上的二十四孝

孝感动天	亲尝汤药	啮指痛心	百里负米	芦衣顺母	鹿乳奉亲
戏彩娱亲	拾葚异器	刻木事亲	行佣供母	怀橘遗亲	埋儿奉母
涌泉跃鲤	闻雷泣墓	乳姑不怠	卧冰求鲤	恣蚊饱血	扼虎救父
弃官寻母	尝粪忧心	涤亲溺器	卖身葬父	扇枕温衾	哭竹生笋

五、孝文化与家庭养老

中国家庭养老是"反馈式"养老,是维系代际之间"哺育"与"反育"的供养关系,体现了鲜明的人文性和道义性,在养老实践活动中起着基石的作用。孝文化不仅是家庭养老的"外生变量",也是养老实践活动中的"内生变量",应对老龄化问题,弘扬孝文化是我国的现实选择。

（一）家庭养老与社会养老相结合

孝文化规范家庭养老行为,是调整家庭关系尤其是父母与子女,长辈与晚辈关系的思想工具。家庭养老是孝文化调整、规范子女、晚辈具体行为的实践表现。二者涉及的都是以血缘亲情为基础的代际关系。尊老敬老已内化为我们道德伦理规范的重要组成部分。孝敬父母、养老送终被认为是子女应当履行的责任,赡养老年人在我国成为法定的公民义务。

步入现代社会,家庭的赡养功能逐渐由社会养老方式转换。老年人在家庭中的经济地位与控制力降低,旧的伦理规范不再具有以往强制约束力。家庭养老的道德危机日益显现,家庭的养老功能弱化,家庭养老与社会养老相结合更符合现代社会的发展。

（二）法律与道德相结合

在现代社会,尽孝不能满足于"回报"。作为道德义务,"回报之孝"是一种亲情反刍,是本能的、自然的和感性的,因而也是消极被动和随意的;作为法律义务,"维权之孝"则是一种社会责任,是更高层次和更加自觉理性的,是更加积极主动和强制的,因而也是更全面、持久有效的。

从法律维权的角度看孝道,老年人不能被简单地视为消费负担甚至累赘,而应正视其国

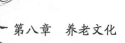

家公民身份、人才资源价值，以及社会劳动者、建设者的地位；不仅要强调对老年人的经济和物质的援助，还要注重其精神赡养、情感满足和文化权益的维护，德法同构，更加自觉地尊重和保障老年人权益。

六、孝文化与社会养老保障

中国社会养老环境的变化要求孝文化以社会化的形式实现和延续，社会养老保障制度是现代社会传承孝文化的重要形式。社会养老保障推动中国孝文化的合理继承，孝文化促进社会养老保障的不断完善，充分发挥二者优势，注重二者的结合和互补，以不断完善的社会养老保障制度推动孝文化的合理传承，发展孝的现代价值，实现文化和制度的双赢。

进入现代社会，养老逐渐从家庭走向社会化，即从传统的道德化走向体系的法制化，从法律上赋予、尊重和保障老年人的养老权。养老权是公民在年老时要求家庭和子女提供赡养与扶助，以及要求国家和社会提供基本养老社会保障的权利。国际社会通过公约的形式确定了包括养老保障在内的社会保障权，我国也通过一系列法律法规体系明确规定了公民应享有的养老保障权，赡养老年人是子女应尽的责任与义务。

第三节　文化养老与公共文化服务

文化养老是以保障老年人经济需要为前提，立足于各种的文化养老资源，使其更加公平的享受到社会公共文化服务，以满足其精神方面的需求和社会参与的愿望，实现老年人的自身价值。公共文化服务是文化养老服务的基础和条件。

一、文化养老

文化养老把养老从物质层面提升到了精神层面，使老人更有尊严、更有获得感，跟上时代的步伐。

（一）概念

文化养老是以老年人的物质生活需求基本得到保障为前提，以满足精神需求为基础，以沟通情感、交流思想、拥有健康身心为基本内容，以张扬个性、崇尚独立、享受快乐、愉悦精神为目的的养老方式，具有广泛性、群体性、互动性、共享性等特点。

文化养老是相对于物质养老而言的，是一种体现传统文化与当代人文关怀的养老方式。文化养老既反映了传统的孝道，同时又体现了当今社会经济发展背景下积极老龄化的新价值取向，表现为"老有所教、老有所学、老有所乐、老有所得、老有所为"的精神赡养和人文关怀。

（二）文化养老的特点

文化养老是社会文明与进步的体现，超越了以往的被动养老理念，倡导主动养老。它强调通过各类文化活动，使老年人建立起积极的生活态度，满足其精神文化需求，以提高晚年生活质量。

1. 满足老年人的精神需求　文化养老的要义在于满足老年人的精神需求。精神需求是建立在老年人的物质生活基本得到保障的基础上，是在老有所养、老有所医的前提下提出的更高层次的要求。

2. 是传统文化与当代人文关怀相结合的养老方式　文化养老不同于传统的养老方式，传统意义上的养老方式主要是指居家养老、社区养老、家庭养老、社会养老等在内的物质养老。文化养老是指能够能体现传统文化与当代人文关怀相结合的养老方式。

3. 最终目的在于实现老年人的全面发展　文化养老以满足老年人的精神需求为基础，其目的不单单在于对老年人精神上的慰藉，更重要的在于满足其社会文化需要以及实现其社会价值。它超越了精神慰藉范畴，从本质上来讲其最终目的在于实现老年人的全面发展。

（三）文化养老的类型

文化养老根据老年人的自身文化需求，主要包括老有所乐型文化养老、老有所学型文化养老、老有所为型文化养老三个方面。

1. 老有所乐型文化养老　能够使老年人在日常生活中身心愉悦，满足其情趣爱好和审美愉悦，如琴棋书画、音乐戏曲、舞蹈表演、乒乓球与门球，以及各类民间民俗文化活动。

2. 老有所学型文化养老　是指老年人根据个体的文化需求，自发自主地学习一些新知识和新技能，表达的是老年人的自我价值取向。老年大学是开展老有所学型文化养老的主要平台。

3. 老有所为型文化养老　强调老年人正确认识自身的价值，挖掘自身的潜力，激发老年人的积极主动性，帮助老年人继续社会化，创造更为丰富的社会价值，如参与地方建设、参与社会公益事业等。

二、公共文化服务

公共文化服务作为现代文明的标志，其构建和发展是经济发展和文化内在要求的动力与趋势，是现代公共服务体系的重要组成部分，是一种现实下的新的文化自觉。

（一）概念

公共文化服务是政府公共服务的重要内容，是指以政府部门为主的公共部门提供的、以保障公民的基本文化生活权利为目的，向公民提供公共文化产品与服务的制度和系统的总称，包括公共文化服务设施、资源和服务内容，以及人才、资金、技术和政策保障机制等方面内容。

公共文化服务应该保障国民接受文化艺术教育的权利、获取文化信息的权利、享受社会文化成果的权利、参与公共文化事务管理及活动的权利、文化选择的权利、文化传播的权利、文化创造与表达的权利、文化监督的权利。

公共文化服务体系是指由政府主导、社会参与形成的，以公共财政为支撑，以公益性文化机构为主力，以全体民众为服务对象，以保障民众看电视、听广播、读书看报、进行公共文化鉴赏、参与公共文化活动等基本文化权益为主要内容，向公民所提供的各种公共文化设施、公共文化产品、公共文化服务以及与之相适应的运行管理系统和制度的总称。

（二）公共文化服务的特征

与市场文化服务相比，公共文化服务具有以下基本特征：

1. 公有性　是指公共文化服务资源（场所、设施、设备等）为社会全体成员共同拥有的属性，应面向社会公众普遍提供，并为社会全体成员普遍享用。公有性是公共文化服务体系的根本属性，也是其存在和发展的前提条件。

2. 公益性　是指公共文化活动应当尊重社会全体成员的共同利益,不能以盈利为目的的属性。以普遍实现公共文化权益为准则,追求社会效益的最大化,体现的是国家政府的公共利益。

3. 公众性　是指公共文化服务机构应该面向社会普遍提供基本的、无差别的公共文化服务的属性。公众性的特点主要有服务内容的同质性、服务对象的全体性、服务方式的开放性。

4. 共享性　是指国家政府所提供的公共文化服务要惠及全体民众,为全体民众所普遍享有的属性。首先是人人都有享有公共文化服务的权利;其次是人人都有享有公共文化服务的机会;再次是人人都有享有公共文化服务的能力。

(三)公共文化服务的功能

公共文化服务是面向大众的公益性文化服务,以满足民众精神文化需求为出发点和落脚点。

1. 促进公民基本公共文化权益的实现　随着人们物质生活水平的提高,公共文化生活需求日益凸显。通过政府与社会进行文化互动合作的公共文化互动平台,促进实现民众公共文化的福利与公共文化权益。

2. 服务于社会　主要表现在积累、传承、创新和弘扬传统文化与民族精神;提供文化场所和产品,满足民众精神文化需求,提高公民思想道德素质,培育公民文化素养、人文精神与人文情怀;通过文化产品的创作,为文化产业的发展提供原创力。

3. 实现社会文化资源的有效配置与公平分配　为社会提供基本而有保障的公共文化服务,优化文化生态,提升文化竞争力,促进经济发展和社会全面进步。

4. 转变经济发展方式　由于"过剩经济"人们消费模式向非物质的、文化的、休闲的方向转移。具有创新性和创意性的新兴文化产业已经益成为社会经济发展的主要组成部分。通过公共文化建设,整合文化资源,拉动文化投资于消费,转变经济发展模式。

三、公共文化服务在文化养老中的作用

文化养老以传统养老为基础,融合了现代人文关怀因素,不仅是顺应现代社会发展的趋势与产物,也是人自身生存发展的内在需求。公共文化服务体系是文化养老传播、展演的平台,充分利用这一平台使文化养老顺应社会发展的需要,使其内涵更加适合老年人的心理需求,贴近老年人的审美愉悦和精神慰藉,增进老年人的身心健康。

(一)提升养老服务水平,丰富老年人文化生活

目前养老服务的内容大多局限在生活照料、家政服务、康复护理等,老年人的文化活动主要借助公共文化服务体系及社会参与。将养老纳入公共文化服务体系之中,利用各种途径,为老年人参与文化活动提供便利,如利用公共图书馆服务系统为老年人提供读书、送书、远程访问图书数字资源等,使老年人能够很好地融入社会,丰富其精神文化生活,提升了养老服务的水平。

(二)适应老年人的文化养老需求、保障其文化权益

随着时代的发展与社会的进步,养老理念也与时俱进,追求文化养老成为一种主流。健康的文化活动成为保障、提高老年人生活水平和生命质量的重要内容。《老年人权益保障法》要求国家为老年人参与社会发展创造条件,鼓励老年人从事健康有益的社会活动。开展适合老年人的文化娱乐活动,使其生活更加丰富有趣、多姿多彩。

（三）提高老年人知识水平、促进其心理健康

步入老年期，易出现、孤独、"退休综合征"等心理问题。通过参与公共文化服务活动，为改善老年人心理问题提供良好的社会环境与基础。同时，老年人对学习新的知识，掌握新的技能，紧跟时代发展有着强烈的愿望与追求。通过老年大学以及书法、歌舞、科学讲座等各种培训活动，增长知识，获得快乐，以实现"老有所学"。

（四）"实现老有所为、老有所成"

《老年人权益保障法》规定，老年人的知识、技能和经验应当得到全社会的重视、珍惜。老年人阅历丰富、拥有经验、具备特长，他们也乐于利用自身优势积极参加社会活动，发挥余热。老年人通过参与文化艺术节、业余文艺团体和文化自愿者活动，发挥自身作用，"老有所为、老有所成"可得到体现。

【思考题】

1. 一对年过七旬的空巢老年人，丈夫因突发脑梗死导致左侧肢体偏瘫。3个月后病情好转，能够站立，但行走困难，语言功能差，回到家老年夫妇面临着日常生活需要照顾的生活困境。

（1）他们应选择适宜的养老照顾模式（　　　）

A. 日托照顾　　　　　　　B. 机构养老照顾　　　　　　C. 居家服务

D. 社区中心服务　　　　　E. 生活保障

（2）上述照顾模式应有哪些优点（　　　）

A. 使老年人得到全面、专业化的照顾和医疗服务

B. 社会经济负担轻

C. 有助于加强亲情

D. 符合我国传统观念

E. 要大范围推广

2. 李大爷，78岁，老伴去世后，与儿子儿媳一起生活。由于儿子儿媳平时工作繁忙，无法照看老年人，请了保姆帮忙照料。某日社区工作者去探访，发现李大爷的房间不仅凌乱，而且散发着刺鼻的馊味。大爷躺在床上，床头放着几瓶药，床边放着尿盆。他反复地说："这些日子我太麻烦人了。"保姆说，李大爷在2周前出门时不慎摔倒，造成骨折，上周出院后回家静养。

（1）郑大爷目前生活存在的风险因素是（　　　）

A. 他人疏于照顾　　　　　B. 身体虐待　　　　　　　　C. 情感虐待

D. 自我忽视　　　　　　　E. 子女不孝

（2）为了给郑大爷更好的生活照顾，她的儿子和媳妇可以在社区服务中选择满足老年人需要的服务是（　　　）

A. 日托照顾　　　　　　　B. 家务服务　　　　　　　　C. 居家服务

D. 社区中心服务　　　　　E. 生活保障

参考答案

1.（1）B　　（2）A

2.（1）A　　（2）C

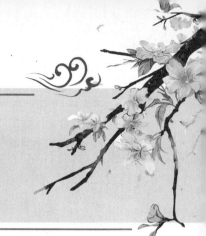

第九章
智慧养老

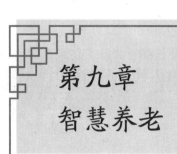

【本章要点】

1. 智慧养老、社区智慧养老、居家智慧养老的概念、内涵及意义。
2. 智慧养老、社区智慧养老、居家智慧养老的特征和服务功能。
3. 智慧养老的类型：智慧养老居家模式、智慧养老社区模式。
4. 智慧居家养老"SMART"模式、智慧养老社区"SPONGE"模式。
5. 国内外智慧养老现状。
6. 智慧养老服务平台的功能、构成要素及管理内容。
7. 智慧养老服务管理的战略。

【学习目标】

识记：1. 能解释智慧养老、社区智慧养老、居家智慧养老的内涵及意义。
     2. 能阐述智慧养老、社区智慧养老、居家智慧养老的服务内容和功能。
理解：1. 能阐述智慧养老的服务模式。
     2. 能举例说明社区智慧养老、居家智慧养老的特征。
     3. 能举例说明智慧养老服务平台的构成要素。
运用：能够运用智慧养老服务平台对居家老年人实施养老服务管理。

📊 导入案例与思考

    李大爷，70岁，独居，有一个儿子、一个女儿，子女长期在外工作。老人性格开朗，善于与人交往，业余生活丰富，经常到社区老年活动中心参加老年人活动。近来发现老人记忆力减退，认知功能障碍，如经常出门时忘记锁门，忘记带钥匙，出门后迷路，有时说不出物品的名称，语言交流较少等，临床初步确诊为老年痴呆症前期。子女担心父亲的安全问题，考虑为其定制智慧养老产品和服务。请思考以下问题：

    （1）李大爷的实际情况是否适合智慧养老模式？

    （2）子女可以为李大爷定制哪些智慧养老产品和服务？

    （3）社区在养老服务方面可以为李大爷做哪些工作？

我国自2015年到2035年,将进入急速老龄化阶段,老年人口将从2.12亿增加到4.18亿,占比提升到29%,养老问题突出。通过互联网和物联网等现代科学技术手段的支撑、智慧化产品或设备的利用来满足养老和健康服务需求,对解决现阶段及未来的养老问题、促进养老事业的发展具有重要的意义。

第一节 概　论

随着科技的进步和社会的发展,利用先进的信息技术和科技产品来实现养老服务的社会化、智慧化,是解决我国养老服务资源结构性短缺、劳动密集型养老方式困难的必然选择。智慧养老产业,作为一门几乎空白且可持续增长的朝阳产业,受到社会各界高度关注。

一、智慧养老概念、内涵及意义

智慧养老是养老模式随着经济社会发展、科学技术进步而出现的概念。目前,国际上对这一概念尚无统一的定义,本节结合国内多位学者对智慧养老的理解给出概念,并阐述其内涵及意义。

(一)概念

智慧养老,又称智能居家养老,是充分利用信息化、智能化技术,结合可穿戴设备,通过对老年人信息自动监测、预警、主动处置,实现全方位、线上线下、综合性、医养结合的创新型养老服务模式。智慧养老最早由英国生命信托基金会提出,当时称为"全智能化老年系统",而智慧养老是智能养老的进一步发展。即老年人在日常生活中可以不受时间和地理环境的限制,在自己家中过上高质量、高品质的生活,又称"智能居家养老"。

(二)内涵

智慧养老作为朝阳产业,在解决未来养老问题上有着广阔的应用前景和市场空间,有着丰富的内涵。从词义上讲,"智能"更多体现为技术和监控;"智慧"则更突出"人"的灵活性和聪明性。智慧养老的核心在于应用先进的管理和信息技术,将老年人与政府、社区、医疗机构、医护人员等紧密联系起来,满足其多样化、个性化的需求,维护安全和健康,使之享受更理想的老年生活。

> **知识链接**
>
> **"蜂巢老年人"**
>
> 随着互联网和移动互联网的发展,老年人使用在线社交工具便利性大增。当子女长期不在身边时,老年人参与社区性的老年互动平台,通过网络社区建立交流和互动小组,线上交流,线下活动,让原本分散、孤独的老年人得到帮扶和慰藉,最终把线上社区、线下互助组连接成"蜂巢"式互助养老网络,也可谓之"蜂巢式养老网络",这些老年人则称为"蜂巢老年人"。每位老年人在社区内被多位老年人关注,这些关注者同时也成为其照顾者,当生病或有需求时,关注者将成为最先响应者,为遇到困难的老年人施以援助。

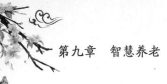

（三）意义

智慧养老以信息化技术创新养老模式,不仅时刻保护老年人的安全,还能全方位监测其健康状况,满足健康服务需求。精神生活方面,智慧养老的信息化技术使老年人成为"蜂巢老年人",为分散、孤独的老年人创造了相互照顾和帮助的条件,精神上也得到支持和鼓励。经济社会层面,智慧养老有利于推动养老产业的发展,有效应对养老压力。

二、智慧养老的特征

智慧养老是新时期经济社会发展的必然选择,与其他养老模式相比,具有明显的时代特征。

（一）体现了现代科技与养老的相互融合

智慧养老融合了老年服务、医疗保健、智能控制、计算机网络、移动互联网以及物联网技术等现代科技,为老年人的服务与管理提供支持。

（二）体现了"以人为本"的理念

从老年人的需求出发,通过高科技的技术、设备、设施以及科学、人性化的管理方式,让老年人时刻都能享受到高品质的服务。

（三）实现了"优质高效"服务

现代科学技术与智能化设备,不仅降低了人力和时间成本,而且提高了服务工作质量和效率,并以较少的资源最大限度地满足老年人的养老需求。智能设备通过适老化设计,可以完成人们不愿做、做不好、甚至做不了的为老服务,有效解决"未富先老"和"无人养老"的困境,从而为老年人提供"优质高效"的服务。

（四）维护老年人安全和健康

智慧养老将科技融入生活,利用各种现代信息技术满足老年人生活起居,提供安全防护、医疗卫生、保健康复等服务,可以维护老年人安全和健康。

（五）提供娱乐、休闲等服务

智慧养老通过互联网等信息技术建立针对老年人的网络社区,为老年人提供休闲、娱乐、学习分享等服务,使其经验和智慧得到再次发挥和利用,丰富精神生活。

三、智慧养老的类型

根据养老服务地点不同智慧养老可以分为多种类型,包括智慧养老居家模式、智慧养老社区模式、智慧养老机构模式、智慧养老虚拟模式。本节主要介绍前两种常见模式。

（一）智慧养老居家模式

智慧养老居家模式可以使老年人在日常生活中摆脱时间和地理环境的束缚,在家中即可享受高质量的生活,是老年人最容易接受的养老模式。依托智能居家养老系统,老年人的日常生活处于远程监控状态。当老年人走出房屋或摔倒时,智能居家养老系统中的智能手环设备能立即通知医护人员或亲属,居家养老的服务中心也能第一时间发出警报,使其能够及时得到救助;智能居家养老设备医疗服务中心会提醒准时吃药和平时生活中的各种健康事项;身上佩戴便携式 GPS 全球定位系统,有效防止老年人外出走失,安全得到保障。

（二）智慧养老社区模式

智慧社区养老是我国智慧养老的重要组成部分,其发展模式正在不断探索和完善中。

一方面,智慧社区的发展为社区带来信息技术的革新,也为实现智慧养老社区模式提供了技术支撑;另一方面,智慧社区强调"以人为本"的设计导向和精神层面的活力、文化和创造力。智慧养老社区通过信息化、智能化、自动化的设备为居民特别是特殊人群,如空巢、行动不便的老年人提供专业、健康、安全的服务,充分满足居民、社会组织、管理的需要。

四、智慧养老的功能

智慧养老依托智能化的养老平台和传感设备,在老年人生活起居、安全保障、医疗卫生、保健康复、娱乐休闲、学习分享等方面实现多样化的功能,提高老年人生活质量。

(一)能即时传递和反馈老年人的需求与风险信息

智慧养老服务系统可以对即时发生的老年人需求和风险做出快速反应,准确地将信号传递至服务平台并迅速做出反馈。此种运作模式快速、高效,可减少传统风险信号传递过程中的烦琐环节,提高信号传递的准确性和有效性,节约时间成本和人力成本,将老年人尤其是高龄和残障老年人风险危害发生的可能性降至最低程度。

(二)为老年需求供给和风险处置服务提供有力支持

智慧养老服务平台不仅能收集和传递信息,还能处置、解决老年人的服务需求及随时可能发生的风险。如家庭智能警报系统,可以减少或防止意外发生。另外,部分养老服务的技术设备也可以在发出信号后采取必要措施,对紧急情况进行初步处置。

(三)延伸人工养老服务能力

智慧养老服务模式利用先进的技术设备和完善的网络,弥补了人力养老服务资源严重不足的缺陷,同时智能化的服务手段也将服务的人为风险降至最低。因此,智慧养老模式体现了养老服务由人工化向智能化、自动化的转变,并且延伸了人工养老服务的能力。

五、智慧养老服务模式

随着社会经济的发展,养老模式呈现出多元化的发展态势,促进了来养老模式的创新和发展。如智慧居家养老的"SMART"模式和智慧养老社区的SPONGE模式。

(一)智慧居家养老"SMART"模式

SMART模型是智慧养老实现的理想状态,由五项内容组成,包括Spirit-comfort(老年人精神慰藉)、Medical-care(老年人医疗健康服务)、Aid-center(老年人日常生活帮助)、Resource-supply(老年人日常生活物资供应)、Tele-monitoring(老年人日常安全监护),根据需要层次自下而上排列,每一层次都可以部分地实现智慧养老服务。目前的智慧养老服务平台、产品等尚未满足全部5种需求。(图9-1)。

(二)智慧养老社区"SPONGE"模式

SPONGE的本意是海绵,将海绵以柔克刚的哲学运用到智慧养老社区的构建之中,充分利用当地资源解决养老问题,将问题分散化,形成SPONGE模式。该模式具有以下6个特征:

1. 空间分散化 对社区中可能存在的、零散的空间,通过计算整理、利用,充分提高空间的使用效率。

2. 个性化 根据不同老年人的需求,从住宅设计、公共娱乐、生活设施、健康管理、安全保障等方面,实现功能的多元化,满足需求的多样性,从而实现个性化服务。

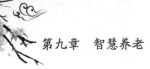

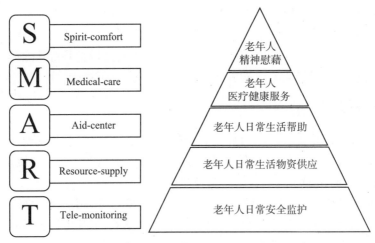

图 9-1　智慧居家养老"SMART"模式层次图

3. 合作化　通过老年人相互帮助、共同生活、娱乐,建立邻里共生合作关系,形成智慧养老的社区文化,增强社区内的互动性和归属感,满足老年人的精神文化需求。

4. 网络化　通过搭建各个节点之间的联系,形成人文与自然景观网络、道路交通网络、功能服务网络等。在网络中,每个点与点之间的关系是相辅相成的,也是动态变化的。

5. 生态化　运用新的能源管理体系、建筑生态技术等手段,从节能、节水、人工和自然环境、大众参与、居民生活生态等方面,兼顾老年人在不同阶段的生理心态特征和需求,达到空间、建筑、社区环境、人文环境的生态化。

6. 弹性化　智慧养老社区可以缓冲人口结构、人文环境、经济环境、自然环境等在时间和空间上的动态变化,应对各种变化带来的干扰,在突变中自我适应、自我修复,实现可持续的低能耗发展。

六、国内外智慧养老现状

随着科学技术水平的不断提升,智慧养老在全球受到了普遍关注。

(一)国外智慧养老现状

发达国家的信息化技术较为先进,尤其在智慧养老方面发挥着重要的作用。目前,国外针对智慧养老领域的研究大多集中在远程医疗监控、家用养老机器人、全智能化老年公寓及老年人佩戴辅助设备上。其中,美国、英国、日本等国家在智慧养老领域最为突出。

1. 美国　远程医疗监控技术已经非常成熟,包括两个方面:①远程医疗,很多医院及门诊中已经配备了远程医疗专用网络,老年人可以通过远程医疗服务在家就诊。在美国弗吉尼亚州,有近 5 万家门诊铺设了"远程医疗"网络,投入使用后有效提高了服务效率,降低了医疗护理费用,服务对象大多数为老年人。②远程监控,即实时监控老年人的身体状况、行为动作等信息,并判断、处理老年人是否存在潜在的疾病威胁、摔倒行为等情形。此外,美国在老年人的健康物联网技术研发方面成果颇多,包括可穿戴式技术、体域网技术、无创、无意识测量技术、机器人技术等各种智能技术。

2. 英国　从 2012 年起,英国开始在社区和家庭普及机器人护士。机器人头部安装有激光和热成像摄像机,在声音识别技术的辅助下,借助于云计算命令处理、完成老年人日常护理功能。在腹部安置的红外线感应器，能对老年人的体温进行实时监测，并通过网络将监测结果传送到老年人主管医生的手机上；机器人可以接受医生的建议，向老年人传达健康信息，还能与老年人进行互动交流。目前的研究主要致力于提高机器人和老年人互动的有效性，增加机器人服务功能。此外，英国生命信托基金会运用智慧的理念建设全智能化老年公寓，使老人的日常生活处于远程监控状态，全智能化老年公寓更关注老年人的生活，以实现对老年人的全智能的关怀和管理。

3. 日本　由于日本较早进入老龄化社会，因此在智慧养老领域上无论是服务还是产品均走在世界前列。日本充分发挥机器人的优势，开发了多种针对老年人照护的服务机器人，如娱乐型机器人、行动辅助型机器人、日常照顾型机器人、情绪调节机器人、伴侣机器人、按摩型机器人等，对老年人的日常生活实现辅助功能，提高老年人的居家生活质量。2013年，松下电器产业公司投资开设了名为"真诚"的智能化养老院，每位老年人的相关数据都储存于电脑系统。浴室内设有感应器，以随时监测老年人状况，一旦发生跌倒会立刻通知医护人员。老年痴呆症患者的床上安装了重量监控器，若老年人突然下床，房门将自动关闭以防意外发生；若老年人从床上跌落，智能系统则会立即通知医护人员，以保证老年人的安全。此外，专为肌肉萎缩、活动不便的老年人设计的"机器外套"在日本成功推广，也有效地协助了护理人员的介护工作。

此外，芬兰首都赫尔辛基为所有老年人佩戴智能腕表，以便及时掌握老年人的情况；加拿大魁北克省建立了老年集成服务网络，提高了对虚弱老年人的服务效率。

（二）我国智慧养老现状

我国是世界上唯一一个老年人口近2亿的国家，且正在以每年3%以上的速度快速增长，养老问题日益突出。一种以科技为基础的智慧养老模式正在我国兴起，并在全国各地逐步推进。物联网技术用于医疗领域的智能健康行业将成为未来重点支持的行业之一，并且移动医疗和移动医联网，将成为老年健康信息化服务的重要产业。2013年，全国老龄委成立了"全国智能化养老专家委员会"，为我国智慧养老服务事业与产业发展指明了方向。2015年国务院印发《关于积极推进"互联网＋"行动的指导意见》，提出"促进智慧健康养老产业发展"的目标任务，标志着智慧养老已经上升到国家战略层面。

全国积极推进全智能化养老试验基地建设，并批准筹建全国智能化养老和全国老龄智能科技产业园，如江苏常熟的老龄智能科技实验园区，乌镇联合中科院物联网研发中心引进椿熙堂项目拟建设惠及全镇的"物联网＋养老"居家养老服务照料中心。2015年，上海松江区"智慧养老示范园"正式授牌。青岛市市南区投资600多万元专门为老年人研发的智能手环，可以实现实时定位、紧急呼叫、自动报警、心率测量、健康管理等功能，同时解决了多年来老年人与亲属之间的即时联系问题。很多企业也积极开展"智慧养老"的建设，在智慧家居、养老机构、园区建设等方面做了很多工作，但仍然存在着一些问题。

1. 智慧养老产品使用率低，且智能化水平低　在智慧养老领域，无论从技术水平还是产品创新上，我国与发达国家都存在一定差距。国外有一些辅助设备应用较多，比如智能化辅助洗澡设备、辅助如厕设备以及检测老年人睡眠质量设备等。虽然此类设备和仪器国内也具备，但是使用率较低。智能化水平低可能也是智慧养老产品使用率低下的原因之一。国内很多养老机构的智慧化产品多服务于孤寡、失能老年人，设备通常只能满足基本生存需求，而且更多注重身体护理和生活照料，忽视老人的精神需求。

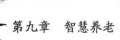

2. 我国智慧养老存在发展瓶颈　我国智慧养老主要靠政府推进,进展缓慢,而且存在体制改革落后,产业事业边界不清;市场化程度低,产业链条尚未形成;产业发展无序,市场发展集中度差;扶持政策缺乏,具体落实难以到位等问题。

第二节　社区智慧养老

社区智慧养老主要是以"智慧社区服务平台"为依托,整合利用各种养老服务资源,把"智慧社区"和老年日间照料中心、社区基层卫生服务机构等社区资源结合起来,让老年人不出社区就能享受到照料、配餐送餐、医疗保健、休闲娱乐等"一键式""一站式"和"智能化"服务。

一、社区智慧养老的概念及意义

社区智慧养老将智慧养老的理念和服务延伸至社区,与具体的社区管理相结合,有着丰富的内涵及意义。

(一)社区智慧养老的概念

社区智慧养老目前没有统一的定义,但综合实践内容可将其概括为:通过新技术如互联网技术、无线网络技术、大数据、云储存等,搭建公共数据中心,并将社区服务资源进行整合,打造区域化、多功能、综合性服务平台,并通过使用智能手段为社区老年群体提供智能化服务的一种管理和服务模式,营造舒适、便捷、安全、高效和开放的智能化、环保化、节能化的生活空间。

(二)社区智慧养老的意义

通过社区智慧养老采用多种智能化设备和管理平台,使得社区管理和生活变得简单而轻松,有助于将智慧养老发展为一种新型的生活方式,更好地实现积极老龄化的目标。社区智慧养老的推广不仅可以丰富老年人的生活方式,而且可以为实现智慧城市的发展目标奠定基础。

二、社区智慧养老的特征

以社区为基础的社区智慧养老是智慧养老的重要模式之一,和普通社区养老模式相比,有其独特的设计理念和特点。

(一)"以人为本"的设计理念

"以人为本"的设计理念是以服务居民需求为出发点。老年人与其他年龄段的人群相比,在心理、行为和生活需求方面有很大不同,不同个体之间也有较大差异,而智慧社区能够在设计初期通过云计算、大数据更为准确地掌握老年人的生活及健康需求,通过信息化、智能化、自动化设备,为"空巢"、失能及行动不便的老年人提供专业、健康、安全的服务。

(二)设计生态化

智慧社区建设方面,新技术的飞速发展,为实现零碳化、低能耗、生态化的设计提供了技术支持。新的环保生态学、生物工程学、生物气候学、新能源、新材料学等领域研究的发展都可以从建筑、环境、气候、提高能源效率等方面,实现社区的可持续发展。

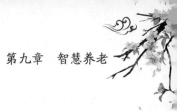

（三）系统集成化

通过感知技术，建立人与物、与社区信息的感知和联系，将信息孤岛在信息平台上实现集成，信息的高度集中使信息和资源再次充分共享，提高社区的服务能力。

（四）服务主动化

信息集中后，通过计算整理、分析规律，可以主动为居民提供具有针对性和预判性的个性化服务。

三、社区智慧养老的服务内容及功能

社区智慧养老服务平台通过智能化手段把不同的服务机构联系起来，采取就近原则，对日间照料中心、家政公司、社区卫生服务机构等进行有效的资源整合，可以提升社区的养老服务能力，丰富服务内容，提高服务功能。建设一体化、智能化综合信息服务平台，可以为老年人提供一种人文化、高效化、智能化、多元化的服务体验。

（一）生活照料

社区智慧养老服务中心可以为老年人提供居家养老上门服务、老年人助餐及送餐上门、代购生活用品、老年旅游、健康指导等生活照料服务，通过使用手机 APP、电脑、用户终端机，即可享受快捷服务。

（二）紧急救助

社区智慧养老平台通过可穿戴设备的信息反馈，远程监控老年人的健康状况、生活状态以及出行情况，一旦发生意外事件，社区服务人员可第一时间定位到老年人的具体位置，及时实施救助。同时，老年人的信息还会以短信形式自动发送至亲属手机，及时通知家属。

（三）健康管理

远程无线血压仪 / 血糖仪可将老年人数据自动传送至后台，并在后台形成健康档案，医护人员会根据情况以提醒或上门服务的形式进行健康干预。

第三节　居家智慧养老

面对我国庞大的老年人口数量，社会养老服务机构已无法承担养老重任。《国务院关于加快发展养老服务业的若干意见》明确提出：充分发挥市场在资源配置中的基础性作用，逐步使社会力量成为发展养老服务业的主体。到 2020 年，全面建成以居家为基础、社区为依托、机构为支撑的养老服务体系。

居家养老是指以家庭为核心、以社区为依托、以专业化服务为依靠，由经过专业培训的服务人员为居家老年人提供生活照料、医疗护理及精神关爱等服务。居家智慧养老是居家养老和智慧养老有效融合，是我国现阶段在大、中城市逐渐开展的一种最佳养老模式。

一、居家智慧养老的概念及意义

我国长期受到"孝文化"的思想影响，认为应该让老年人居住在自己熟悉的家中，按照其生活习惯安度晚年生活；子女应在家孝敬老年人，提供经济支持、日常生活照料和心理情感慰藉。居家智慧养老既符合了我国传统的家庭养老观念，又使其能够享受到现代科学技术带来的高质量养老服务。

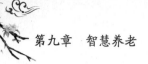

（一）居家智慧养老的概念

居家智慧养老是指老年人居住在家中，利用先进的互联网、云计算、可穿戴设备等新一代信息技术手段，将信息技术、人工智能和互联网思维与居家养老服务机制相融合，通过搭建的信息开放平台，整合政府、社会及社区、家庭的资源，为居家老年人提供便捷、高效、灵活的个性化、高质量的创新型智慧养老服务模式。此种服务模式可为老年人提供生活照料、健康管理、医疗护理、精神慰藉、安全监管与应急救助、专业化的康复训练等服务，且不受时间、地点的限制，使老年人的日常生活，特别是健康状况和出行安全等能被远程查看及监控和管理，保证生活安全，照顾更加人性化，使家属放心，老年人在精神上得到慰藉，更加符合老年人养老的需求。

（二）居家智慧养老的意义

居家智慧养老模式也是"互联网＋居家养老模式"，是协同各相关部门，整合社会服务资源，调动各方面的积极性，共同营造老年人居家养老服务环境；依托社区智慧养老服务平台的智慧化服务功能实时远程监测，医疗保健团队对监测数据进行分析，依据老年人的健康状况和个性化需求，为其提供高质量的养老服务，对减轻政府和家庭的经济负担、促进老龄产业化的发展、提升老年人的生活质量具有重要意义。

1. 减轻政府和家庭的经济负担　居家智慧养老可以减少政府的财政支出，减轻老龄化压力。随着老年人口的增加，增设更多的养老机构以及相应设备的购置、维护、服务人员等势必需要政府给予大量的财政支持，加重了国家和政府的经济负担。采用新型的居家智慧养老模式，可以明显减少养老机构房屋建筑和仪器设备购置的费用。新型的居家智慧养老模式与传统的养老模式相比，可节省大笔费用支出，即可以减轻政府的经济负担，又可减轻家庭的经济负担，更符合我国现阶段"未富先老"的养老状况。

2. 促进老龄化产业的发展　居家智慧养老在加快老龄事业发展的同时，促进了社区养老服务体系的建设，为老龄化相关产业的发展，如智能产品、健身设备的制造销售业、旅游业等提供了大量的就业岗位，拓展了养老服务市场，促进老龄化产业的发展，增加国家的财政收入。

3. 提升老年人的幸福感和生活质量　居家智慧养老模式可以使老年人在家享受到优质的养老服务，可保留原有的生活习惯，并以先进的信息设备平台为依托，整合各种资源，提供健康管理、医疗咨询、安全监控、休闲娱乐等养老服务项目；老年人还可以通过网络视频与远在异地的子女、亲属、朋友进行交流，提供情感慰藉和支持，使其感受到老有所养，老有所依，提升幸福感和生活质量。

二、居家智慧养老的特征

居家智慧养老既体现了我国传统孝文化的思想，又融合了现代科学技术及多种资源，在一定程度上更加有效地满足了老年人的养老需求。居家智慧养老具有以下特征：

（一）家庭养老和社会养老双重特征

居家智慧养老是以家庭为基本养老单位，以智慧社区和养老机构为支撑，将社会化养老服务延伸到家庭，是体现家庭养老和社会养老双重优势的一种新型养老模式，尤其强调社区的智能化服务功能在居家养老中的应用，是老年人及其家属最愿意接受的养老方式。

（二）参与主体多元化特征

养老已成为世界各国面临的重大社会问题，须由政府主导，企业、医疗机构、社会服务机构等多方面的参与和支持，才能合理有效运行。在政府的监督指导下，老年人的生活照料、医疗保健、娱乐设施等投入到市场中运行，使资源得到合理、优化配置，同时企业、非营利组织和志愿者可以为居家智慧养老提供相应的支持。因此，居家智慧养老模式具有参与主体多元化的特征。

（三）网络化、智能化特征

采用先进的互联网设备，使老年人与儿女、朋友、社区服务中心、医院等沟通更加便捷。居家智慧养老服务机构为居家老年人提供了全方位的优质服务，如佩戴可穿戴式设备，老年人的体温、血压、脉搏、血糖等相关数据就可传送到社区卫生服务中心，医疗护理等专业人员可随时监测身体变化情况，使其健康安全得到保障。

（四）准公共产品的特征

居家智慧养老是政府主办和扶持的非营利性、非竞争性的养老模式。社区提供的智能化服务平台和相关设施，供社区老年人共享，又具有非排他性，由此可见居家智慧养老在某些方面是具有准公共产品的特征。

三、居家智慧养老服务的内容

居家智慧养老是居家养老、智慧养老和智慧社区三者各自发展，最后交汇融合的产物。居家智慧养老服务是政府或市场在社区建立的社区养老服务中心，融合先进的养老设备，为居家老年人提供生活照料、健康管理、医疗护理、精神慰藉、安全监管与应急救助等服务内容，使老年人在家可以享受到与养老机构一样的照顾和服务。

（一）生活照料

老年人随着年龄的增长，生理功能有不同程度的老化和衰退，家庭生活照料发生困难时，可通过智慧服务平台向社区服务中心提出申请，要求提供生活照料、清洁卫生、购置生活用品、缴纳水电费等服务。

（二）健康管理服务

居家智慧养老服务可为居家老年人提供健康方面的信息化管理及服务。对老年人的基本健康信息如血压、脉搏等生理性指标，以及饮食信息、运动信息等进行数据采集，通过系统智能化数据分析，对健康状况作出判断，有针对性地提供健康管理服务。

（三）医疗护理服务

对患有慢性疾病的老年人，如高血压、糖尿病、冠心病、脑卒中患者，通过智慧养老服务平台对其健康状况、用药信息等数据进行收集并分析，并可通过所佩戴的可穿戴式设备监测血压、脉搏变化，及时发现心脑血管方面的健康问题，制订相应的医疗护理计划，并提供相应医疗护理服务，维护老年人的健康。

（四）精神慰藉服务

采用先进的互联网设备，使老年人与子女、亲属、朋友及社区服务中心工作人员的沟通更加便捷，提供情感支持和精神慰藉，减轻老年人，尤其是"空巢"老年人的情感空虚，缓解不良心理情绪。

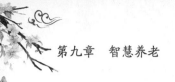

（五）安全监管和应急救助

利用智慧养老平台和可穿戴式设备对老年人进行安全监管。根据老年人的身心特点，将红外感应、面部识别、传感器技术以及远程对话的智能家居系统应用于老年人日常生活，主要侧重于安全防护与应急救护。若是老年人有紧急情况需要帮助，可按无线紧急按钮向子女或社区服务机构求助。另外，可通过无线门窗磁、无线可燃气泄漏探测器、烟雾火警探测器、机械手等，防止因老年人记忆力下降而忘记关门窗、煤气阀门，忘带钥匙等问题；老年人家中的水龙头如果24小时没有开启过，报警系统可通过电话或短信提醒监控者及时查看老年人是否外出或发生意外，从而实现对老年人的安全监管、应急救助。

四、居家智慧养老的功能

基于满足老年人的需求，居家智慧养老体现了智慧养老的五大功能，包括远程监控、生活物资供应、日常生活帮助、医疗健康服务以及精神慰藉。

（一）远程监控

远程监控功能主要体现在远程医疗服务和远程日常生活服务，及时传递老年人的服务需求与风险信号。通过现代信息技术对老年人实施远程医疗护理服务，如血压、脉搏的跟踪测量与监控、远程医疗护理与心理干预；意外伤害及时报警，如老年人跌倒时，家中地面的安全传感器立即启动，通知医护人员和老年人子女或亲属；如安装在厨房的烟雾火警探测器或传感器会发出警报，提醒老年人可能燃气长时间燃烧；如传感器发出警报一段时间仍无人响应，煤气便会自动关闭等。

（二）生活物资供应

老年人日常生活物资供应主要采用"一键通"等服务，智慧养老平台与社区附近商家、超市等合作，提供平台订货、送货上门等服务，使其享受到足不出户就能吃到新鲜蔬菜、喝到新鲜牛奶，生活日常用品送货上门等服务。

（三）日常生活帮助

根据老年人的生活照料和家政服务需求，智慧养老平台与家政公司合作，提供在家预约生活照料和家政服务等。服务质量及服务态度等都可以直接反馈到智慧养老平台服务中心，管理者根据反馈情况选择优质的家政公司并可形成长期稳固的合作关系。

（四）医疗健康服务

老年人的身体状况决定了其医疗健康服务的需求。智慧养老平台通过先进的医疗监控设备对老年人的日常健康状况进行监控和数据分析，由专业医疗护理人员为老年人提供治疗方案、护理及健康保健指导等服务，满足老年人的医疗健康需求。

（五）精神慰藉

老年人可通过智慧养老服务平台提供的互联网站了解社会时事新闻等外界信息，与子女、亲属、朋友保持联系，并通过网上娱乐等获得心理支持和精神抚慰。同时，老年人还可以利用以往的人生经历、工作生活经验等与他人分享，通过线上线下的互动，实现个人价值。

第四节　智慧养老服务平台管理及战略

目前，我国面临"未富先老""未备先老"的挑战。为解决"老有所养"的问题，可通过智

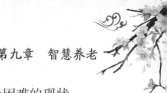

慧养老服务化平台来完成和实现养老服务的社会化、智慧化,解决我国养老困难的现状。

一、智慧养老服务平台

智慧养老服务平台是依据"国家信息化养老"的目标,加强养老服务体系建设,提高养老服务机构的服务能力,提升管理和服务水平,规范管理流程的服务载体。面向居家老年人、社区及养老服务机构提供实时、快捷、高效、低成本、物联化、互联化、智能化的养老服务。

(一)智慧养老服务平台

智慧养老服务平台是指利用互联网、移动互联网、物联网、云计算等先进的技术手段,搭建"智慧养老服务云管理平台",通过平台有效整合社会资源、政府资源、信息资源,调动各方面的积极性,共同营造老年人养老服务的社会环境,推动专业化老年服务项目的开展,使老年人能够获得"触手可及"的服务,打造"没有围墙的养老院"。

智慧养老服务平台的上游为相应服务业、制造业,下游为养老院、社区、家庭、老年人及家属。平台作为中间层将上、下游进行对接与联系。服务对象为老年人、家属、养老服务机构、业务主管部门、社会大众、第三方机构等。

(二)智慧养老服务平台的功能

根据居家养老个性化及共性化特征,按照养老服务规范和服务标准向老年人及家属等提供安全监护、健康管理、紧急救援、生活照料、休闲娱乐、亲情关爱等方面的服务功能,尤其在健康管理方面,可有效整合通讯、生命体征监测等相关技术,利用远程传感设备采集人体重要生理数据,通过无线射频等技术传输到远程健康服务中心,并由医疗保健团队对数据进行实时远程监测分析,形成个人健康电子档案和分析报告,提供医疗护理,健康保健、心理咨询等专业服务,从而实现维护健康、促进健康的目的。

二、智慧养老服务平台构成要素

建立智慧养老服务平台的主要目的在于利用信息资源、人力资源、服务资源及物质资源等,提供各种生活照料、心理疏导和娱乐服务,从而改善老年人健康状况。智慧养老服务平台一般由几个子系统构成,如平台管理系统、养老服务应用系统、远程健康监控系统、智能呼叫系统和智能终端接入系统等。每个子系统中又有多个功能模块。

(一)平台管理系统

一般包括机构管理、人员管理、服务管理等模块。

1. 机构管理 一般包括市、区、街道、居委会四级管理机构。

2. 人员管理 包括老年人的电子档案管理、服务人员管理、社区义工或志愿者管理,主要服务与管理人员基本信息,老年人的电子档案包括基本信息、健康状况、兴趣爱好等。

3. 服务管理 包括服务项目管理、服务项目预订、服务信息反馈等。

(二)养老服务应用系统

一般包括生活照料与家政服务、文化娱乐、健康保健、法律咨询、主动关怀等模块。

1. 生活照料与家政服务 提供生活服务、日间照料、家政服务等。老年人通过客户端求助服务,在智慧管理平台主界面出现求助信息列表,服务中心即可安排相应的服务人员进行处理。

2. 文化娱乐 包括文化娱乐活动信息的发布、活动类型、参加活动人员报名等。老年人可根据身体状况和个人的兴趣爱好选择适宜的娱乐活动,如舞蹈、绘画、健身操、旅游等活动。

3. 健康保健　提供疾病预防、健康咨询、医疗护理、心理卫生、精神慰藉等服务。

4. 法律咨询　提供法律咨询、法律援助,维护老年人赡养、财产和婚姻等合法权益的服务。

5. 主动关怀　发送如天气预报、养生保健、饮食指导、疾病预防及护理、养老政策等信息,使老年人感受到社会的关心和关爱。

（三）远程健康监控系统

穿戴式设备可将老年人体温、血压、脉搏、血糖等相关数据可自动传送到社区卫生服务中心、相关医院或其他健康管理平台,医疗护理等专业人员可随时监测老年人健康状况,如监测到异常状况时系统会自动提示医护人员,也会自动给老年人子女发送短信息,能及时帮助老年人就诊。

（四）智能呼叫系统

智能呼叫系统包括智能求救和智能求助子系统。有来电弹屏、数字录音、语音导航、语音留言、语音短信等功能。老年人如遇到紧急、重大事情,如突然发生急症、意外事件、家中突发事件等,可通过移动客户端发出呼叫求救信息,中心人员可以在第一时间进行救助处理。

（五）智能终端接入系统

通过养老服务平台 GPS 定位系统确定老年人所在位置,主要用于老年人在外出迷失方向、突发疾病等情况,老年人按呼叫终端紧急按键(SOS),平台能迅速找到老年人所在的位置,子女也可以主动查询老年人位置。

（六）其他

平台管理系统中还包括志愿者管理子系统和电子商务系统。①志愿者管理子系统:主要用于对志愿者进行管理,包括志愿者注册、开展志愿服务活动、信息收集、记载、保存、建立志愿服务情况查询等,老年人通过服务平台表达需求时,服务平台可派志愿者上门服务;②电子商务系统:主要包括商品管理、订单管理、物流管理、营销管理、支付与财务管理等功能,是为老年人方便购买生活日用品、生活服务、健康器械而开发的电子商务系统。

三、智慧养老服务平台的管理

智慧养老服务平台管理是指养老服务机构利用互联网、信息、通讯等现代技术对信息资源、人力资源、资产设备等进行统筹管理,提供养老服务,不断改善服务质量,提高工作效率,并为民政、医保等部门和老年人提供信息接口和互动窗口,是保障信息畅通和科学决策的过程。

通过智慧养老服务平台搭建以网络为支撑的信息管理平台,建立老年人基本信息电子档案,并通过网上办公对居家、社区、养老机构的日常进行管理,实现养老服务的有效衔接,提高服务效率和管理水平。

智慧养老服务平台的管理一般包括:①机构基本信息管理:如工作人员管理、设备资源管理;②老年人信息管理:如老年人基本信息管理、需求信息管理、健康信息管理、用药信息管理等;③服务项目管理:如日常生活照料管理、安全监控管理、健康咨询、应急救助等服务

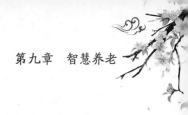

项目管理。

（一）工作人员信息管理

工作人员信息管理包括社区、养老机构的工作人员及志愿者的管理。智慧养老服务平台对社区、养老机构的工作人员、志愿者等进行注册，开展志愿服务活动、信息收集及记载、保存、建立志愿服务情况查询等，并对工作人员进行工作安排、业务考核等方面的管理。

（二）老年人需求信息管理

老年人的需求由终端层发出，经过交换层抵达信息平台与业务平台，平台根据需求信息和相关的信息资源，对信息存储、分析处理，及时调动家政服务等社会资源，提供各种生活服务、日间照料、文化教育等服务，实现养老需求与社区、养老机构的有效衔接，满足老年人的需求。

（三）老年人健康信息管理

通过智慧养老服务平台及可穿戴式设备收集老年人的血压、脉搏等生理数据，评估老年人的健康状况，通过对数据分析，为老年人提供健康指导，也可调动医疗卫生资源为老年人提供医疗护理等服务。

（四）智慧养老服务平台服务项目管理

智慧养老服务平台有效整合社会资源、政府资源、信息资源，借助平台及各类终端按照养老服务规范和服务标准向老年人及家属提供安全看护、健康管理、医疗护理、生活照料、休闲娱乐、亲情关怀等服务项目，并对所开展的项目实施监管机制。

四、智慧养老服务管理的战略

随着社会人口老龄化问题日趋严重，高龄、失能以及慢性病老年人口数量的持续增长，进一步加剧了人口老龄化的严峻性。政府、产业界、学术界在智慧养老方面作出了积极的努力，进行了诸多尝试和探索，不断进行养老服务产品、养老服务模式等方面的创新和实践。

（一）政府的政策支持和保障

政府为应对人口老龄化带来的挑战，颁布了诸多关于养老的政策。国务院在《中国老龄事业发展"十二五"规划》中明确指出"推进养老机构的信息化建设"，提出建立老龄事业信息化协同推进机制，建立老龄信息采集、分析数据平台，健全城乡老年人生活状况跟踪监测系统。在《社会养老服务体系建设规划（2011—2015 年）》中再次强调提高社会养老服务装备水平，鼓励研发养老护理专业设备、辅具，加强养老服务信息化建设，依托现代技术手段为老年人提供高效便捷的服务，规范行业管理，不断提高养老服务水平，从而建立与社会发展相适应的养老管理体制和运行机制，促进养老事业健康有序地发展。

国务院办公厅印发《关于促进和规范健康医疗大数据应用发展的指导意见》（简称《意见》），部署通过"互联网＋健康医疗"探索服务新模式，到 2020 年，建成国家医疗卫生信息分级开放应用平台，基本实现城乡居民拥有规范化的电子健康档案，《意见》还部署了重点任务和重大工程。其中包括发展智慧健康医疗便民惠民服务、建设人口健康信息平台，开展数字化健康医疗智能设备、智能可穿戴设备等方面的研究。

（二）产业界的智慧养老产品研发

产业界在智慧养老的产品方面从监控设备到可穿戴设备、APP 的研发设计，打造信息化养老时代，共建智慧社区。智慧养老的模式提供平台集成的居家服务，应用系统和云平台等提供定制化服务,已在全国的不同城市社区构建养老服务物联网络系统、15 分钟居家养老圈、"长者通"呼援中心,建立了"一张网、两个圈、十个站"为主要内容的智慧养老服务体系;构建了"智慧养老平台"和"机构—日托—居家"三位一体的养老服务体系,让提供健康保健、医疗护理、生活服务的相关人员和照顾者无障碍感知老年人的身体状况,分析老年人的需求,快速便捷地按需提供健康管理、医疗咨询、活动安全、生活照料等服务。

(三)学术界的思想引领和理论探索

学术界作为思想的引领者和理论的探索者,不断探索老年人对现代信息技术的采纳和使用意愿,研究智慧养老模式应用的优势、不足及智慧养老服务平台应用过程中的管理机制、管理策略等问题。

通过智慧养老,提高养老服务的效率,降低养老成本,让越来越多的老年人享受智慧养老。智能化社区医疗服务与远程医疗监护是智能养老的必然趋势和理想途径,是我国养老事业追求的目标。

【思考题】

老年人,65 岁。身体状况:中风两次,目前可以依靠拐杖行走。一天前在家中上网,在智慧养老综合服务平台评估系统中将自己的身体状况输入并提交,评估系统显示总评分97.5 分,并依据评分结果给出建议,服务标准:32 小时 / 月。因此,意味着这位老年人将从下个月开始,就可以享受到养老服务机构提供的每月 32 小时养老服务。

(1)养老服务平台可提供哪些服务项目(　　　　)

A. 安全看护　　　　　　　　B. 健康管理　　　　　　　　C. 医疗护理

D. 生活照料　　　　　　　　E. 亲情关怀

(2)智慧养老服务平台对老年人信息管理不包括(　　　　)

A. 机构基本信息　　　　　　　　　　B. 老年人基本信息

C. 老年人需求信息　　　　　　　　　D. 老年人健康信息管理

E. 老年人用药信息管理等

(3)该老年人选择的养老照顾模式是(　　　　)

A. 家庭养老照顾模式　　　　　　　　B. 居家养老照顾模式

C. 智慧养老照顾模式　　　　　　　　D. 机构养老照顾模式

E. 医养结合养老照顾模式

参考答案

(1)B　　(2)B　　(3)C

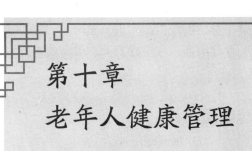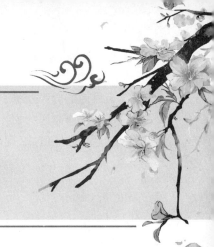

第十章
老年人健康管理

【本章要点】

1. 健康管理的概念、目标及主要任务,健康管理的基本步骤、策略。
2. 健康风险评估与风险管理的概念及目的。
3. 健康风险评估种类及方法。
4. 老年人的生活方式、行为特征,老年人慢性病风险评估的内容。
5. 老年人健康教育及健康促进的任务、目的,老年人健康教育的策略及程序。
6. 老年人营养膳食管理、运动管理、睡眠管理,老年人健康体检。

【学习目标】

识记:老年人健康风险评估的方法和种类。
理解:1. 老年人健康管理的内容。
 2. 老年人生活方式和行为特征。
运用:老年人健康教育与健康促进程序的设计。

📊 导入案例与思考

　　张先生,65岁,某事业单位领导。退休前工作压力大,应酬多,有喝酒及吸烟嗜好,一般每天喝白酒至少半斤,吸烟每天半包;喜食红烧肉及辛辣、腌制的高脂肪饮食。15年前确诊高血压,但不够重视,未服药及监测血压。5年前退休,烟酒更甚,主要以看报、看电视和种花、钓鱼消磨时光,朋友较少,与老伴关系一般,老伴邀请其一起散步,常遭到张老的拒绝。一年前常规体检发现空腹血糖和各项血脂指标均略高于正常。请思考以下问题:

　　(1)何为健康管理? 基本策略如何? 有哪些基本步骤及服务流程? 如何评估张先生的生活方式及健康相关行为? 其慢病风险如何?

　　(2)对张先生进行健康教育的目的是什么? 有哪些策略和程序?

　　(3)如何帮助张先生管理其膳食与运动?

　　健康管理以"病前主动预防,病后科学管理,跟踪服务不间断"为公众理念,实现以促进

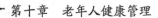

健康为目标的健康服务。老龄化、慢性病的双重负担导致医疗卫生需求不断增长,老年人健康管理可以遏制医疗费用支出,平衡不断增长的医疗健康需求和医疗资源有限间的矛盾,有效保障老年人的健康,提高生活质量。

第一节 老年人健康风险评估

健康风险评估是进行健康风险管理的基础和关键所在。老年人发生健康风险后会给个人、家庭和社会带来一定程度的损失,对躯体、心理、社会等进行多维度的风险评估,估计和衡量健康风险存在及发生的可能性、风险损失的范围与程度,以此为依据积极管理和应对健康风险,最终达到提高老年人健康管理水平的目的。

一、老年人健康管理概述

健康管理的理论和实践最初出现于美国,是在现代生物 - 心理 - 社会医学模式下,以现代健康概念为核心,通过采用医学和管理学的理论、方法和技术,对个体或群体健康状况及其影响健康危险因素的全面检测、评估和干预,科学有效地调动社会资源,实现全人全程全方位的健康服务,达到以最小成本预防疾病发生、控制疾病发展、提高生命质量、获得最优效益。

(一)老年人健康管理的概念

健康管理是对个体和群体的健康进行监测、分析和评估,提供健康咨询和指导,对健康危险因素进行干预。健康管理的宗旨是调动个人、群体和整个社会的积极性,有效地利用有限的资源来达到最大的健康效果,为个人和群体提供有针对性的健康信息,并创造条件采取行动来改善健康。

老年人健康管理是对老年人的健康进行全面的调查、分析、评估、监测,提供健康咨询和指导,对影响健康危险的因素实施干预的过程。

老年人健康管理的任务是通过维护与促进健康,帮助老年健康及亚健康人群建立有利于健康的生活方式,降低健康风险,远离疾病;加强老年疾病的监测,控制慢性病和伤残的发生;开展老年人健康教育,指导其日常饮食、运动等,提高健康意识和自我保健能力,延长健康寿命,提高生活质量。

 知识链接

老年人健康标准

西方医学中的健康老年人标准

1. 躯体无明显畸形,无明显驼背,骨关节活动基本正常。
2. 无偏瘫、老年性痴呆等神经系统疾病。
3. 心脏正常,无高血压、冠心病。
4. 无慢性肺部疾病。
5. 无肝肾疾病、内分泌代谢性疾病。

6. 有一定的视听能力。

7. 无精神障碍,性格健全,情绪稳定。

8. 能恰当地对待家庭,有一定的社会交往能力。

9. 能适应环境。

10. 具有一定的学习、记忆能力。

我国传统医学中的健康老年人标准

1. 眼有神

2. 声息和

3. 前门松

4. 后门紧

5. 形不丰

6. 牙齿坚

7. 腰腿灵

8. 脉形小

(二)老年人健康管理的目标

老年人健康管理的目标是通过改变老年人的健康观念和生活方式等健康促进措施,降低老年人的健康风险,一旦出现临床症状,则通过就医服务,尽快恢复健康,但一般不涉及疾病的诊断和治疗过程。

1. 增强自护能力 增强自护能力是老年人健康管理始终贯彻的理念之一,是提高老年人生活质量的保证。照护者通过健康教育,提高老年人自护与互助的能力;通过坚持正确的身体锻炼,合理的营养延缓衰老,尽可能长久地维持生活自理能力;伤残老年人通过适当的康复治疗,恢复自理能力。

2. 延缓身心衰退 老年人器官功能退化可导致慢性病的发生,同时慢性病又可促进器官功能进一步老化。合理治疗、照护老年病人,可预防并发症,稳定病情,延缓恶化和衰退。

3. 提高生活质量 协助老年人参加各种活动,并提供必要的帮助,使其在娱乐、社交、精神及家庭各方面的需要得到满足,提高生活质量。

4. 以最优化的资源投入获取最大健康效果 通过调动老年个体和群体、社会的积极性,将科学的健康生活方式提供给老年健康需求者,并及时采取相应对策对健康危险因素进行干预,有效利用有限的资源达到最大健康效果。

二、老年人健康管理的基本步骤及常用服务流程

健康管理是基于健康档案基础上的个性化健康事务性管理服务,从生物学、心理学、社会学角度实现对个体的全面健康保障服务。由于家庭养老功能的弱化,不断创新具有前瞻性的老年人健康管理模式,提高健康服务效益,是对实现传统养老模式必要和有益的补充。

(一)老年人健康管理的基本步骤

1. 收集个体健康信息 只有了解个体的健康状况,才能制订科学的健康管理计划,有

效地维护健康。因此,首先应收集老年人的个人健康信息,包括一般情况、目前健康状况、疾病家族史、心理特征、生活方式、体格检查和各种实验室检查。

2. 健康和疾病风险评估　即根据所收集的个人健康信息,对健康状况及未来患病或死亡的危险性采用数字模型等现代化技术进行量化评估。其主要目的是帮助老年个体综合认识健康风险,强化健康意识,鼓励和帮助老年人纠正不健康的行为和习惯,制订个体化的健康干预措施,并对其效果进行评价。

3. 健康干预　以多种形式帮助老年个体采取行动,纠正不良生活方式和习惯,控制健康危险因素,实现健康管理目标。与健康教育和健康促进不同的是,健康管理过程中的健康干预是个体化的,是根据个体的健康危险因素,由健康管理者对老年人进行个性化指导,制订个体目标并动态追踪效果。可通过个人健康管理日记、参加专项健康维护课程及跟踪随访措施,达到改善健康的效果。如一位糖尿病高危老年人,除血糖偏高外,还有体重超标和吸烟、焦虑等危险因素,因此除从生物因素控制血糖以外,健康管理者对个体的健康指导还包括减轻体重和戒烟等相关因素的控制。

健康管理是一个长期的、连续不断的、周而复始的过程,即在实施健康干预措施一定时间后,需要评价效果,调整计划和干预措施,最终达到健康管理的预期效果。

（二）健康管理的服务流程

健康管理的服务流程是有序开展健康管理服务运作和实施的关键因素,完整的服务流程可加强服务管理和质量控制。由于老年人的身心特点,其健康管理流程与一般流程有所区别。

1. 一般健康管理服务流程　健康管理一般包括健康管理体检、健康评估、个人健康管理咨询、后续服务、专项健康及疾病管理服务五个部分。

（1）健康管理体检:是指有一定疾病预测指向的、以人群健康需求为基础的体检。由于检查结果对后期健康干预活动具有明确的指导意义,应按照早发现、早干预的原则选定体格检查项目。健康管理体检项目可以根据个体疾病预测指向的变化和年龄、性别、工作特点等进行调整。

（2）健康评估:以现代生物医学、社会学、心理学等学科为基础,通过分析个人健康史、家族史、生活方式和精神压力等资料,为服务对象提供一系列的评估,包括个人健康体检报告、个人总体健康评估报告及精神压力评估报告等。

（3）个人健康管理咨询:包括解释个人健康信息、健康评估结果及其对健康的影响,制订个人健康管理计划,提供健康指导,制订随访跟踪计划等。

（4）个人健康管理后续服务:是对个人健康管理计划实施监督、保证、完善的运行程序,内容主要取决于被服务者（人群）的情况以及资源的多少,可以根据个人及人群的需求提供不同的服务。

（5）专项的健康及疾病管理服务:除了常规的健康管理服务外,专项的健康及疾病管理服务是根据特殊个体和专属人群的具体情况,提供专项的健康管理服务,如对患有慢性病的个体给予有针对性的服务。

2. 老年人健康管理服务流程　包括健康相关信息的采集、健康状况评估和健康指导三部分（图 10-1）。

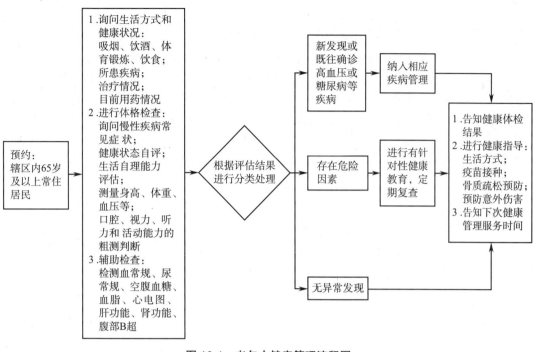

图 10-1 老年人健康管理流程图

（1）健康信息采集：对于第一次加入健康管理的老年人，应了解一般情况、生活方式、既往疾病等，并对其健康状况进行认知、情感、生活质量等方面的全面评估，注意早期发现常见慢性疾病及危险因素。有条件者可以筛查常见肿瘤及心脑血管疾病和跌倒的危险因素。

1）基本信息采集：了解一般信息，填写于个人基本信息表内（表 10-1）。

表 10-1 个人基本信息表

姓名：　　　　　　　　　　　　　　　　　　　　　　　　编号□□□ - □□□□□

性别	0 未知的性别　1 男　2 女　9 未说明的性别　□	出生日期	□□□□ □□ □□
身份证号		工作单位	
本人电话		联系人姓名　　　　　　联系人电话	
常住类型	1 户籍　2 非户籍　　　　　　　　　　　　□　民族	1 汉族　2 少数民族＿＿＿＿＿	□
血型	1 A 型　2 B 型　3 O 型　4 AB 型　5 不详 /RH 阴性:1 否　2 是　3 不详		□ /□
文化程度	1 文盲及半文盲　2 小学　3 初中　4 高中 / 技校 / 中专　5 大学专科及以上　6 不详		□
职业	1 国家机关、党群组织、企业、事业单位负责人　2 专业技术人员 3 办事人员和有关人员　4 商业、服务业人员　5 农、林、牧、渔、水利业生产人员 6 生产、运输设备操作人员及有关人员　7 军人　8 不便分类的其他从业人员		□
婚姻状况	1 未婚　2 已婚　3 丧偶　4 离婚　5 未说明的婚姻状况		□
医疗费用 支付方式	1 城镇职工基本医疗保险　2 城镇居民基本医疗保险　3 新型农村合作医疗 4 贫困救助　5 商业医疗保险　6 全公费　7 全自费　8 其他＿＿＿＿＿		□ /□ /□
药物过敏史	1 无　有:2 青霉素　3 磺胺　4 链霉素　5 其他＿＿＿＿＿		□ /□ /□ /□

既往史	疾病	1 无　2 高血压　3 糖尿病　4 冠心病　5 慢性阻塞性肺疾病　6 恶性肿瘤_____ 7 脑卒中　8 重性精神疾病　9 结核病　10 肝炎　11 其他法定传染病　12 其他_____ □ 确诊时间　年　月 /□　　确诊时间　年　月 /□　　确诊时间　年　月 □ 确诊时间　年　月 /□　　确诊时间　年　月 /□　　确诊时间　年　月
	手术	1 无　2 有:名称 1_____时间_____ /名称 2_____时间_____　□
	外伤	1 无　2 有:名称 1_____时间_____ /名称 2_____时间_____　□
	输血	1 无　2 有:原因 1_____时间_____ /原因 2_____时间_____　□
家族史		父　　亲 □/□/□/□/□/□_____　　　　母亲 □/□/□/□/□/□_____ 兄弟姐妹 □/□/□/□/□/□　　　　　　子女 □/□/□/□/□/□ 1 无　2 高血压　3 糖尿病　4 冠心病　5 慢性阻塞性肺疾病　6 恶性肿瘤　7 脑卒中 8 重性精神疾病　9 结核病　10 肝炎　11 先天畸形　12 其他
遗传病史		1 无　2 有:疾病名称_____　□
残疾情况		1 无残疾　2 视力残疾　3 听力残疾　4 言语残疾　5 肢体残疾 6 智力残疾　7 精神残疾　8 其他残疾_____　□/□/□/□/□/□
生活环境		厨房排风设施： 1 无　2 油烟机　3 换气扇　4 烟囱　　　　　　　　　　　□
		燃料类型： 1 液化气　2 煤　3 天然气　4 沼气　5 柴火　6 其他　　　　　□
		饮水： 1 自来水　2 经净化过滤的水　3 井水　4 河湖水　5 塘水　6 其他　□
		厕所： 1 卫生厕所　2 一格或二格粪池式　3 马桶　4 露天粪坑　5 简易棚厕　□
		禽畜栏： 1 单设　2 室内　3 室外　　　　　　　　　　　　　　　　　　□

2）健康体检：健康体检是对身体健康状况进行的全面检查。老年人通过健康体检可掌握个体健康信息，对疾病早发现、早诊断、早治疗。同时，了解身体各系统的功能，加强对自我身体功能的了解，改变不良生活习惯，并给予适时干预。

健康体检的注意事项包括：①体检前应根据个体的健康状况提出个性化的体检项目。②体检前核对各种化验单和检查项目是否齐全，保管好体检资料。③体检前一天不剧烈运动，不劳累，不聚餐，不聚会，不熬夜。晚餐不宜太晚，忌高脂、高糖、高蛋白、高盐饮食，禁酒，晚 12 点后不再饮水。④体检抽血、上腹部 B 超、上消化道造影需要空腹，受检当日早晨需禁食、禁水；女性妇科和男性膀胱、前列腺检查需要膀胱充盈后再做 B 超。⑤服用降压药者体检前不应停药，以便体检医师对目前降压方案进行评价。糖尿病或其他患有慢性病的老年人，应在完成空腹检查后及时服药，不可因体检耽误常规治疗。⑥测量血压与做心电图前应短暂休息，保持安静，以保证检查结果的准确性。⑦体检时面对医生的问题要如实回答，以便医生准确分析判断。⑧做完体检后要将全部查体资料交与导检人员，确认资料完整。⑨重视主检医师对整个体检结果、检验结果的分析总结，以及提出的健康指导建议。

健康体检是预防疾病的有效手段之一，可以了解自身健康状况，及时发现不易察觉的早期疾病，以便及时给予治疗、干预。老年人健康体检主要包括以下几个部分：

①生活方式：吸烟、饮酒、体育锻炼、饮食等。

②目前确诊的慢性疾病及目前用药情况。

③询问 1 个月内症状,重点询问老年人常见疾病的典型症状。

④检查老年人一般状况:测体温、脉搏、呼吸、血压,测量身高、体重、腰围,计算体质指数(BMI)。

⑤粗筛认知功能、粗筛情感状态。

⑥检查重要脏器功能:用标准视力表测视力(戴眼镜者测矫正视力);粗测听力;简单运动功能检查。

⑦老年人生活自理能力自我评估。

⑧基本体格检查:在检查中可早期发现常见疾病,如高血压、糖尿病、慢性阻塞性肺疾病(COPD)、肝病、贫血、骨关节炎、骨质疏松、肿瘤等。

⑨老年妇女还需完成乳腺及相关妇科检查内容。

⑩辅助检查:血常规、尿常规、肝功能(血清谷草转氨酶、血清谷丙转氨酶、总胆红素等)、肾功能(血清肌酐和血尿素氮)、空腹血糖、血脂(总胆固醇、甘油三酯、低密度脂蛋白胆固醇、高密度脂蛋白胆固醇)、心电图检查、腹部 B 超(肝胆胰脾),还应酌情检查大便潜血、乙肝表面抗原;眼底检查;X 线胸片等。

(2)健康状态评估:根据国家卫生和计划生育委员会颁布的《老年人健康管理技术规范》,参加健康管理的老年人可分成 4 种情况:

1)存在慢性疾病及损伤危险因素:吸烟、过量饮酒、超重或肥胖、不良饮食习惯与生活习惯、视力与平衡能力差、步态不稳。

2)新发现慢性疾病老年人:该次被医生发现血压或血糖高于正常,或通过评估有异常发现,需进一步确诊的老年人。

3)确诊的慢性疾病老年人:既往已经被医生确诊为患有慢性疾病的老年人(如高血压、糖尿病等)。

4)评估无异常发现者:无基础疾病及危险因素,健康查体无异常发现,生活习惯良好的老年人。

(3)健康指导:社区卫生服务机构主要承担社区疾病医疗服务和慢性病管理、预防教育等公共卫生服务。对于参加健康管理的老年人,要告知其定期体检,出现不适及时就诊,进行基本的健康教育和疾病预防知识宣传。对于已经明确诊断慢性疾病者,要根据相应慢性疾病诊疗规范进行管理;对于存在危险因素者进行有针对性的健康教育及危险因素干预。

1)对存在慢性疾病或损伤危险因素的老年人:针对具体情况进行健康教育及疾病危险因素干预,且每 3 个月随访 1 次:吸烟者协助戒烟,过量饮酒者进行健康饮酒教育,肥胖者协助控制体重,心血管疾病及骨质疏松危险因素干预,预防跌倒损伤的干预。

2)对需要确诊的老年人:及时转诊,明确诊断。

3)对确诊慢性疾病的老年人:按照慢性疾病诊疗常规进行管理。

4)对所有参加管理的老年人强调健康管理的意义:①告诉老年人参加健康管理的好处是能定期全面查体,了解健康知识,预防慢性疾病的发生,早期发现慢性疾病及并发症等;②告知老年人每年检查 1 次,预约下次年检时间;③如有异常及时就诊;④根据老年人的生活方式进行健康教育,提出改进意见和改进目标,在随访或下次年检时评估;⑤对于有高危因素的老年人,如慢性阻塞性肺疾病、慢性心功能衰竭、慢性肾功能不全、糖尿病老年人、脾切除术后老年人、居住养老机构者、肿瘤或长期服用激素及免疫抑制剂者,推荐并建议其每年进行流感疫苗接种,接种 23 价肺炎链球菌疫苗,5 年及以上可加强接种;⑥对老年人进行跌倒预防措施、意外伤害和自救等健康指导。

　　5)鼓励老年人保持良好的心理状态,促进心理健康。

　　6)对生活自理能力明显下降(如出现从自理到依赖的转变,或依赖程度加重)的老年人要帮助其寻找原因,提出改善与辅助的建议和措施。

三、老年人健康风险评估

　　健康风险评估是一种方法或工具,用于描述和估计某一个体未来发生某种特定疾病或因为某种特定疾病导致死亡的可能性。

(一)老年人健康风险评估的概念

　　健康风险评估是研究危险因素与慢性疾病发病率及死亡率之间关系的技术,是对个人的健康状况及未来患病或死亡危险性的量化评估。

　　老年人健康风险评估是对老年个体或群体的健康状态和健康危险因素导致特定疾病和(或)死亡的频率以及潜在的健康损失程度的描述和估计,是进行老年人健康风险管理的基础和关键。通过评估找出可能导致风险的因素,以此为依据进行健康干预,改变不良生活方式,降低危险因素的作用,以预防或延迟疾病的发生,达到改善老年人健康水平和提高生活质量的目的。

(二)老年人健康风险评估的目的

　　健康风险评估是将健康数据转变为健康信息,使人们从中获得对自身健康的一种判断,从而获得良好的生理、心理状态和社会适应能力,减少健康危险因素的影响。

　　1. 帮助老年人综合认识健康危险因素　健康危险因素是指机体内外存在的与疾病发生、发展和死亡有关的诱发因素,包括个人特征、环境因素、生理参数、疾病或亚临床疾病状态等。个人特征包括不良健康行为、疾病家族史、职业等;环境因素包括暴露于不良生活环境和生产环境因素等;生理参数包括有关实验室检查结果、体型测量和其他资料等。老年人健康风险评估通过对健康状况及未来患病危险性的全面考察和评估,帮助老年人综合、正确地认识自身健康危险因素及其危害。

　　2. 鼓励和帮助老年人修正不健康的行为　风险评估通过个性化、量化的评估结果,帮助老年人认识自身的健康危险因素及其危害与发展趋势。危害健康行为包括:不良生活方式、不良疾病行为等。健康风险评估结果能够体现老年人应该努力改善的方向,有利于健康管理者制订针对性强的系统教育方案,修正不健康行为。

　　3. 制订个性化的健康干预计划　通过健康风险评估,对评估结果进行分析和判断,明确主要健康问题及其危险因素,由于老年人健康具有多重性特征,健康干预的内容和手段也应是多方位的。制订个性化的健康干预计划应遵循针对性、共同参与性、可行性、目标的阶段性、信息反馈等原则,干预措施须有效且节约成本。

　　4. 评价健康干预措施的有效性　在老年人健康干预措施执行结束或实施一段时间后应评价其效果,观察重点评价指标是否达到预期目标,分析原因,调整方案,提高措施执行的有效性。

　　5. 进行老年人健康管理人群分类　健康风险评估的一个重要用途是根据评估结果将老年人群进行分类管理,有效鉴别健康危险因素,采取相应的策略和不同等级的干预手段进行健康管理,充分利用有限资源,达到健康效益的最大化。

6. 满足其他需求 健康风险评估还广泛应用于健康保险的核保及服务管理,如预测保险费用等。

(三)老年人健康风险评估的种类与基本方法

老年人健康风险评估因评估的功能、范围、目的不同,有多种分类方法。本节从评估功能的角度对常见的老年人健康风险评估及其方法进行介绍。

1. 一般健康风险评估 是对老年人健康状况的判断、对未来患病和(或)死亡危险的测算、对评估结果的量化。目前常以专用软件进行一般健康风险评估,其基本模块有问卷(收集资料)、危险度计算和评估报告。

(1)收集资料:通过回答软件问卷中的问题收集以下资料。

1)收集个人一般资料:年龄别、性别、疾病别、死亡资料等。

2)收集个人危险因素资料:①个人行为和生活方式,如吸烟、饮酒、身体活动情况等;②环境因素,如经济收入、居住条件、家庭关系、心理压力、工作生活环境等;③生物遗传因素,如年龄、性别、身高、体重、种族等;④医疗卫生服务;⑤原有疾病史、生育史、家庭疾病史等。

(2)危险度计算:包括人群十年死亡概率的计算、将危险因素转换算成危险分数、计算组合危险分数、存在死亡危险、计算评价年龄、计算可达到年龄、计算危险降低程度等。

(3)评估报告:包括个人报告和人群报告。个人报告包括健康风险评估的结果及健康教育信息两部分。人群报告一般包括对受评估群体的人口学特征概述、健康危险因素总结、建议的干预措施与方法等。

2. 疾病风险评估 疾病风险评估指的是对老年人特定疾病患病风险的评估,是有关患病可能程度的评估。不同于一般风险评估的是疾病风险评估注重客观临床指标对未来特定疾病发生危险性;流行病研究成果是其评估的主要依据和科学基础;评估模型运用严谨的统计学方法和手段;适用于医院或体检中心、人寿保险的核保与精算。

通过疾病风险评估对老年群体进行分类,对处于不同风险类型和等级的个体或人群实施不同的健康管理策略,实现有效的全人群健康管理。常用评估方法是前瞻性队列研究和对以往流行病成果的综合分析及循证医学;评估步骤包括选择预测疾病、确定危险因素和建立预测模型。

3. 生活方式与健康相关行为评估 生活方式是老年人在物质生活和精神生活领域所从事的一切活动方式。行为是个体或群体对环境的反应,包括先天定型行为和习得行为,跟老年人健康相关的行为主要是习得行为。

(1)生活方式的评估:评估老年人的生活方式,需要从物质生活资料的消费方式、精神生活方式和闲暇生活方式等方面进行。①物质生活资料的消费方式:主要评估老年人的消费水平、消费结构和消费观念。②精神生活方式:主要评估老年人通过媒体获取信息,适应社会的能力;家庭成员之间的交往状况;老年人建立和保持社会交往网络与从事业余爱好和创作的能力;老年人参与宗教活动,获得心理慰藉的情况;老年人参与或观看文艺、体育、旅游等活动状况。③闲暇生活方式:评估老年人闲暇时间的精神生活与物质生活。

老年人生活方式中最重要的 7 项健康习惯是:每天睡足 8 小时;每天都吃好早餐;不吸烟;不饮酒或有节制的少量饮酒;每天进行有规律的体育锻炼;极少或不在两餐之间加餐;体

重不超过标准体重的20%。有这7项健康习惯的老年人身心健康水平、患病率、伤残率、死亡率较没有这些习惯的老年人好,期望寿命也较长。

（2）健康相关行为的评估:评估老年人的健康相关行为需从危害健康行为和促进健康行为两方面入手。

1）危害健康行为的评估:一般需评估以下6种危害老年人健康行为。①评估有无偏离维持正常生理需要的行为,如不健康的饮食行为等。②评估有无与正常生理需要没有密切关系的各种消遣行为,如吸烟、饮酒、赌博等严重危害健康的行为等。③评估有无忽视健康的行为,如不讲究日常卫生、缺乏运动、拒绝采取安全措施、拒绝参与健康检查等。④评估有无不正确的保健行为,如迷信行为,乱用、滥用保健品和治疗药物。⑤评估有无致病性行为,如A型行为和C型行为。A型行为也称"A型人格",是多见于冠心病病人并与其发病有关的行为类型,特征是紧迫感、竞争性强、易激起敌意等;C型行为也称"C型人格",多见于恶性肿瘤病人,与其发病密切相关的行为类型,特征是害怕竞争、逆来顺受、爱生闷气等。⑥评估有无蓄意自伤和自杀行为,导致对健康和生命的直接损害。

2）促进健康行为的评估:促进健康行为是指一个人为了预防疾病、保持自身健康所采取的各种活动。健康管理者需评估老年人形成有利于健康的行为和放弃（减少）危害健康的行为:①评估老年人的日常健康行为,如能否做到合理膳食、适量运动、积极休息、充足睡眠、讲究个人卫生、保持生活规律等;②评估老年人的保健行为,如能否坚持定期体检、有病主动求医、积极配合治疗护理等;③评估老年人的预防性行为,如是否遵守交通规则、有无系安全带等安全文明行为习惯等;④评估老年人改变危害健康行为的动机和能力。

（四）老年人慢性病风险评估

老年人是慢性病的高危人群,具有患病率高、伤残率高、医疗服务利用率高等特点,不仅降低健康生活质量,而且给家庭、社会带来沉重的经济和照护负担。慢性病风险评估是老年人慢性病综合管理的第一步,通过收集到的慢性病相关信息,分析不良生活方式等危险因素与健康之间的关系,预测个体或群体在一定时间内发生某种特定疾病或因某种特定疾病导致死亡的可能性。

1. 个体危险因素评估 通过询问、体格检查和实验室检查等方法收集老年人的行为危险因素和生物危险因素相关信息,并以此作为评价的基础。对识别出的慢性病高危老年人,应通过询问,调查其吸烟、饮酒、膳食和身体活动等状况,同时还应进行必要的体格检查和实验室检查,包括体重、腰围、血压、血糖、血脂等。对个体行为和生物危险因素的暴露水平和程度进行评价。

（1）行为危险因素评估:行为危险因素包括膳食、身体活动、吸烟和饮酒等情况,可通过询问的方法收集信息。

1）膳食:通过对膳食的调查,收集老年人的就餐习惯,如谷物类、蔬菜、水果、畜禽肉、蛋、奶、水产品、豆的食用频率及食用量,烹调用油、盐及酱油等调味品食用量等信息;对重要食物摄入量和膳食结构等情况给予评价,评价标准见表10-2。

2）身体活动:收集老年人日常工作、出行、锻炼、家务和静态等工作和生活状态的时间。根据不同身体活动消耗能量的情况,对管理老年人身体活动水平进行判断,评价标准见表10-3。

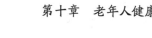

表 10-2 膳食评价标准

指标	参照标准
食物摄入量	粮谷类食物 <200g、蔬菜 <300g、食用油 >30g、食盐 >6g 为摄入不合理
膳食总能量	根据老年人提供的膳食信息计算
膳食结构	膳食脂肪供能比 <20% 或 >30% 为不合理 粮谷类供能比 <55% 或 >65% 为不合理

表 10-3 身体活动水平评价标准

	强度或形式*	频度（天 / 周）	时间（分钟 / 天）	能量消耗**（千卡 / 周）
充分	大强度	3		1500
	大强度 + 中等强度 + 步行	7		3000
中等	大强度	3	20	≥500
	中等强度 + 步行	5	30	≥600
	大强度 + 中等强度 + 步行	5		≥600
不足	大强度 + 中等强度 + 步行			<600

* 满足每一水平中一项（行）条件。

** 计算依据：步行 =3.3METs，中等强度 =4.0METs，大强度 =8.0METs，身体活动能量消耗 =MET× 每周活动天数 × 每天活动时间（分钟）。

3）尼古丁依赖：评价老年人对尼古丁的依赖程度。收集的信息内容根据表 10-4，积分为 0~3 分者为轻度依赖，4~6 分为中度依赖，7 分及以上为重度依赖。

表 10-4 Fagerstrom 尼古丁依赖评分表

	0分	1分	2分	3分
您通常每天吸多少支卷烟？	≤10 支	11~20 支	21~30 支	>30 支
您早晨醒来后多长时间吸第一支烟？	>60 分钟	31~60 分钟	6~30 分钟	≤5 分钟
您最不愿意放弃哪支烟？	其他时间	早上第一支烟		
您早上醒来后第一个小时是否比其他吸烟时间多？	否	是		
您是否在许多不准吸烟的场所很难控制吸烟的需求？	否	是		
您卧病在床时仍旧吸烟吗？	否	是		

4）饮酒：收集老年人饮用高度白酒、中度白酒、葡萄酒、啤酒的频率和每次饮酒量，分析每天酒精摄入量并评价是否超标，评价标准见表 10-5。

（2）生物危险因素评估：通过体格测量和实验室检查收集老年人的生物危险因素，主要包括体重、腰围、血压、血糖、血脂等指标，并据此分析、评价老年人的健康状况。

1）体重：评价标准见表 10-6。

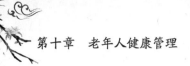

表 10-5 饮酒评价标准

	标准
男性	每天饮用酒折合成酒精量不超过 25g，相当于啤酒 750ml，或葡萄酒 250ml，或 38 度白酒 75g，或高度白酒 50g
女性	每天饮用酒折合成酒精量不超过 15g，相当于啤酒 450ml，或葡萄酒 150ml，或 38 度白酒 50g

表 10-6 体重评价标准

指标	判断标准
体重指数（BMI*）	BMI<18.5 为体重过低 18.5≤BMI≤23.9 为体重正常 24≤BMI≤27.9 为超重 BMI≥28 为肥胖
腰围	男性 <85cm 为正常；女性 <80cm 为正常

*BMI 值 = 体重（kg）/ 身高的平方（m²）。

2）血压：评价标准见表 10-7。通过测定血压值，对高血压患者的患病程度进行评价，评价标准见表 10-8。

表 10-7 血压评价标准

分类	判断标准
正常血压	收缩压 <120mmHg 且舒张压 <80mmHg
正常高值血压	收缩压 120~139mmHg 和（或）舒张压 80~89mmHg
高血压	收缩压≥140mmHg 和（或）舒张压≥90mmHg

表 10-8 高血压患者分级评价标准

分级	标准
1 级高血压（轻度）	收缩压 140~159mmHg 和（或）舒张压 90~99mmHg
2 级高血压（中度）	收缩压 160~179mmHg 和（或）舒张压 100~109mmHg
3 级高血压（重度）	收缩压≥180mmHg 和（或）舒张压≥110mmHg

3）血糖：评价标准见表 10-9。

表 10-9 血糖评价标准

分类	空腹血糖 mmol/L（mg/dl）
糖尿病	≥7.0（126）（2 次）
空腹血糖受损（IFG）	≥6.1（110）且 <7.0（126）
正常	<6.1（110）
餐后 2 小时血糖受损	≥7.8 且 <11.1

4）血脂：评价标准见表 10-10。

表 10-10　血脂水平分层标准

分层	血脂项目 mmol/L（mg/dl）			
	TC（总胆固醇）	LDL-C（低密度脂蛋白胆固醇）	HDL-C（高密度脂蛋白胆固醇）	TG（甘油三酯）
合适范围	<5.18（200）	<3.37（130）	>1.04（40）	<1.70（150）
边缘升高	5.18~6.19（200~239）	3.37~4.12（130~159）		1.70~2.25（150~199）
升高	≥6.22（240）	≥4.14（160）	≥1.55（60）	≥2.26（200）
降低			<1.04（40）	

2. 群体危险因素评估　为发现老年人慢性病高危个体和患者，及早进行规范管理，应以全人群为基础进行筛查，并将服务人群分为一般人群、慢性病高危人群和慢性病患者三类（表 10-11）。将此分类结果作为老年人慢性病管理的依据，对高危人群实施个体化行为干预，必要时进行临床治疗，对一般人群开展健康促进活动。

表 10-11　人群分类标准

人群分类	标准
1. 慢性病老年人	根据相关标准，可被明确诊断的高血压、糖尿病、冠心病、脑卒中、慢性阻塞性肺疾病及其他慢性病
2. 慢性病高危老年人	满足以下情况之一者： （1）超重加中心型肥胖：BMI≥24kg/m² 和腰围男性≥90cm，女性≥85cm （2）正常高值血压：收缩压 130~139mmHg 或舒张压 85~89mmHg （3）血脂异常：总胆固醇边缘升高≥5.18mmol/L 或甘油三酯升高≥2.26mmol/L （4）空腹血糖受损：6.1mmol/L≤FBG<7.0mmol/L （5）重度吸烟：吸烟量 >30 支 / 天或尼古丁中重度成瘾者
3. 一般老年人	除以上情况的人群

四、老年人健康管理的基本策略

老年人健康管理的基本策略是通过评估和控制健康风险，达到维护健康的目的，主要包括生活方式管理、需求管理、疾病管理、残疾管理和综合的群体健康管理，其中生活方式管理是老年人健康管理的最基本策略。

（一）生活方式管理

生活方式与老年人的健康和疾病息息相关，良好的生活方式可以消除或减少健康危险因素，从而降低诸多疾病的患病风险，减少对医疗保健的需求。

1. 生活方式管理的概念　生活方式管理是指以个体或群体树立健康生活为理念，采用有利于健康的生活方式，提高健康促进行为，减少健康危险因素，预防疾病。

2. 生活方式管理的特点　膳食、运动、戒烟、适度饮酒、精神压力等是生活方式管理的重点。生活方式管理应做到自我负责、预防为主、多管齐下。

（1）强调以个体为中心的健康责任和作用：生活方式的选择属个人意愿或行为，个体对健康生活方式的责任是发挥作用的关键所在。合理膳食、适量运动、戒烟限酒、心理平衡都是有利于健康的生活方式。

（2）预防为主贯穿于生活方式管理的始终：预防是生活方式管理的核心，不仅是预防疾病的发生，还在于逆转或延缓疾病的发展历程。因此，三级预防在生活方式管理中尤显重要：一级预防为病因预防，控制健康危险因素，避免疾病的发生；二级预防为通过早发现、早诊断、早治疗防止或延缓疾病的发展；三级预防为防止伤残、促进功能恢复、降低死亡率。其中一级预防最为重要。健康管理者应针对个体和群体的特点，有效地整合三级预防，采取综合、系统的预防措施。

（3）与其他健康管理方式相结合：生活方式管理是健康管理策略的基础，可与其他管理策略联合应用，如生活方式管理可以纳入需求管理项目，帮助老年人更好地选择食物，提醒其进行预防性的医学检查；也可以用于老年人疾病管理项目中，用来降低疾病的发生率或疾病的损害等。因此，无论健康还是疾病状态都应该保持良好的生活方式，不仅能提高其他管理策略的效果，还可以节约成本，获得更多效益。此为健康管理中利用有效资源，获得最大健康效益的核心所在。

3. 健康行为改变的策略　生活方式管理是健康管理策略的基础成分。生活方式的干预技术在生活方式管理中举足轻重。在实践中，教育、激励、训练、社会营销四种主要策略常用于促进老年人改变生活方式。此类策略可单独或联合应用，也可融入到健康管理的其他策略中，以减少疾病的危险因素，预防疾病或伤害的发生。

（二）需求管理

需求管理是通过帮助老年人维护自身健康和寻求恰当的卫生服务，控制成本，促进卫生服务的利用，从而达到合理使用医疗服务和管理自身健康的目的。需求管理包括自我保健服务和人群就诊分流服务。其目标是减少昂贵的、非必须的医疗服务，有效改善老年群体健康状况。常用手段有寻找替代疗法、帮助老年人减少特定的危险因素，并采纳健康的生活方式、鼓励自我保健、阻断疾病发展的早期干预等。

1. 影响健康服务消费需求的主要因素　患病率、感知到的需要、偏好和健康因素以外的动机等影响老年人的健康服务消费需求。

（1）患病率：反映老年群体疾病的发生水平。但患病率与服务利用率之间并非绝对的正相关，部分疾病可通过三级预防得到控制。

（2）感知到的需要：是影响健康服务利用率的最重要因素，反映个体对疾病重要性的看法，以及是否需要寻求健康服务防治疾病。影响因素有：①个体关于疾病危险因素和健康服务益处的知识；②个体感知到的首选治疗方案疗效；③个体评估疾病问题的能力；④个体感知到的疾病严重性；⑤个体独立处理疾病的能力及其信心等。

（3）偏好：老年人的偏好强调自身在决定其医疗保健措施时的重要作用。老年人与健康管理人员共同对选择何种健康管理方案负责，健康管理人员帮助老年人了解所选方案的益处和风险后，老年人自主选择风险低、费用低廉、效果确切的管理方案。

（4）健康因素以外的动机：有无医保或医保类型及其报销比例、残疾补贴、疾病补助以及相关社会经济等健康以外的因素，都可影响老年人寻求健康服务的决定。

2. 需求预测方法与技术　目前已有多种方法和技术用于预测健康服务的利用情况。

（1）以问卷为基础的健康评估：为前瞻性评估，以健康和疾病风险为代表，通过综合性的问卷和一定的评估技术，预测在未来一定时间内个体的患病风险。

（2）以医疗卫生费用为基础的评估：为回顾性评估，通过分析已发生的医疗费用，预测未来发生的医疗费用。

3. 需求管理的主要工具与实施策略　需求管理常通过一系列的服务手段和工具影响和指导老年人的健康服务需求。常见的方法有：24 小时电话就诊分流服务、基于互联网的卫生信息数据库、转诊服务、健康讲堂、服务预约等。

（三）疾病管理

疾病管理是一个协调医疗保健干预与管理对象沟通的系统，强调自我保健的重要性。疾病管理运用循证医学和增强个人能力策略，预防疾病的恶化，以持续改善个体或群体健康为基准评估临床效果。

1. 疾病管理的模式　包括初级疾病管理模式和团体疾病管理模式。

（1）初级疾病管理模式：一个老年人与一个管理者形成一对一的关系，适用于极高危的个体管理。其费用高，效率不如团体模式。

（2）团体疾病管理模式：由多个老年人与一个疾病管理者组成，是较常用的管理模式。

2. 疾病管理的特点　明确目标人群、连续关注健康状况、综合协调服务与干预是疾病管理的主要特点。

（1）明确目标人群：目标人群是患有特定疾病的个体，如老年糖尿病或高血压管理对象为已诊断为糖尿病或高血压的病人。

（2）连续关注健康状况：不以单个病例和（或）单次就诊事件为中心，疾病管理关注个体或群体连续性的健康状况和生活质量，不是独立或单个的事件，这也是疾病管理与传统的单个病例管理的区别。

（3）综合协调服务与干预：疾病管理关注的是健康状况持续性改善过程，要求积极参与，有效协调。

（四）残疾管理

残疾管理的目的是减少活动地点发生残疾事故的频率，降低所需费用，其关键是预防伤残的发生。

1. 影响因素　包括医学因素和非医学因素。

（1）医学因素：包括疾病或损伤的性质及其严重程度、个人选择的治疗方案、康复过程、疾病或损伤的发现和治疗时机、接受有效治疗的容易程度、药物治疗或手术治疗的选择、治疗的效果及其不良反应、年龄影响、治愈和康复需要的时间、并发症的存在。

（2）非医学因素：包括人际关系、社会心理因素、生活压力、即时报告和管理的及时性、诉讼等。

2. 管理目标　在设置残疾管理目标时应遵循可行性和动态管理的原则，管理目标有躯体和社会两个方面。

（1）躯体方面：防止残疾恶化、注重功能性能力、设定实际康复的期望值、详细说明限制事项和可行事项。

（2）社会方面：评估社会心理因素、与病人进行有效的沟通、实行循环管理。

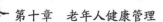

（五）综合的群体健康管理

综合的群体健康管理是通过协调生活方式管理、需求管理、疾病管理、残疾管理等不同的健康管理策略来对老年个体提供更为全面的健康管理服务。此策略以老年人健康需要为中心,健康管理实践中多采用综合群体健康。

📖 知识链接

老年性糖尿病健康管理策略

1. 知识宣教　根据老年人的文化程度、性格、经济条件和心理特征进行糖尿病知识宣教,向老年人及家属以其能理解的方式介绍糖尿病的病因、发病机制,药物的作用、不良反应及有关防治知识,纠正对疾病的错误认识,使其认识到疾病的严重程度及严重并发症对未来生活的影响,树立信心,严格遵医嘱服药。

2. 饮食条理　合理应用饮食控制,为老年人制订个体化的食谱,指导其转变膳食结构。

3. 科学运动　健康管理者采用个性化原则指导老年人进行科学的运动,根据其爱好,制订不同的运动处方,明确每日的运动量、运动方式、运动指标及注意事项,为其制订合理科学的运动计划。

4. 遵医服药　通过以下措施提高老年糖尿病病人的服药依从性:减少服药次数和降低药费开支;强化记忆(指导老年人把药品摆在醒目的位置,把服药和生活中某些必须做的事情联系在一起,或者用带闹钟提醒功能的药盒等帮助其及时服药);加强联系(登记老年人的电话号码,定期以短信形式发送健康管理知识等)。

5. 监测血糖　通过教育使老年糖尿病病人掌握自我监测血糖的方法。

6. 心理疏导　指导老年糖尿病病人保持心情舒畅、情绪稳定、助其学会心理减压、宣泄及放松的方式。

7. 问题应对　指导老年糖尿病病人随身携带少量糖果、饼干等食物,以备发生低血糖时食用,指导其运动时适量加餐。

第二节　老年人健康促进与健康教育

通过各种教育手段,有计划、有组织、有系统、有评价地对老年人群开展有针对性的健康教育,使老年人接受、补充各种有益于健康的卫生保健知识,从而提高健康水平和生活质量,达到预防和降低老年性疾病发病率与患病率的目的。

一、概述

健康教育与健康促进是当今世界卫生保健事业发展的必然趋势,创造支持性的、营造有益于健康的环境,促进人们自愿采纳健康生活方式与行为,以达到预防疾病、促进健康的作用。

（一）健康促进

健康促进融客观支持与主观参与于一体,是提升国民健康水平的综合措施。

1. 健康促进的概念　健康促进是以教育、法律(政策)、组织和经济等手段干预有害于健康的生活方式、行为及环境,以促进健康。相对于健康教育,健康促进具有广泛性、前瞻性、系统性等特征。

(1) 广泛性:健康促进涉及整个人群的健康和生活的每个层面,包括社会行为、生态环境、生物因素及卫生服务等,不局限于某一部分人群和针对某一种疾病的危险因素;运用多学科、多部门、多手段增进人群健康,强调个体、家庭、社会和群众有组织地积极参与及健康、环境、发展三者的整合。

(2) 前瞻性:在疾病三级预防中,健康促进强调一级预防,即避免暴露于各种行为、心理及社会环境的危险因素之中,全面增进健康素质,促进健康。

(3) 系统性:健康促进是在教育、组织、政策、经济上提供支持性的环境,对行为改变的作用较为持久,且具约束性,是要求全社会参与、多部门合作的系统性社会工程,其基本策略是社会动员。

2. 健康促进的意义　健康促进的意义在于努力增加与改善预防性服务及其设施,以促进居民健康;通过政府立法,解决有害于健康的生产及生活环境;加强专业人员的培训和信息交流,支持和促进个人、家庭及社会共同承担卫生保障工作;通过健康教育和环境支持改变个体和群体不良生活方式和行为,降低发病率和死亡率,最终提高居民生活质量。

（二）健康教育

健康教育是以健康为中心的全民教育,使居民树立健康意识,在面临促进健康、疾病预防、治疗康复等健康问题时能够作出合理的选择以改善健康状况,是一个有计划、有组织、有系统的教育过程。

1. 健康教育的概念　健康教育是通过信息传播和行为干预,帮助人们掌握卫生保健知识,树立健康观念,促使人们自觉采纳有益于健康的行为与生活方式的教育活动与过程。其核心是促使个体或群体改变不良的行为及生活方式。由于受社会习俗及文化背景等影响,健康教育是一个极为艰巨、长期且复杂的过程。

健康教育的目的是促使人们掌握健康相关知识,消除或减轻影响健康的各种危险因素,预防疾病,促进健康及提高生活质量。

2. 健康教育的意义

(1) 帮助人们建立健康的生活方式:健康教育通过消除或者减少不健康的生活方式与行为以预防疾病、促进健康。通过信息传播、认知教育与行为干预,帮助个体或群体掌握卫生保健知识和技能,树立健康观念,自愿采纳有利于健康的行为与生活方式。健康教育的关键就在于将健康知识转变为健康行为。

(2) 预防慢性疾病:不健康的生活方式与行为直接或间接地与多种慢性疾病密切相关,如高血压、冠心病、糖尿病、恶性肿瘤等。此类疾病目前尚无有效药物和治疗手段,通过健康教育促使人们自愿采纳健康生活方式和行为,以降低致病危险因素,预防疾病,促进健康,降低医疗费用支出。

(3) 预防传染病:有些传染病与不健康的生活方式密切相关,如性病、艾滋病、乙型肝炎等。运用健康教育手段广泛地传播预防知识,干预高危行为是预防传染病的有效措施。

（4）满足心理健康服务需求：随着国家经济的迅速发展和人民生活水平、教育水平的不断提高，不仅要求预防疾病、免患疾病，还要求解决精神和心理上的问题。

健康促进框架包含健康教育。健康教育是健康促进中起主导作用的核心成分，应以健康促进战略思想为指导，获得政府、环境等支持。健康促进要求全社会承担健康职责、参与健康活动，需要通过健康教育来推动和落实。

二、老年人健康促进与健康教育的任务和目标

老年人健康促进与健康教育是一种运用健康教育和健康促进的相关理论知识，根据老年人的生理、心理和行为特点，构建促使行为和生活条件向有益于健康改变的教育与环境支持的综合体，以达到增进身心健康、延长寿命、提高生命质量的目的。

1. 树立健康观念，创造支持环境　通过健康教育与健康促进，促使老年人达到身心健康和较好的社会适应状态，努力满足各种需求和改善环境，助其树立正确的健康观。同时，也能帮助全社会树立"人人为健康，健康为人人"的观念，让社区、家庭、个人给予老年人更多的关怀和帮助，使其更好地融入社会、适应社会。

2. 建立良好生活方式，自觉维护自身健康　通过健康教育活动使老年人认识到健康危险因素，形成良好的卫生习惯和健康行为，建立起文明、健康、科学的生活方式，以达到增进健康的目的。

3. 降低常见病发病率，实现特有经济价值　进入老年期以后，身体组织衰老，生理功能减退，对疾病的抵抗力降低。通过健康教育普及常见疾病防治知识，促使人们自愿采纳有益于健康的行为与生活方式，是一项投入少、产出高、效益大的保健措施，可有效减轻经济负担，对个人、家庭和社会都有不可估量的经济意义。

4. 学会自我心理调节，保持良好社会适应　老年人常会因空巢、退休、丧偶等生活事件而产生孤独、寂寞、焦虑、抑郁等不良心理状态。照护者需适时在老年人群中普及有关心理卫生和精神保健知识，更多地关注老年人，帮助他们顺利实现社会角色转变，防止发生身心疾病，提高晚年生活的幸福感。

三、老年人健康教育的管理

老年人健康教育的管理应注重专人管理、重视过程及质量管理、提升教育者的教育能力及提供咨询等。

（一）专人管理

老年人的健康状况与需求不同于其他群体，需有相对固定的人员负责制订计划和组织实施，确保健康教育的效果。

（二）重视健康教育过程及质量管理

由专职人员根据机构总体情况和年度计划，明确本年度、季度及月目标，组织不同层面的健康教育活动，并制订相应测评表，组织评价健康教育效果，及时反馈信息，做好健康教育质量管理。

（三）提升教育者的教育能力

加强养老护理队伍的岗位培训和继续教育，有意识地在实际工作中培养健康教育骨干力量，使健康教育工作贯穿于日常照护工作中。

（四）提供咨询

可由医护人员或机构内高级别的养老护理员定期提供咨询服务,帮助老年人提高获取健康信息的能力,扩大倾诉身心需求与感受的渠道,提高老年人的自我照护能力。

四、老年人健康教育的程序

健康教育程序是一种有计划、有目标、有评价系统的教育活动,通过教育活动来帮助人们形成正确的观念和行为,促进生理、心理、社会、文化和精神全面的健康。参照美国健康教育学家劳伦斯·格林提出的 PRECEDE-PROCEED 模式,健康教育程序包括评估健康教育需求、确定优先健康教育项目、制订健康教育计划、实施健康教育计划和评价健康教育效果 5个步骤。

（一）评估健康教育需求

评估老年人需求是制定健康教育的前提,通过各种方法收集在特定健康问题的知识、态度和技能等方面的不足,以及引发健康问题的行为和环境因素,并进行综合与分析,评估应做到内容全面、方法正确。

1. 评估的内容　健康教育计划的制定必须根据目标人群的实际需求。健康教育诊断即对教育需求的判断,它是指在人们面对健康问题时,通过系统的调查、测量来收集各种有关事实与资料,并对这些资料进行归纳、分析、推理和判断,从而为确定健康教育的干预目标、策略和措施提供可靠依据。主要包括:社会诊断、流行病学诊断、行为诊断、环境诊断、教育诊断、管理与政策诊断等。

（1）社会诊断:社会诊断的主要任务是从分析广泛的社会问题入手,了解社会问题与健康问题的相关性。评估的重点内容是社会环境和生活质量。社会环境包括经济、文化、卫生服务、卫生法规等社会政策、社区资源等情况;生活质量的测量指标包括主观指标和客观指标,主观指标包括目标人群的生活满意度,客观指标包括目标人群生活环境的物理、经济、文化和疾病等状况。

（2）流行病学诊断:流行病学诊断的主要任务是客观地确定目标人群的主要健康问题以及引起健康问题的行为因素和环境因素。它回答以下 5 个问题:①威胁目标人群生命与健康的问题有哪些? ②影响该疾病或健康问题的危险因素是什么? 其中最重要的危险因素是什么? ③这些疾病或健康问题的受害者在年龄、性别、职业上有什么特征? ④这些疾病或健康问题在地区、季节、持续时间上有什么规律? ⑤对哪些(哪个)问题进行干预可能最敏感? 预期效果和效益可能最好?

（3）行为诊断:行为诊断的主要任务是确定导致目标人群疾病或健康问题发生的行为危险因素。其主要内容是:①区别引起疾病或健康问题的行为与非行为因素:分析导致已知疾病或健康问题因素是否为行为因素。②区别重要行为与相对不重要行为:行为与疾病或健康问题是否密切相关? 是否经常发生的行为。③区别低可变性行为与高可变性行为:通过健康教育干预,某行为发生定向改变的难易程度即为行为的可变性。低可变性行为有:形成时间已久的行为,深入植根于文化传统或传统生活方式的行为,既往无成功改变实例的行为。反之则为高可变性行为。

（4）环境诊断:环境诊断的主要任务是为确定干预的环境目标奠定基础。主要步骤为:①从众多的社会环境因素中找出与行为相互影响的环境因素,如吸烟者的戒烟难问题;

②根据环境因素与健康和生活质量关系的强度,以及该环境因素所导致的发病率、患病率、罹患率状况,确定其重要性;③根据环境因素是否可通过政策、法规等干预而发生变化,从而确定其可变性;④将重要性与可变性结合分析,确定干预的环境目标。

(5)教育诊断:教育诊断行为受多种因素的影响,格林模式将这些因素划分为倾向因素、强化因素和促成因素。①倾向因素:是产生某种行为的动机、愿望,或是诱发某种行为的因素,包括知识、态度、信念和价值观。②促成因素:是指促使某种行为动机、愿望得以实现的因素,即实现某行为所必需的技术和资源,包括保健设施、医务人员、诊所、医疗费用、交通工具和个人保健技术等。行政的重视和支持、法律政策等社会条件也属于促成因素。③强化因素:又称为加强因素,是激励行为维持、发展或减弱的因素,主要来源于社会支持、同伴的影响和领导、亲属和保健人员的劝告等,也包括人们对行为后果的心理和躯体感受,如得到社会、他人的认可和赞扬,运动锻炼后体重得到有效控制。

(6)管理与政策诊断:其核心是评估开展健康教育的资源和环境,包括组织资源、外部力量及政策环境。

2. 评估的方法 评估健康教育需求可采用以下方法。

(1)社会学调查方法:如召开座谈会、个人访谈、集体访谈、问卷调查、参与性和非参与性观察等。

(2)流行病学研究方法:如描述性研究、分析性研究等。

(3)文献资料法:如卫生部门的死亡统计资料、疾病监测数据、医院病案资料和既往在本社区开展的各种专项调查资料等。

(二)确定健康教育项目的优先顺序

当老年人面临多方面、多层次的健康问题时,由于资源的有限性,健康教育者应根据重要性、有效性、可行性、成本 - 效益原则进行综合性分析,判断老年人最需要迫切解决、通过健康教育能够获取良好效果的问题,并确定健康教育项目的优先顺序。

(1)重要性原则:指卫生问题或健康问题对目标人群健康的危害程度。可通过分析人群的发病率、病残率、死亡率,以及与行为环境因素的关系、卫生或健康问题所造成的经济负担、社会负担、康复成本、经济损失来确定其重要性。

(2)有效性原则:指卫生问题或健康问题能否通过健康干预得到解决,以及健康教育是否得到目标人群,尤其是干预对象的支持和赞同,干预计划能否有效执行。

(3)可行性原则:指资源支持的程度。主要是分析社会及政策、制度对卫生问题和健康问题干预的支持力度和有利条件,包括领导的支持和相关部门的配合,人力、物力、财力、技术资源等条件,特别是经费的支持。

(4)成本 - 效益原则:通过成本 - 效益分析,优先选择能够用最低成本获取最大经济和社会效益的健康教育项目。

(三)制订健康教育计划

在正确评估健康教育需求并确定优先项目后,健康教育者需制订明确的健康教育计划,以促进其有序、顺利推进。

1. 制订健康教育目标 针对健康教育计划的内容,应确定计划所要达到的总目标以及为实现总目标而制订的各个具体目标。

(1)计划的总目标:指计划执行后预期达到的最终结果。总目标应该是宏观的、长远的,描述项目总体努力方向。

（2）计划的具体目标:健康教育的总目标可以分解为各方面、各阶段、各层次的具体目标,如远期的疾病控制目标、中期效果评价阶段的健康相关行为目标、短期效果评价的各种教育目标、执行阶段的各种工作进度目标等。

具体目标必须是具体的、可测量的、可实现的、有时间性的,应回答5个问题(3个"W"和2个"H"):① Who—对谁;② What—实现什么变化(知识、信念、行为、发病率等);③ When—在多长时间里实现这种变化;④ How much—变化程度多大;⑤ How to measure—怎样测量。

2. 制订健康教育内容　老年人健康教育的主要内容有:老年人生理、心理相关知识;老年人生活安排及心理调适;营养、运动指导;常见慢性病预防与自我护理;心脑血管意外的预防;常用药物知识、皮肤护理;跌倒、骨质疏松、便秘、泌尿道感染的预防;呛咳、误吸、噎食的预防;死亡教育。

3. 选择健康教育的方式　健康教育应根据老年人的认知特点,采用生动活泼、共同参与的形式展开,以促进健康知识内化为自身的意识和行为;同时,也应注重发挥部分老年人的榜样作用,提高健康教育的效果。主要教育方式有:健康咨询、健康讲座、健康座谈会、健康教育宣传栏、大众传播媒介、健康书籍和报刊等。

（1）健康咨询:健康咨询是一种被老年人广泛接受的健康教育方法。根据老年人的不同需求,有针对性地进行面对面的讲解、解释、安慰和指导,不仅能帮助老年人了解健康知识,同时也能有效地关注、关心老年人。开展健康咨询时,需注意以下几点:①有针对性地回答问题,仔细聆听,提供恰当的信息;②兼顾老年人的身心特征,回答咨询要考虑到老人的承受能力,尽可能委婉;③选择适宜的场所,注意隐私保密;④注意谈话技巧,不随意打断老年人的话题。

（2）健康讲座:一般指在特定区域内,根据该地区的健康问题或者某一特定老年人群的健康需求,有计划、有目的地开展健康知识讲座,要求有一定的教学计划、有专业教职人员、有专门的学习资料。需注意选择符合老年人特点的内容、环境和技巧。①内容选择:根据老年人的文化水平,采用大众化、口语化的表达方式,避免使用专业术语,结合日常生活中及身边的事例说明和解释;②环境选择:注意调整授课环境的温度、湿度、通风、采光等,且连续讲授时间控制在15~20分钟,提供授课讲义或提纲;③技巧选择:应注意放慢语速,提高音量,吐字清晰,配合非语言的表达,如手势、眼神、表情等,充分利用各种辅助工具,如实物、模型、多媒体等增强讲授效果。

（3）健康座谈会:一般由专业人员组织实施,参与的老年人有相似的健康问题。召开座谈会可以帮助专业人员全面地了解此类老年人的健康需求,帮助制订有针对性的健康计划。应做好充分准备,把握会议进程,鼓励积极参与,适时结束。

（4）健康教育宣传栏:在老年人活动密集的场所,如老年大学、老年活动中心、老年人聚集居住区等,开辟宣传栏,针对老年人的共性问题,运用文字、图片等宣传普及卫生保健知识。宣传栏设置的地点非常重要,争取更多的老年人有机会看到宣传内容。

（5）大众传播媒介:大众传播媒介主要指广播、互联网、电视、报纸、杂志书籍等媒介。除此之外,在健康教育中经常使用并广泛散发的卫生标语、卫生传单,以及置于公共场所的卫生宣传画廊等,都属于大众传播媒介,部分老年人还可通过 QQ、微信等新媒体与自媒体获得相关健康信息。

（6）健康书籍和报刊：健康书籍和报刊适宜老年人自由选择阅读，尤其是有针对性的专刊更符合老年人需求。

（四）实施健康教育计划

制订健康教育计划后，应通过有效的实施达到健康教育目标。在健康教育中计划的实施是主体部分，也是活动的重点与关键。

SCOPE 模式将复杂的健康教育计划实施工作归纳为五大环节（图 10-2）：时间表（schedule）、质量控制（control of quality）、组织（organization）、工作人员（person）和设备物件（equipment）。

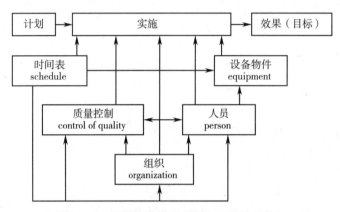

图 10-2　健康教育计划实施的 SCOPE 模式

1. 制订实施时间表　实施时间表即项目进度表，是整个执行计划的核心，也是实现目标管理的体现。在进行项目过程评估时，时间表是主要依据之一。在计划执行过程中，要按照时间表有条理、有步骤地进行。实施时间表中须明确规定工作内容与要求、实施起止时间、工作地点、负责人员、经费预算、特殊要求等内容，可用图表等表述。

2. 实施质量控制　质量控制是为达到每项工作的质量要求所采取的各种技术和活动，其目的是为了通过监视质量形成过程，消除质量环上所有阶段引起不合格或不满意效果的因素。实施健康教育同样如此，需从内容、方法等方面进行质量控制。

（1）质量控制的内容：健康教育项目活动监测包括 5 项内容。

1）进度监测：健康教育是否按实施时间表上的时间进行。

2）内容监测：主要是检查开展健康教育活动的内容和数量是否符合计划的要求。

3）对活动开展状况的监测：主要监测实施人员工作、目标人群参与和相关部门配合状况。

4）对人群知、信、行及有关危险因素的监测：根据监测提供的反馈信息可以了解项目活动进行的质量，也是必要时调整干预策略的主要依据，有利于掌握项目活动的针对性及有效性。

5）对经费开支的监测：对各个分项活动经费开支情况的监测有利于及时调整分项预算、控制整体预算，保证教育计划顺利实施。

（2）质量控制的方法：健康教育质量控制的方法有记录与报告法、现场考察和参与法、审计法、专项调查法等。

3. 建立组织机构　开始实施一项健康教育时,首要任务是建立领导机构和具体承担实施任务的执行机构,并确定协作单位。

(1) 领导机构:根据计划所涉及的层面来确定。领导机构的职责是审核实施计划和预算,听取项目的进展报告,提供政策支持,研究解决执行者的困难和问题。

(2) 执行机构:具体负责操作和运行计划的机构,其职责是分解计划中的每项活动,将计划意图付诸行动,开展活动,实现目标。同时,需向领导机构汇报工作进展情况,听取和接受领导机构的意见。

(3) 部门协调与合作:健康教育计划的实施是一项社会工程,需要多个部门共同合作、社会动员和行政干预。社会有关组织、机构和团体被发动并参与到计划实施中来,和计划的执行部门协调行动并提供支持,是计划顺利实施并获得预期效果的另一关键。

(4) 政策支持:政策是指政府部门就某些有关健康方面的内容制定发布相关条例、方针或规章制度等,对健康教育实施具有很大的影响,可动员当地的资源投入,开创多部门协作的局面,影响当地群众参与的态度,创建有利于实施工作的环境。

4. 人员组织与培训　实施健康教育,教育者的组织和培训是教育质量的重要保证。

(1) 人员组织:实施人员主要是从执行机构中选定,必要时从相应业务部门聘请专业人员共同工作,需掌握与实施该项计划有关的知识与技能,如管理知识、专业知识和专业技能。

1) 管理知识:每个计划的实施都应有相应的管理工作,特别是大型项目的实施需要较多的人力和时间放在管理工作上。实施人员需要了解和熟悉管理的各项规章和知识,如年度计划的制订,年度和阶段性总结报告的书写,人员、经费、物件的管理和调配,与上级领导部门和相关协作单位的联络等。

2) 专业知识和技能:根据计划内容,实施人员需掌握的专业知识和技能差别很大。除有关的健康信息外,还包括调查方法、行为干预方法、传播知识与技巧,以及资料收集方法和报告书写方法等。当健康知识和技能的专业性较强时,可有计划地聘请当地有权威的医护工作者承担健康教育任务,其权威性对受众有更强的说服力。

(2) 人员培训:实施健康教育计划的过程就是工作人员把计划分解,用具体的方法表达并体现计划的思想和实现计划目标的过程。培训工作可以使实施工作人员熟悉项目的管理程序,掌握相关的知识和技能,并学习新的工作方法。

1) 培训内容:视项目具体内容而定,不同项目可有选择性地培训相关专业知识。项目计划书、实施方案、监测与评价方法、人际传播技巧、媒体材料的使用方法等是多数健康教育项目实施所需知识。

2) 培训方法:根据实施方案及时安排培训,并根据培训内容分时间段进行。常用的培训方法有"头脑风暴"法、角色扮演法、小组讨论法、案例分析法等参与式教学方法及其他的培训方法。

5. 落实所需设施设备　某些健康教育需要特定的设备、资料、场所以及技术支持等,如投影仪、幻灯机、车辆、媒体材料等。教育者应在活动前做好充分的预案,协调相关人员,了解教育场所的设备情况并进行调试,确保健康教育活动顺利开展,以达到预期教育效果。

(五) 评价健康教育效果

健康教育评价是一个系统地收集、分析并表达资料的过程,贯穿于健康教育过程的始终。健康教育评价的目的是确定健康教育计划和干预的价值,为健康教育计划的进一步实施和以后的决策提供依据,它能全面监测、控制、保障计划的实施和质量,是取得预期效果的关键措施。根据健康教育内容、指标和特性的不同,评价可分为形成评价、过程评价、效应评价、结局评价和总结评价。

1. 形成评价　形成评价是在计划实施之前或实施早期对目标人群选择、所需政策、环境和资源、策略确定、方法设计等作出全面评价,其目的在于使计划符合老年人的实际情况,使计划更科学、更完善。

(1) 形成评价的内容:了解老年人的基本特征;了解干预策略、活动的可行性;进行传播材料、测量工具等的预试验与完善;收集反馈信息,根据执行阶段出现的新情况对计划进行相应的调整。

(2) 形成评价的方法:常用方法有文献、档案、资料的回顾,专家咨询、专题小组讨论、目标人群调查、现场观察、试点研究等。

(3) 形成评价的指标:常用指标包括计划的科学性、政策的支持性、技术的适宜性、目标人群对策略和活动的接受程度等。

2. 过程评价　过程评价是对计划实施过程的监测与控制,起始于计划实施之时,贯穿于计划执行的全过程。

(1) 过程评价的内容:包括针对个体、组织、政策与环境的评价。

1) 针对个体的评价:回答以下问题:哪些个体参与了健康教育项目? 在项目中运用了哪些干预策略和活动? 这些活动是否按计划进行? 计划是否做过调整? 为什么调整? 如何调整? 用何种方法了解目标人群的反应? 目标人群对干预活动的反应如何? 是否满意? 目标人群对各项干预活动的参与情况如何?

2) 针对组织的评价:回答以下问题:项目涉及哪些组织? 各组织间如何沟通? 是否需要对参与的组织进行调整? 如何调整? 项目档案、资料的完整性、准确性如何? 是否建立完整的信息反馈机制?

3) 针对政策和环境的评价:回答以下问题:项目涉及哪层政府? 具体涉及哪个部门? 在项目执行过程中政策环境是否有变化? 这些变化对项目有何影响?

(2) 过程评价的方法:常用方法有查阅方案资料、目标人群调查和现场观察等。

(3) 过程评价的指标:包括健康教育项目活动执行率、干预活动覆盖率、干预活动暴露率、有效指数、目标人群满意度及活动费用使用率等。

3. 效应评价　效应评价指健康教育计划实施后所导致的目标人群健康相关行为及其影响因素变化的评价,又称近期和中期效果评价。

(1) 效应评价的内容:包括倾向因素、促成因素、强化因素、健康相关行为。

1) 倾向因素:老年人的卫生保健知识、健康价值观,对自身易感性、疾病潜在威胁的认识,对健康相关行为或疾病的态度等。

2) 促成因素:卫生服务或实现健康行为资源的可及性。

3) 强化因素:老年人采纳健康相关行为时获得的社会支持及采纳该行为前后自身的感受、与其关系密切的人对健康相关行为或疾病的看法。

4) 健康相关行为:干预前后老年人健康相关行为是否发生改变、改变程度等。

(2) 效应评价的方法:常用的方法有人群的抽样调查或半定量调查。

（3）效应评价的指标：常用的效应评价指标包括卫生知识均分、卫生知识合格率、卫生知识知晓率、信念持有率、行为流行率、行为改变率及环境、服务、条件等方面的改变等。

4. 结局评价　即评价健康教育项目实施后所致目标人群健康状况及生活质量的变化，又称远期评价。

（1）结局评价的内容：包括生活质量和健康状况如生理和心理健康指标、疾病与死亡指标。

（2）结局评价的方法：可采用横断面调查、目标人群干预前后对比研究等。

5. 总结评价　总结评价是对形成评价、过程评价、效应评价和结局评价的综合与概括，能全面反映健康教育项目的成功与不足之处，为今后制订计划和项目决策提供依据。

在老年人健康教育的 5 种评价中，形成评价是开始阶段的评价，过程评价是教育全过程的评价，效应评价是近期和中期评价，结局评价是远期评价，总结评价是综合评价。

第三节　老年人健康管理

通过老年人健康管理，为老年人提供营养与膳食、运动、睡眠等方面的照护，加强健康教育，改变不良行为，减少健康危险因素，以维护和促进老年人健康。

一、老年人营养与膳食管理

科学的饮食与营养是维持生命活动的基本需要，也是促进、维持、恢复健康的基本手段。饮食的制作和摄入过程可给老年人带来精神上的满足和享受。所以，合理营养，平衡膳食，成为老年人日常生活护理中的一个重要内容。

（一）老年人的营养需要

一般情况下，老年人的热能摄入量为 2000~2400kcal/d。由于老年人运动减少，热能的消耗也相应减少，应避免过多的热能摄入、因多食导致身体发胖等，但也不能过度限食而导致营养不良。

1. 碳水化合物　一般碳水化合物的供给占总热能的 55%~60%，可分为能被人体消化、吸收并利用的糖类和不被人体消化、吸收，但对人体有益的膳食纤维。摄入的碳水化合物以多糖为益，如谷类、薯类等含较丰富的淀粉。老年人对葡萄糖的耐受性随着年龄的增长而下降，主要是因为：①胰岛素释放减少和释放高峰后移，胰岛素受体数目和活性降低；②肝糖原分解增强，外周组织对胰岛素的敏感性降低；③机体细胞总量减少，葡萄糖的氧化能力下降。过多地摄入碳水化合物，会诱发心血管疾病与糖尿病。

2. 脂肪　脂肪不仅含高能量物质，还可增加菜肴的色、香、味，促进食欲。脂肪还是维生素 A、维生素 D、维生素 E、维生素 K 的溶剂。老年人体内脂肪酶活性下降，脂肪分解代谢能力降低，易致高脂血症和动脉粥样硬化。过少的脂肪摄入会影响脂溶性维生素的吸收。

3. 蛋白质　老年人蛋白质分解代谢增强，合成代谢减弱，易发生负氮平衡；血清总蛋白略低，以白蛋白降低为主，必需氨基酸水平降低，因此应摄入较为丰富的优质蛋白质，其摄入标准可占蛋白质总量的 50% 以上，如大豆、鱼、瘦肉、禽、蛋、奶等。

4. 维生素　富含维生素 A、维生素 B、维生素 C 的饮食，可增强抵抗力，特别是 B 族维生素能增加老年人的食欲并保证平衡膳食。水果和蔬菜可增加维生素 C 和膳食纤维的摄入,有良好的通便功能,因此对老年人有特殊的保健价值。

5. 水　老年人每日摄水量一般为 2000ml 左右,保持尿量在 1500ml 左右为宜。体内水分如保持充足,有利于各种营养素的吸收,也有利于排除体内的代谢产物。尤其是晨起空腹饮适量水,可以排除夜晚体内的代谢产物。

6. 无机盐　老年人易发生钙代谢的负平衡,特别是女性,由于绝经后内分泌减弱,骨质疏松的发生机会大大增加,骨质疏松性骨折的发生率也进一步增高。因此,适当增加富含钙质的食物摄入,增加户外活动,可减少疾病的发生。由于老年人的消化功能也相应减弱,因此应选择易吸收的含钙食物,如奶类及奶制品、豆类及豆制品、花生等;选择含铁丰富的食物,配合适量维生素 C,以增加对铁的吸收。此外,老年人还要控制钠盐的摄入,可有效预防或控制高血压。

(二)老年人营养摄入的影响因素

很多因素可以影响老年人的营养摄入,生理因素、心理因素和社会因素均可影响食欲、食物消化与吸收、肠道蠕动等。

1. 生理因素　老年人的味觉与嗅觉功能减退、唾液分泌减少、消化吸收功能下降等均能影响营养摄入。

(1)老年人的味觉、嗅觉功能均随着年龄的增加而逐渐下降,所以老年人嗜好味道浓重的菜肴,从而增加了消化道的负担。同时,牙齿松动或缺失以及咀嚼肌群的肌力下降,也影响了老年人的咀嚼功能,限制了摄取食物的种类及量。

(2)唾液分泌减少、吞咽及呕吐反射能力减弱,影响了老年人的进食,甚至导致误咽或窒息。

(3)老年人对食物的消化吸收功能下降,可导致所摄取的食物不能有效被机体吸收利用,特别是大量的蛋白质和脂肪摄入时,易引起腹泻。

(4)老年人易发生便秘,便秘又可导致腹部饱胀感、食欲缺乏等,对饮食摄入造成影响。

2. 心理社会因素　人际交往减少、生活自理能力降低等因素可影响老年人的营养摄入。

(1)生活孤独寂寞、与家人和朋友之间缺少交流、生活欲望低下的老年人,或有精神障碍的老年人等,食欲均有不同程度的减退。

(2)排泄功能异常而又生活不能自理的老年人,存在怕麻烦人的思想,往往自己控制饮食的摄入量。

(3)社会地位、经济实力、生活环境及价值观等诸多因素对老年人的饮食也会产生一定的影响。生活困难、缺乏营养知识、独居老人等都可出现营养失衡。

(三)老年人的膳食管理

对老年人进行膳食管理是养老服务中的重要工作内容,照护者应了解老年人的饮食习惯和风俗,结合身心情况对饮食及营养需要作出评估,尊重老年人对膳食的选择,给予健康饮食的指导,并督促其遵守饮食要求。

1. 一般膳食管理　由于老年人体力活动相对减少,新陈代谢减慢,食欲、消化和吸收功能也有所变化,对糖和饥饿耐受性较差。因此,合理的膳食结构应是低热量、低脂肪、低胆固醇、低糖、低盐、充足的蛋白质和维生素。老年人的膳食安排应遵循以下四原则。

(1)适合咀嚼:老年人应多吃新鲜的蔬菜及水果,多食抗氧化营养素(包括维生素 C、维生素 E 和硒等)。由于咀嚼能力明显减弱,蔬菜加工时应切细煮软,以便老年人食用。

（2）易于消化吸收：老年人消化功能减弱，食物加工要做到细、软、松，便于消化。同时，饮食要荤素搭配，少量多餐，少吃油炸、油腻、过黏的食物。

（3）防止老年人便秘：老年人易出现便秘，应多喝水，增加易消化的、富含膳食纤维食物，防止发生便秘。

（4）补充矿物质和维生素：老年人易缺乏钙、铁、硒、维生素 C 和维生素 D 等营养素，日常饮食中应多选择富含矿物质和维生素的食物。

2. 特殊膳食管理　一些患有慢性病的老年人，还可以在医生指导下，选择合理的传统药膳，予以食补。

二、老年人运动管理

运动可以促进人体的新陈代谢，使组织器官充满活力，而且能增强和改善机体的功能，从而延缓衰老。老年人适度运动可改善心肺功能，防治慢性病，保持肌力，降低跌倒风险，提高生活自理能力和生活质量。

（一）老年人运动特点

老年人适度运动，可以促进身心健康，心血管系统、肌肉骨骼系统、神经系统等功能均因运动而增强。

1. 心血管系统　老年人运动时，血管扩张能力下降，回心血量减少，造成心输出量减少。

（1）最快心率下降：老年人最大限度运动时心率约为 170 次 / 分钟，最快心率比成年人低，主要是由于老年人的心室壁弹性比青年人和中年人弱，导致心室的再充盈所需时间延长。

（2）心输出量下降：老年人的动脉壁弹性降低，使其收缩压上升，后负荷增加；外周静脉滞留血液增加，引起部分老年人舒张压升高。

2. 肌肉骨骼系统　肌细胞因为老化而减少，加上肌张力下降，使老年人的骨骼支撑力下降，活动时容易跌倒。老化对骨骼肌系统的张力、弹性、反应时间等均有负面的影响，这是造成老年人活动量减少的主要原因之一。

3. 神经系统　老化可造成脑组织血流量减少、大脑萎缩、运动纤维丧失、神经树突数量减少、神经传导速度减慢，导致对事情的反应时间或反射时间延长，引发老年人的姿势、平衡状态、运动协调能力、步态等失调。除此之外，因前庭器官过分敏感，导致对姿势改变的耐受力下降及平衡感缺失，应注意运动的安全性。

4. 其他　老年人多数患有慢性病，使其对运动的耐受力下降。此外，还可因为服用药物、疼痛、孤独、抑郁、自我满意度低等原因而不愿活动。适当进行运动是维持老年人良好身体状况的必要途径。

（二）老年人运动种类和强度

由于老年人运动的以上特点，运动种类的选择和运动强度的把握是运动管理的重点内容。

1. 老年人的运动种类　根据能量代谢方式，运动分为有氧运动与无氧运动。健身类运动主要指有氧运动。

老年人运动项目的选择应根据年龄、性别、身体状况、锻炼基础、个人爱好及环境条件等因素而决定。以低、中等强度的有氧运动为主，如散步、慢跑、游泳、跳舞、太极拳等。散步属于低强度的有氧运动，是一种既安全又容易坚持的运动，已成为大多数老年人最乐于选择的运动项目,每天坚持散步半小时(6000步左右)至微汗为宜;慢跑属于中等强度的有氧代谢运动,老年人适宜慢速中长跑,对锻炼心肺功能有益处;游泳是全身性运动,长期坚持可保持体形、预防骨关节退行性变等。另外,门球等球类运动、太极拳、气功等运动也有利于老年人的身体健康。

2. 老年人的运动强度　运动强度应根据个人的身体状态和能力选择。运动后心率应达到适宜心率(老年人运动后最适合心率)=170- 年龄。式中170适合年老体弱、病后恢复期或开始参加运动的人,冠心病病人可适当降低;活动结束后3分钟内心率恢复到运动前水平,表明运动量少,应加大运动量;在3~5分钟之内恢复者表明运动适宜;在10分钟以上才能恢复者,表明运动强度太大,应适当减少。

(三)老年人的运动管理

合理、适度的运动是增进健康的重要方式。老年人的运动不能以家务劳动代替,应每天或隔天进行。老年人的运动须做到项目适宜、量力而行、循序渐进、持之以恒、自我监护。

1. 合理安排饮食与运动　不宜在饱餐或空腹时运动,以免引起心律失常,甚至猝死。运动宜在餐后30~60分钟进行。

2. 选择适宜的天气、地点和时间　应关注当天的天气预报和空气质量指数(雾霾天气避免户外运动),冬天注意保暖,夏天避免在烈日下运动。

3. 适宜的运动服饰　应穿着宽松、吸水性强、无静电的运动服。

4. 异常情况及时就诊　在运动过程中如出现胸闷、头晕、气促等情况应及时去医院就诊,心绞痛、呼吸困难、情绪受刺激等应暂停运动。

三、老年人睡眠管理

睡眠时机体的生命活动减慢,处于休息、恢复和重新积累能量的状态。老年人由于老化、疾病、社会心理等因素导致睡眠质量不高或睡眠时间不足,可影响生理、心理健康及社会功能,良好的睡眠是维持健康的必要条件。

(一)老年人睡眠特点

1. 睡眠质量下降　进入老年期后,虽然总体睡眠时间仍旧维持在7~8小时,但睡眠质量有明显下降,主要是由于睡眠过程中深睡眠期缩短,而浅睡眠期延长所致。

2. 睡眠时相提前　老年人因适应睡眠环境变化的能力降低,常表现为入睡时间延长,连续睡眠时间变短;早睡早醒,日间乏困。

3. 夜间觉醒次数增加　与中青年人相比老年人有更多疾病,如前列腺增大的老年男性与张力性尿失禁的老年女性夜间数次排尿影响睡眠;或遭遇丧偶或伤感境遇不佳等引起焦虑和抑郁,也可加重睡眠障碍。

(二)老年人睡眠的影响因素

影响老年人睡眠的因素有疼痛与疾病、环境、生活方式改变、药物和饮食、心理状态等。老年人睡眠障碍常常是多因素的综合影响。

1. 疼痛与疾病　机体疾病是失眠的原因之一,如呼吸系统疾病(肺气肿、慢性支气管炎、支气管哮喘等)、循环系统疾病(高血压、心包炎等)、脑神经疾病(阿尔茨海默病、急性脑血管意外等),主要表现为意识障碍、疼痛、瘙痒感、发热或出汗、尿频、腹痛或腹胀、胸闷或心悸、呼吸困难、咳嗽等。

2. 环境　环境变化是导致失眠的常见原因。此外,被褥厚度与床垫软硬度、房间与生活规律改变、冷热、灯光、安静程度等也是引起老年人失眠的环境因素。

3. 生活方式的变化　每个人都有自己的睡眠习惯,如睡前喝牛奶、热水洗脚、泡澡等,而进入医院或养老院等机构后由于条件所限,易导致睡眠障碍。

4. 药物和饮食　服用某些药物会产生不良反应,如降压药导致多梦而影响睡眠;不合理饮食也会导致失眠,如暴饮暴食,饮用咖啡、浓茶等影响睡眠的饮料等。

5. 抑郁和焦虑　焦虑、紧张或抑郁等负性情绪均可影响睡眠,如亲朋好友死亡后的心理打击,对自己体力衰退、死亡的担忧等。

（三）老年人的睡眠管理

保证充足的睡眠时间,有助于提高老年人机体各系统的功能,这就要求老年人注意调整自己的身心状态,营造良好的睡眠环境,确保足够的睡眠时间。以下措施可改善老年人的睡眠质量,避免或减轻睡眠障碍。

1. 提供安静、舒适的睡眠环境　睡前根据老年人的生活习惯,调节好室内的光线和温湿度,一般室温 18~22℃,相对湿度 50%~60%;选择软硬适中的床垫,枕头高度和软硬适宜,保持床褥的干净整洁;设法维持安静的睡眠环境,尽量避免更换老年人的睡眠环境。

2. 帮助养成良好的睡眠习惯　由于老年人的生活环境、文化背景不同,睡眠存在个体差异,为了保证白天的正常活动和社交,使其生活符合人体生物节律,提倡早睡早起,并养成午睡的习惯。对于已养成的特殊习惯,不应强迫立即纠正,需多解释并诱导,使其睡眠时间尽量正常化。限制白天睡眠时间在 1 小时左右,同时注意缩短卧床时间,以保证夜间睡眠质量。

3. 排除影响睡眠的不良因素　晚餐避免吃得过饱、过分油腻,睡前不饮咖啡、浓茶、酒或大量水分,不吸烟、不看刺激性电视、不用脑过度或过度思维,并提醒老年人在睡前排尿,以免夜尿次数增加而影响睡眠。卧室内可留一盏夜灯,必要时床旁可备便器。

4. 指导老年人促进睡眠的方法　指导老年人在白天做一些力所能及的运动或活动,睡前可以使用温水泡脚、听轻音乐、喝温牛奶等。

5. 慎重使用安眠药　镇静剂可帮助睡眠,但易在体内蓄积产生依赖,还可发生抑制呼吸、降低血压、影响胃肠道蠕动等不良反应。故安眠药应慎用,必要时在医生的指导下根据具体情况选用,避免滥用。

【思考题】

1. 楼女士,63 岁,身高 160cm,体重 75kg,腰围 90cm,退休前是某服装企业一线员工,性格急躁,工作时以静坐姿势为主。退休后不喜欢参加各种运动,特别喜欢吃甜食、红烧猪肠、鸡蛋(平均每天进食 4 个),不喜欢进食蔬菜。最近偶尔出现胸口疼痛,未引起重视,故未去医院诊治。

（1）楼女士不是下列哪个疾病的高危人群（　　　）

A. 冠心病　　　　　　B. 脑血管瘤　　　　　　C. 高血压

D. 糖尿病　　　　　　E. 血脂异常

（2）你认为健康管理者对楼女士提供以下健康教育内容中不妥的是（　　　）

A. 调整心态,控制情绪和生活节奏

B. 每天睡足 8 小时

C. 每天白天在树荫下运动半小时

D. 控制体重在 70kg 左右

E. 避免过咸、过甜、过油腻食物,鸡蛋控制在每天 1 个,多食蔬菜水果

(3) 影响楼女士就医动机的主要因素不包括(　　　)

A. 是否患有某些疾病

B. 感知到的自身健康情况及防治效果

C. 对医疗保健措施的认知程度

D. 医保类型及其报销比例

E. 文化程度及家人对其态度

2. 古女士,68 岁,咳嗽、咳痰 17 年。丈夫经常在卧室吸烟,所住城市空气质量常为"重度污染"。近年来症状加剧,经常在"感冒"后咳大量脓痰,出现喘息、胸闷、严重呼吸困难与发绀等而需要住院治疗。

(1) 对古女士疾病的三级预防,以下不妥的说法是(　　　)

A. 一级预防(病因预防)的主要措施是劝其丈夫不要在室内吸烟

B. 二级预防(三早预防)的主要措施是定期进行健康体检

C. 三级预防(临床前预防)的主要措施是祛痰、平喘、消炎等治疗

D. 保护环境、改善空气质量等措施是最关键、最有效的病因预防

E. 三级预防主要是对症治疗和康复治疗

(2) 下列哪项不属于针对古女士的健康促进内容(　　　)

A. 健康促进的基本策略是家庭总动员,故仅需劝其丈夫不在室内吸烟即可

B. 健康促进广泛涉及整个人群的健康和生活的每个层面,故需社会总动员

C. 健康促进具有前瞻性,即避免人群暴露于各种危险因素之中,如加强环境保护工作等

D. 健康促进是在教育、组织、政策、经济上提供系统的支持环境

E. 健康促进具有约束性,要求全社会参与、多部门合作

(3) 有利于促进古女士健康的措施不包括(　　　)

A. 加强环境保护,改善空气质量

B. 劝告古女士的丈夫戒烟,避免室内吸烟

C. 坚持长期住院治疗

D. 合理营养,适当锻炼,提高机体免疫力

E. 坚持系统治疗,急性期住院治疗

参考答案

1.(1)B　　(2)D　　(3)D

2.(1)A　　(2)A　　(3)C

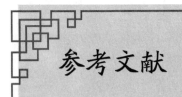
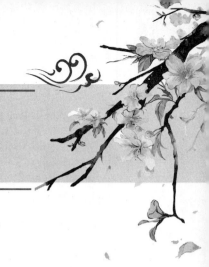

参考文献

1. 张振香,张艳.养老护理员必读[M].北京:人民卫生出版社,2016.

2. 许虹,李冬梅.养老机构管理[M].杭州:浙江大学出版社,2015.

3. 江丹.养老护理管理手册[M].北京:中国社会出版社,2014.

4. 包丽萍.养老护理理论与实务[M].北京:中国言实出版社,2015.

5. 燕铁斌.康复护理学[M].北京:人民卫生出版社,2012.

6. 章冬瑛,陈雪萍.老年慢性病康复护理[M].杭州:浙江大学出版社,2009.

7. 徐燕,庹焱.康复护理高级教程[M].上海:第二军医大学出版社,2006.

8. 化前珍,郭明贤.老年护理与康复[M].西安:第四军医大学出版社,2007.

9. 宋继兰,王艳,高裕慧.实用康复护理[M].北京:军事医学科学出版社,2010.

10. 化前珍.老年护理学[M].4版.北京:人民卫生出版社,2017.

11. 陈长香.老年护理学[M].北京:人民卫生出版社,2011.

12. 张瑞丽,章稼.老年护理[M].2版.北京:高等教育出版社,2011.

13. 沈渔邨.精神病学[M].5版.北京:人民卫生出版社,2009.

14. 刘哲宁.精神科护理学[M].3版.北京:人民卫生出版社,2012.

15. 郭争鸣.心理与精神护理[M].2版.北京:高等教育出版社,2011.

16. 王广州,戈艳霞.中国老年人口丧偶状况及未来发展趋势研究[J].老龄科学研究,2013,1(1):44-55.

17. 孙鹃娟.中国老年人的婚姻状况与变化趋势——基于第六次人口普查数据的分析[J].人口学刊,2015,37(4):77-85.

18. 姜安丽.护理教育学[M].3版.北京:人民卫生出版社,2012.

19. 贾馥茗.教育名家论教育[M].北京:首都师范大学出版社,2009.

20. 李更生,吴卫东.教师培训师培训理念与方法[M].杭州:浙江大学出版社,2014.

21. 陈伟军.教育学[M].济南:山东人民出版社,2014.

22. 靳玉乐.现代教育学[M].4版.成都:四川教育出版社,2015.

23. 阿尔伯特·班杜拉.社会学习理论[M].北京:中国人民大学出版社,2015.

24. 周详,潘慧.教育心理学[M].天津:南开大学出版社,2014.

25. Susan B. Bastable. Nurse as educator:principles of teaching and learning for nursing practice[M].4th ed. USA:Jones And Bartlett Publishers,2013.

26. 洪倩.社区健康风险干预与管理[M].北京:人民卫生出版社,2015.

27. Kathleen McInnis-Dittrich.老年社会工作:生理、心理及社会方面的评估与干预[M].北京:中国人民大学出版社,2008.

28. 李继平.护理管理学[M].北京:人民卫生出版社,2012.

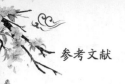

29. 郭清,黄云龙,汪胜.老年服务与管理概论[M].杭州:浙江大学出版社,2015.

30. 尚少梅.老年人护理服务指南[M].北京:中国社会出版社,北京大学医学出版社,中国劳动社会保障出版社,2015.

31. 裴晓梅,房莉杰.老年长期照护导论[M].北京:社会科学文献出版社,2010.

32. 董红亚.中国社会养老服务体系建设研究[M].北京:中国社会科学出版社,2011.

33. 张仙桥,李德滨.中国老年社会学[M].北京:社会科学文献出版社,2011.

34. (美)卡尔.社会问题关注身边的了解当下的[M].北京:中国人民大学出版社,2014.

35. 吴红宇,王春霞.老年护理[M].北京:高等教育出版社,2015.

36. 诸葛毅,王小同.老年护理技术[M].杭州:浙江大学出版社,2011.

37. 臧少敏,陈刚.老年健康照护技术[M].北京:北京大学出版社,2013.

38. 邸淑珍.老年护理[M].北京:中国中医药出版社,2016.

39. 陈卓颐.实用养老机构管理[M].天津:天津大学出版社,2009.

40. 陈雪萍,缪利英.养老护理基础[M].杭州:浙江大学出版社,2015.

41. 施永兴,黄长富.老年护理理论与现代老年护理院实践[M].上海:上海交通大学出版社,2012.

42. 洪倩.社区健康风险干预与管理[M].北京:人民卫生出版社,2015.

43. 吴华,张韧韧.老年社会工作[M].北京:北京大学出版社,2015.

44. 郑杭生.社会学概论[M].北京:中国人民大学出版社,2015.

45. 肖波.中国孝文化概论[M].北京:人民出版社,2012.

46. 左美云.智慧养老的内涵、模式与机遇[J].中国公共安全(综合版),2014(10):48-50.

47. 林晓薇."SPONGE"模式下的智慧养老社区[J].城市建筑,2015(26):298-299.

48. 庞景之,吴清华,卢玲伟,等."互联网+"时代下的居家养老模式新探究[J].决策与信息(中旬刊),2015(8):232-232.

49. 朱海龙.智慧养老:中国老年照护模式的革新与思考[J].湖南师范大学社会科学学报,2016,45(3):68-73.

50. 左美云,张驰.养老模式分类的全景图:一个房车模型[J].中国老年学杂志,2015(4):1104-1108.

51. 同春芬,汪连杰."互联网+"时代居家养老服务的转型难点及优化路径[J].广西社会科学,2016(2):160-166.

52. 席恒,任行,翟绍果,等.智慧养老:以信息化技术创新养老服务[J].老龄科学研究,2014(7):12-20.

53. 杨静,张晓,许春秀,等.物联网在智慧养老建设中的应用[J].产业与科技论坛,2015(19):60-61.

54. 肖守渊,吴刚.一座没有围墙的养老院[J].中国社会工作,2012(35):50-51.

55. 左美云,陈洁."SMART"智慧居家养老新模式[J].中国信息界,2014(4):41-43.

56. 齐建勇.智慧养老,中国正在发生的一场革命[J].中国公共安全(综合版),2015(8):56-57.

57. 吴玉韶.中国养老机构发展研究报告[M].北京:社会科学文献出版社,2015.

58. 国务院.国务院关于积极推进"互联网+"行动的指导意见.国发〔2015〕40号.2015-07-04.

59. 国务院办公厅.国务院办公厅关于促进和规范健康医疗大数据应用发展的指导意见.国办发〔2016〕47号.2016-06-21.

60. 李晓淳.健康管理学[M].北京:人民卫生出版社,2012.

61. 王艳梅.老年护理学[M].上海:上海科学技术出版社,2010.

62. 张开金,夏俊杰.健康管理理论与实践[M].南京:东南大学出版社,2013.

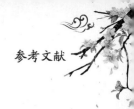

63. 李瑞瑜,任小华.老年健康管理[M].太原:山西人民出版社,2012.

64. 苌翠粉,于明娟,张青娜.常见慢性病的健康管理[M].石家庄:河北科学技术出版社,2014.

65. 尤黎明,吴瑛.内科护理学[M].北京:人民卫生出版社,2012.

66. 中华人民共和国卫生和计划生育委员会.老年人健康管理技术规范[EB/OL].http://www.nhfpc.gov.cn/ewebeditor/uploadfile/2016/01/20160128143208616.pdf,2015-11-04/2016-04-01.

67. 中国疾病预防控制中心.慢病管理业务信息技术规范[EB/OL].http://www.zzws.gov.cn/shwknm/doc/20086611161759312.pdf,2008-04-21.

68. 中华人民共和国卫生部.国家基本公共卫生服务规范[EB/OL].http://www.nhfpc.gov.cn/jws/zcwj/201304/cb5978bb42814451a26e5c97dd855254.shtml,2011-05-24.

附件：

浙江省地方标准——《养老护理员培训规范》DB33/T 2001-2016

ICS 03.100.30
A 20

DB33

浙 江 省 地 方 标 准

DB33/T 2001—2016

养老护理员培训规范

Specification for aged care workers training

2016 - 02 - 26 发布 　　　　　　　　　2016 - 03 - 26 实施

浙江省质量技术监督局 　　　　 发 布

目　　次

前　　言

本标准按照GB/T1.1-2009给出的规则起草。

本标准由浙江省民政厅提出并归口。

本标准起草单位：杭州师范大学。

本标准主要起草人：许虹、李冬梅、刁文华、陈雪萍、楼妍、吴育红、章冬瑛、范亚峰。

养老护理员培训规范

1 范围

本标准规定了养老护理员及其师资培训的术语和定义、培训对象、培训机构、培训场地及设施、从业人员、师资队伍、培训教学、 培训考核、继续培训、培训档案、培训评价和培训改进方面的内容。

本标准适用于养老护理员及其师资培训。

2 规范性引用文件

下列文件对于本文件的应用是必不可少的。凡是注日期的引用文件,仅所注日期的版本适用于本文件。凡是不注日期的引用文件,其最新版本(包括所有的修改单)适用于本文件。

《养老护理员国家职业标准》(2011年修订版)

《养老护理员培训基地和鉴定站基础标准(试行)》

3 术语和定义

下列术语和定义适用于本文件。

3.1

养老护理员 aged care workers

对老年人生活进行照顾、护理的服务人员。

3.2

养老护理师资 trainers of aged care workers

接受过专门的教育和培训,具有养老护理相关的专业理论知识、实际操作和教学技能,能够承担养老护理员培训的人员。

3.3

职业培训 vocational training

以培养和提高养老护理员及师资职业能力为目的教育培训活动。

3.4

职业资格培训 vocational qualification training

为满足养老护理员及师资上岗前取得上岗资格的需要,对其进行的教育培训活动。

3.5

职业素养 professional quality

养老护理职业内在的规范和要求，是在养老护理职业过程中表现出来的综合品质，包含职业道德、职业技能、职业行为、职业作风和职业意识等。

3.6

生活照料 daily care

为老年人提供饮食、排泄、睡眠、清洁照料等的服务。

3.7

基础护理 fundamental nursing

为老年人提供用药照料、冷热应用、遗体照料、应急救护、临终关怀、消毒防护、护理评估、护理计划、护理干预、环境设计、技术创新的基本理论、基本知识和基本技能。

3.8

康复护理 rehabilitation nursing

以康复学与护理学为基础，对老年残疾者或失能者进行训练和再训练，减轻致残因素造成的不便，以尽量提高其活动能力，达到基本生活能自理、重新参加社会活动等效果的护理过程。

3.9

心理护理 mental nursing

以心理学的理论为指导，以良好的人际关系为基础，运用心理学的方法，通过语言和非语言的沟通，改变老年人不良的心理状态和行为，促进康复或保持健康的护理过程。

3.10

养老文化 The culture of support

家庭或社会为老年人提供物质赡养、生活照料、精神慰藉等养老资源方面的思想观念、社会伦理、价值取向和制度规范。

3.11

智慧养老 Smart care for the aged

利用信息技术等现代科技技术，围绕老年人的生活起居、安全保障、医疗卫生、保健康复、娱乐休闲、学习分享等各方面支持老年人的生活服务和管理，对涉及老年人的信息自动监测、预警以及主动处置，实现这些技术与老年人的友好、自主式、个性化智能交互。

3.12

健康管理 Older Health Management

对老年人健康进行全面的评估、分析、干预，预防各种疾病的发生、发展，维持并促进老年人健康的过程。

4 培训对象

4.1 养老护理员

4.1.1 从事或准备从事养老护理工作的人员，具有初中及以上文化水平。

4.1.2 需提升职业等级及养老护理能力的养老护理员。

4.1.3 按《养老护理员国家职业标准》中申请职业鉴定所要达到的培训要求，需参加培训的各职业等级的养老护理员。

4.1.4 对承担居家老人照护的其他人员。

4.2 养老护理师资

4.2.1 各类大专院校或培训机构中具有 2 年及以上相关职业专业教学经验的讲师及其以上职称教师。

4.2.2 养老护理员职业技能培训机构中具有相关技术水平和语言表达能力的高级技术人员。

4.2.3 从事养老护理员职业 5 年及以上的养老机构业务骨干人员或在全国、全省养老护理技能大赛中取得成绩的养老护理员。

5 培训机构

5.1 机构性质

5.1.1 能够承担养老护理员及其师资培训，并具有独立法人资格的办学实体或承担培训等相关业务的法人。

5.1.2 具有符合本规范规定的师资、场地、设施设备及教学培训经验等的相关院校或培训机构。

5.2 资质

5.2.1 培训机构自行申请培训资格。

5.2.2 符合相关政府部门的规定，具备年培训规模不少于 200 人次的能力。

5.3 管理制度

5.3.1 具有师资管理制度、学员管理制度、教学管理制度、教学设施设备管理制度、档案管理制度。

5.3.2 具有培训计划、培训规程、培训组织及评价考核制度。

5.3.3 具有财务管理制度、卫生与安全管理办法。

6 培训场地及设施

6.1 理论培训场地及设施

6.1.1 学员人均使用面积不少于 3 ㎡，每间面积不小于 60 ㎡，总面积满足培训规模的需要。

6.1.2 应整洁、干净、安全；多媒体电教设备齐全，含电脑、上网口及网线、投影仪、扩音设备；具备条件的可以设录音、录像设备。

6.2 技能操作培训场地及设施

6.2.1 学员人均使用面积不少于 6 ㎡，至少有 120 ㎡技能操作培训场地，总面积满足培训规模的需要。

6.2.2 应整洁、干净、安全，便于开展互动式教学、演示、情景模拟等活动。

6.2.3 技能操作培训教室中的专用通用器材、设备和物品的配备应符合《养老护理员培训基地和鉴定站基础标准(试行)》中的要求。

6.3 培训办公场所及设施

6.3.1 应设置与培训规模相适应的服务接待场所。

6.3.2 接待服务场所各类物品和设施需整洁、有序,并定期对其进行消毒和维护。

6.4 食宿场所

6.4.1 招收住宿学员,食宿场所应符合公安、环保、消防、卫生等有关部门的规定。

6.4.2 食宿条件能够满足培训规模需要。

7 从业人员

7.1 满足培训规模的需要。

7.2 专职或兼职行政管理人员需熟悉国家及省的培训方针政策和法律法规,且不少于1人。

7.3 专职或兼职财务人员需具备财务管理经验和会计从业资格证书,且不少于1人。

7.4 专职或兼职后勤人员不少于1人。

8 师资队伍

8.1 职业素养

8.1.1 热爱养老护理教育事业,具有良好的职业道德,遵守基本的职业守则。

8.1.2 具备丰富的养老护理基础知识、专业知识和扎实的职业技能。

8.2 资质要求

8.2.1 培训各职业等级养老护理员的教师要求如下:

——培训五级(初级)养老护理员的教师,应具有本职业三级(高级)职业资格证书或相关专业中级及以上专业技术职务任职资格;

——培训四级、三级(中级、高级)养老护理员的教师,应具有本职业二级(技师)职业资格证书或相关专业高级专业技术职务任职资格;

——培训养老护理员二级(技师)的教师,应具有本职业二级(技师)职业资格证书3年及以上或相关专业高级专业技术职务任职资格3年及以上。

8.2.2 培训养老护理师资的教师要求如下:

——持有相关政府部门颁发的该行业师资资格证书;

——具有本职业技师职业资格证书3年及以上者,或具有(医学、护理学、管理学、社会学等)相关专业高级专业技术职务任职资格3年及以上者;

——从事教育或培训工作2年及以上者。

8.3 教师人数配置

8.3.1 专职培训教师需4人以上,根据实际需求配备理论教师和技能操作指导教师。

8.3.2 外聘教师人数根据培训规模自定。

9 培训教学

9.1 教学计划

9.1.1 培养目标应符合养老护理发展的需求,培养具有良好的职业道德和扎实的养老护理理论基础、专业知识及专业技能的养老护理人才。

9.1.2 制定科学、合理的教学大纲和考核大纲。

9.1.3 培训教材依据培训内容编写和选用,并体现教学目标和课程特点。

9.1.4 养老护理员及其师资的培训内容按职业等级进行分级培训,依次递进,并与教学目标、形式和一定的条件支持匹配。

9.2 课程设置

9.2.1 根据教学大纲制定课程,养老护理员基础知识培训内容(具体见附录A);各职业等级养老护理员培训内容(具体见附录B);养老护理师资培训内容(具体见附录C);养老护理师资培训比重表(具体见附录D)。

9.2.2 各职业等级养老护理员培训学时(每一个标准学时为45~50分钟)如下:

　　——五级(初级)养老护理员培训学时不少于180个标准学时;

　　——四级(中级)养老护理员培训学时不少于150个标准学时;

　　——三级(高级)养老护理员培训学时不少于120个标准学时;

　　——二级(技师)养老护理员培训学时不少于90个标准学时;

　　——养老护理师资培训学时不少于90个标准学时。

10 培训考核

10.1 考核方式

10.1.1 养老护理员分为理论知识考试和技能操作考试,考试均实行百分制。

10.1.2 养老护理师资除理论知识考试和技能操作考试外,还需进行教学能力测试,考试均实行百分制。

10.2 考评人员与考生配比

10.2.1 理论知识考试考评人员与考生配比为1:25,每个标准教室不少于2名考评人员。

10.2.2 技能操作考试考评人员与考生配比为1:10,且不少于3名考评人员。

10.2.3 教学能力测试考评人员与考生采取面对面考核形式,每次测试一名学员,且不少于3名考评人员。

10.3 考核时间

　　理论知识考试时间为90分钟;技能操作考试时间不少于30分钟;教学能力测试时间不少于20分钟。

10.4 考核结果

10.4.1 养老护理员的理论知识考试与技能操作考试成绩皆达60分及以上者,颁发培训机构签发的培训合格证书。

10.4.2 养老护理师资理论知识考试、技能操作考试、教学能力测试成绩皆达60分及以上者,颁发培训机构签发的养老护理师资资格证书。

11 继续培训

11.1 培训合格后每两年接受继续培训,以不断更新知识和技能。

11.2 建立继续培训管理系统、登记手册,每次培训后登记学分。

12 培训档案

12.1 建立培训机构学员培训档案、培训管理档案和培训知识储备档案,各类档案的管理期限按《中华人民共和国档案法》执行。

12.2 档案采用电子和纸质管理方式。

13 培训评价

13.1 评价主体

13.1.1 管理部门对培训机构进行评价。

13.1.2 培训机构自我评价。

13.1.3 养老护理服务对象或家属。

13.1.4 第三方评价。

13.2 评价内容

13.2.1 培训过程评价包括:

——课程设置满意度;

——师资水平满意度;

——授课内容和授课方式满意度;

——组织管理满意度;

——后勤服务满意度。

13.2.2 培训效果评价包括:

——培训后学员考核合格率;

——学员所在单位对培训质量与效果的满意率。

13.3 评价方式

意见征询、问卷调查、访谈、实地考察等。

14 培训改进

14.1 建立问题反馈系统,根据评价适时作出质量改进。

14.2 按"PDCA"循环(策划-Plan、实施-Do、检查-Check、改进-Act 四个环节),持续改进培训服务管理体系。

附 录 A
（规范性附录）
养老护理员基础知识培训内容

养老护理员基础知识培训内容见表A.1。

表A.1 养老护理员基础知识培训内容

培训模块	培训内容	教学目标	学时安排	教学方法
职业道德	职业道德基本知识	识记：1.能正确简述道德的内涵、特点、作用 2.能正确简述职业道德的内涵、基本要素、特征和作用	5	讲授法、案例分析法、角色扮演法、网络学习法
	养老护理员职业守则	识记：能正确简述养老护理员职业守则的内容		
养老护理员职业要求	养老护理员职业工作须知	识记：能正确简述养老护理员的职业定位和工作内容	4	讲授法、情景教学法、角色扮演法、网络学习法
	养老护理员服务礼仪规范	识记：能正确简述养老护理员各种礼仪的规范性要求		
	养老护理员个人防护知识	识记：1.能正确简述养老护理员个人防护的相关知识 2.能正确简述养老护理员自我照顾的相关知识		
老年人护理基础知识	生理特点	识记：1.能正确简述人体基本结构和系统的功能 2.能正确简述老年人的生理特点	4	讲授法、讨论法、案例教学法、网络学习法
	心理特点	识记：能正确简述老年人的心理特点		
	护理特点	识记：能正确简述老年人的护理特点		
	常见疾病护理知识	识记：能正确简述老年人常见慢性病及其护理要求		
	营养需求及饮食种类	识记：能正确简述老年人饮食营养需求及饮食种类的相关知识		
老年人护理方法	一般情况观察	识记：1.能正确简述老年人一般情况的观察方法 2.能正确简述老年人生活经历、生活能力的观察方法	4	讲授法、讨论法、角色扮演法、案例教学法、网络学习法
	护理记录方法	识记：1.能正确简述老年人护理记录的内容 2.能正确简述老年人护理记录应注意的问题 理解：能准确概述对老年人进行评估、制定护理计划的方法		

表A.1 养老护理员基础知识培训(续)

培训模块	培训内容	教学目标	学时安排	教学方法
老年人护理方法	基本救助方法	理解：能准确概述老年人基本救助的方法		
	老年人常见冲突和压力处理方法	理解：能准确概述老年人常见冲突和压力的处理方法		
安全卫生、环境保护	安全防护规范及相关知识	识记：能正确简述老年人、养老机构安全防护基本规范 理解：能准确概述养老护理员安全防护基本规范及其相关知识	4	讲授法、讨论法、案例教学法、网络学习法
	卫生防护知识	识记：能正确简述老年人卫生防护基本内容及其相关知识		
	环境保护知识	识记：能正确简述老年人环境保护相关知识		
	居室整理及消毒隔离知识	识记：能正确简述老年人居室整理及消毒隔离相关知识		
相关政策、法律法规	国家颁布的老年人相关政策，以及《老年人权益保障法》、《劳动法》、《劳动合同法》、《消防法》、养老机构服务标准等相关知识	识记：能正确简述国家颁布的老年人相关政策，以及《老年人权益保障法》、《劳动法》、《劳动合同法》、《消防法》、养老机构服务标准等相关知识	4	讲授法、讨论法、案例教学法、网络学习法
养老文化	养老文化的概述	识记：1.能正确简述养老文化的理念 2.能正确简述传统养老文化的内涵与特征 理解：1.能准确概述我国传统养老文化的精华与糟粕	5	讲授法、讨论法、网络学习法
	中国养老文化的发展	理解：能准确概述中国养老文化面临的挑战 运用：能运用所学知识，结合时代的发展要求，为构建现代和谐养老文化提出建设性意见		
	新型养老文化建设	运用：能运用所学知识，探索新型养老文化建设的途径		
智慧养老	国内外智慧养老概况	识记：能正确简述国内外智慧养老的概况	12	讲授法、讨论法、网络学习法
	智慧养老模式	理解：能准确概述智慧养老的内涵与模式		
	智慧养老服务系统的组成	识记：能正确简述智慧养老服务系统的主要组成部分		

表A.1 养老护理员基础知识培训(续)

培训模块	培训内容	教学目标	学时安排	教学方法
智慧养老	智慧养老服务系统的功能	理解:能准确概述智慧养老服务系统的功能 运用:能运用所学知识,正确指导或帮助老年人利用智慧养老服务系统进行预约挂号、远程教育等服务		
	智慧养老服务系统的使用	理解:能准确概述智慧养老服务系统的信息收集、分析、服务供给的过程 运用:能运用所学知识,通过智慧养老服务系统进行老年人生命体征的观察、老年人活动位置的定位等,并能针对发出的预警信息采取有效处理措施		
	智慧养老护理管理	运用:能运用所学知识,利用养老护理服务系统中的养老护理员终端,对养老护理员的工作进行监控与指导		
小计			42	

附 录 B
（规范性附录）
各职业等级养老护理员培训内容

B.1 五级（初级）养老护理员理论培训内容见表B.1。

表B.1 五级（初级）养老护理员理论培训内容

培训模块	培训内容	教学目标	学时安排	教学方法
一、生活照料	饮食照料	识记：1.能正确简述老年人进食体位和治疗饮食的概念 2.能正确简述老年人饮食种类及有益健康的饮品种类、目的及治疗饮食的特点 理解：能准确概述老年人进食体位摆放目的及进食体位的种类、饮食结构 运用：能运用所学知识，准确观察老年人吞咽困难、进食呛咳的异常情况	10	讲授法、演示法、角色扮演法、案例教学法、讨论法、网络学习法
	排泄照料	识记：1.能正确简述老年人排泄异常的观察方法 2.能正确简述影响排便的环境因素及规律排便的方法 3.能正确简述床上使用的便器种类 4.能正确简述尿垫与纸尿裤的种类和适用范围 5.能正确简述开塞露药物的作用机理及适应证 理解：1.能准确概述老年人排泄异常的护理 2.能准确概述老年人便器的使用方法 3.能准确概述老年人尿失禁的照料 4.能准确概述二便标本采集原则 5.能准确概述老年人排泄物异常的观察方法 6.能准确概述解除便秘的常用方法 7.能准确概述老年人呕吐的照料方法 运用：能运用所学知识，正确有效地照料呕吐、排泄异常的老年人	15	讲授法、演示法、角色扮演法、案例教学法、讨论法、网络学习法
	睡眠照料	识记：能正确简述老年人的睡眠特点 理解：1.能准确概述营造老年人睡眠环境并做好睡眠准备的方法 2.能准确概述老年人睡眠观察要点 运用：能运用所学知识，帮助老年人养成良好的睡眠习惯	5	讲授法、演示法、角色扮演法、案例教学法、讨论法、网络学习法

表B.1　五级（初级）养老护理员理论培训内容（续）

培训模块	培训内容	教学目标	学时安排	教学方法
一、生活照料	清洁照料	识记：1.能正确简述老年人身体清洁的目的 2.能正确简述仪容仪表概念及其对老年人的积极意义 3.能正确简述身体沐浴的种类 4 能正确简述老年人头发养护的方法 5.能正确简述老年人口腔健康的标准 6.能正确简述老年人保持口腔健康的方法 7.能正确简述义齿清洗、存放的原则 8.能正确简述清洁会阴的目的 9.能正确简述会阴清洗的范围 10.能正确简述压疮的预防知识、观察要点 理解：1.能准确概述老年人生活环境照料内容 2.能准确概述老年人居室卫生要求 3.能准确概述更换被服要求 4.能准确概述老年人口腔清洁的方法 5.能准确概述佩戴义齿的注意事项及义齿的摘取和佩戴方法 6.能准确概述老年人的洗发要求 运用：1.能运用所学知识，帮助老年人正确摘取和佩戴义齿 2.能运用所学知识，指导老年人穿适宜的衣、裤、鞋、袜 3.能运用所学知识，预防老年人压疮	20	讲授法、演示法、角色扮演法、案例教学法、讨论法、网络学习法
二、基础护理	应急救护	识记：能正确简述急救的定义、原则、注意事项 理解：1.能准确概述老年人常见撞伤、跌伤、磕伤等初步的处理方法及常见止血方法 2.能准确概述老年人创伤常用的包扎材料与包扎方法 3.能准确概述老年人跌倒的表现及危险因素，以及老年人跌倒后的正确处理方法 4.能准确概述老年人四肢骨折的表现以及常用固定方法 5.能准确概述老年人常用的移动辅具 6.能准确概述搬运骨折老年人的常用方法 7.能准确概述心肺复苏术的方法 运用：1.能运用所学知识，进行初步消毒、止血、包扎、固定、搬运等应急救护 2.能运用所学知识，进行徒手心肺复苏抢救	8	讲授法、演示法、角色扮演法、讨论法、网络学习法

表B.1 五级（初级）养老护理员理论培训内容（续）

培训模块	培训内容	教学目标	学时安排	教学方法
二、基础护理	用药照料	识记：1.能正确简述常用口服药的剂型及用药原则 2.能正确简述常用药物的不良反应 理解：1.能准确概述老年人常备药的种类及保管方法 2.能准确概述非自理老年人的给药方法 运用：1.能运用所学知识，正确完成督促、协助老年人按时用药 2.能运用所学知识，及时、正确告知本人、家属补充老年人的自备药，并能正确判断老年人用药后的不良反应	6	讲授法、演示法、讨论法、网络学习法
	冷热应用	识记：1.能正确简述老年人皮肤生理特点 2.能正确简述取暖物品的类型及皮肤异常变化的观察 3.能正确简述老年人使用热水袋的注意事项 4.能正确简述老年人湿热敷的方法及应用范围 理解：1.能准确概述老年人使用热水袋时的温度控制、使用方法 2.能准确概述老年人湿热敷的禁忌 3.能准确概述老年人湿热敷的温度控制 运用：能运用所学知识，正确应用冷热疗法	9	讲授法、演示法、讨论法、网络学习法
	遗体照料	识记：1.能正确简述清洁遗体的目的 2.能正确简述整理遗物的原则 理解：1.能准确概述清洁遗体的方法 2.能准确概述遗体料理的操作要求 运用：能运用所学知识，完成遗体照料	5	讲授法、演示法、网络学习法
三、康复护理	康乐活动	识记：1.能正确简述手工活动的目的和方法 2.能正确简述娱乐游戏活动的作用和技巧	5	讲授法、演示法、讨论法、网络学习法
	活动保护	识记：能正确简述拐杖、轮椅及平车等的作用、种类 理解：能准确概述拐杖、轮椅及平车等的使用方法 运用：能运用所学知识，指导老年人使用辅助工具，预防跌倒		
四、健康管理	健康管理的基本步骤	理解：能准确概述健康管理的基本步骤	2	讲授法、讨论法、案例教学法、网络学习法
	健康管理的基本内容	理解：能准确概述健康管理的基本内容		
小计			85	

B.2 五级（初级）养老护理员技术操作培训内容见表B.2。

表B.2 五级（初级）养老护理员技术操作培训内容

培训模块	培训内容	技能操作	教学目标	学时安排	教学方法
一、生活照料	饮食照料	喂食	1.能为老年人摆放进食体位 2.能协助老年人进食进水 3.能观察老年人进食、进水的种类和量，报告并记录异常变化 4.能根据已知老年人疾病情况发放治疗饮食 5.能协助呕吐的老年人变换体位	12	演示法、操作练习法、回示法、网络学习法
	排泄照料	协助如厕	能帮助老年人正常如厕	18	
		尿壶、便盆使用	能帮助卧床老年人使用便器排便		
		更换纸尿裤	能为老年人更换一次性尿布、纸尿裤		
		简易通便术	能使用开塞露辅助老年人排便		
		粪便、尿标本采集术	能采集老年人的二便标本		
	睡眠照料	睡眠照料	1.能为老年人布置睡眠环境 2.能观察老年人睡眠状况，报告并记录异常变化	6	
	清洁照料	铺床	能为老年人整理、更换床单元	24	
		穿脱衣裤	能为老年人更衣		
		一般口腔护理	能为老年人清洁口腔		
		义齿护理	能为老年人摘戴、清洗义齿		
		洗脸、梳头床上洗头、洗脚	能为老年人做好晨间梳洗、坐位洗发、床上洗发		
		淋浴床上擦浴修剪指（趾）甲	1.能为老年人清洁身体 2.能为老年人修饰仪表仪容		
		清洁会阴	能为老年人清洁会阴		
		翻身	能为卧床老年人翻身，并观察皮肤变化，报告并记录异常变化		

表B.2 五级(初级)养老护理员技术操作内容(续)

培训模块	培训内容	技能操作	教学目标	学时安排	教学方法
二、基础护理	应急救护	止血、包扎	能对老年人外伤进行初步应急止血	9	演示法、操作练习法、回示法、网络学习法
		固定	能配合医护人员对老年人骨折部位进行固定		
		搬运	能配合医护人员搬运骨折老年人		
		跌倒现场处理	能采取正确方法处理老年人跌倒		
		心肺复苏术	能为心跳骤停的老年人进行初步现场心肺复苏		
	用药照料	口服给药	1.能帮助老年人正确服药 2.能观察老年人用药后的反应,记录并报告 3.能检查常用药是否过期并及时处理	6	
	冷热应用	热水袋使用	能使用热水袋为老年人入睡时保暖	6	
		热湿敷	1.能为老年人进行湿热敷 2.能观察老年人皮肤异常情况,报告并记录		
	遗体照料	尸体护理	1.能进行老年人遗体料理 2.能进行老年人遗物整理	9	
三、康复护理	康乐活动	示范康乐活动	1.能教会并带领老年人进行手工活动 2.能带领老年人进行健身娱乐活动	4	
	活动保护	拐杖使用 轮椅使用 平车使用	1.能教会老年人使用轮椅、拐杖等辅助器进行活动 2.能使用轮椅辅助老年人进行活动 3.能使用轮椅、平车等工具转运搬移老年人	6	
小计				100	

B.3 四级（中级）养老护理员理论培训内容见表B.3。

表B.3 四级（中级）养老护理员理论培训内容

培训模块	培训内容	教学目标	学时安排	教学方法
一、生活照料	饮食照料	识记：1.能正确简述鼻饲的定义和常用鼻饲饮食 2.能正确简述噎食、误吸的基本知识 理解：能准确概述鼻饲管在胃内的确定方法 运用：能运用所学知识，针对噎食、误吸迅速做出正确急救措施	5	讲授法、演示法、角色扮演法、讨论法、网络学习法
	排泄照料	识记：1.能正确简述老年人便秘的相关知识 2.能正确简述留置导尿的相关知识 3.能正确简述肠造瘘的概念和适用对象 理解：1.能准确概述人工取便的基本知识 2.能准确概述肠造瘘口的护理措施 3.能准确概述老年人正常尿液的性状 4.能准确概述更换尿袋的要求、方法 5.能准确概述留置导尿的老年人尿量及颜色的观察要点 运用：能运用所学知识，正确判断老年人异常尿液的性状	10	
	睡眠照料	识记：1.能正确简述老年人常见的睡眠障碍 2.能正确简述老年人常见的不良睡眠习惯 理解：1.能准确概述影响老年人睡眠的环境因素 2.能准确概述老年人睡眠障碍的照料方法 运用：能运用所学知识，正确指导老年人改善不良的睡眠习惯	8	
	清洁照料	识记：1.能正确简述口腔护理的相关知识 2.能正确简述隔离的相关知识 3.能正确简述终末清洁消毒的概念、种类及方法 4.能正确简述床旁隔离的概念和要求 理解：能准确概述老年人常见的口腔护理问题 运用：能运用所学知识，正确进行消毒隔离工作	7	
二、基础护理	应急救护	理解：1.能准确概述老年人异物卡喉及进入呼吸道、消化道的表现和急救要点 2.能准确概述老年人烫伤的表现及急救要点 3.能准确概述老年人触电的现场急救措施 4.能准确概述老年人煤气中毒的表现及现场急救措施 5.能准确概述老年人中暑的表现及现场急救措施 6.能准确概述老年人心跳骤停的表现及心肺复苏术的步骤和要点 运用：能运用所学知识，紧急处理老年人窒息、烫伤、触电、煤气中毒等意外伤害，并对心跳、呼吸骤停的老年人实施心肺复苏术	10	讲授法、演示法、讨论法、案例分析法、网络学习法

表B.3　四级（中级）养老护理员理论培训内容（续）

培训模块	培训内容	教学目标	学时安排	教学方法
三、康复护理	用药照料	识记：1. 能正确简述雾化吸入的概念 2. 能正确简述常用外用药的相关知识 3. 能正确简述压疮的相关知识 理解：1. 能准确概述雾化吸入给药的目的、方法 2. 能准确概述引发老年人压疮的因素及处理措施 3. 能准确概述眼、耳、鼻等外用药的使用方法 运用：能运用所学知识，正确掌握不同给药途径外用药的使用方法	10	讲授法、演示法、讨论法、网络学习法
	冷热应用	识记：1. 能正确简述体温的正常值、影响因素及测量方法 2. 能正确简述温水擦浴的概念 理解：1. 能准确概述物理降温的作用及影响因素 2. 能准确概述温水擦浴的要求 3. 能准确概述冰袋使用的种类与使用方法 运用：能运用所学知识，正确实施体温的测量、物理降温	10	讲授法、演示法、讨论法、网络学习法
	临终关怀	识记：1. 能正确简述临终关怀的概念、目的和特点 2. 能正确简述临终老年人家属的心理压力来源 3. 能准确简述肢体语言的内容和要求 理解：1. 能准确概述临终老年人的心理变化特点 2. 能准确概述临终老年人家属的安慰方法 运用：能运用所学知识，正确有效地进行临终关怀	10	
	康乐活动	识记：1. 能正确简述健身器材的概念、分类和目的 2. 能正确简述体位转换的概念和目的 理解：能准确概述使用健身器材的原则 运用：能运用所学知识，正确协助体位转换	5	讲授法、演示、角色扮演法、网络学习法
	功能锻炼	识记：能正确简述老年人常见的异常步态 理解：能准确概述老年人穿脱衣服训练的方法 运用：能运用所学知识，正确帮助失能老年人进行站立、行走等活动		
四、健康管理	健康状况的检测和信息收集	运用：能运用所学知识，正确完成老年人健康状况的检测和健康信息的收集	2	讲授法、演示法、讨论法、网络学习法
小计			77	

B.4　四级（中级）养老护理员技术操作培训内容见表B.4。

表B.4 四级（中级）养老护理员技术操作培训内容

培训模块	培训内容	技能操作	教学目标	学时安排	教学方法
一、生活照料	饮食照料	鼻导管喂食技术	能照料带鼻饲管的老年人进食	8	演示法、操作练习法、回示法、网络学习法
		噎食、误吸急救术	能对发生噎食、误吸的老年人采取相应的紧急救助措施		
	排泄照料	人工取便术	能使用人工取便的方法辅助老年人排便	12	
		尿袋更换术	1.能为留置导尿的老年人更换尿袋 2.能观察留置导尿老年人的尿量及颜色并记录		
		粪袋更换术	能为有肠造瘘的老年人更换粪袋		
	睡眠照料	睡眠照料	1.能识别影响老年人睡眠的环境因素 2.能照料有睡眠障碍的老年人入睡 3.能指导老年人改变不良的睡眠习惯	10	
	清洁照料	特殊口腔护理	能为老年人进行口腔护理	10	
		床旁隔离技术	能对老年人进行床旁消毒隔离		
		清洁消毒	能对老年人房间进行终末清洁消毒		
二、基础护理	应急救护	海姆利克急救法	能紧急应对老年人异物卡喉及异物进入消化道、呼吸道	10	演示法、操作练习法、回示法、网络学习法
		烫伤现场处理	能正确紧急处理老年人烫伤		
		触电现场处理	能正确快速地切断电源，使老年人脱离电源		
		煤气中毒现场处理	能正确快速使老年人脱离煤气中毒现场		
		中暑急救	能正确处理老年人中暑		
		心肺复苏术	能准确判断老年人是否心跳骤停，并正确实施心肺复苏术		
	用药照料	雾化吸入术	能为老年人进行雾化吸入	10	演示法、操作练习法、回示法、网络学习法
		滴入术	能为老年人使用眼、耳、鼻等外用药		
		I度压疮护理	能为I度压疮的老年人提供护理		
	冷热应用	体温测量	能为老年人测量体温	10	
		冰袋的使用	能用冰袋为高热老年人进行物理降温		
		温水擦浴	能用温水擦浴为高热老年人进行物理降温		
	临终关怀	临终护理	1.能运用肢体语言为临终老年人提供慰藉支持 2.能为临终老年人及其家属提供精神安慰支持	15	
三、康复护理	康乐活动	辅助使用健身器材	能教老年人使用健身器材	7	演示法、操作练习法、回示法、网络学习法
		变换卧位	能帮助老年人进行床上体位转换		
	功能锻炼	穿脱衣裤	能帮助老年人进行穿脱衣服训练	8	
		简单的康复训练	能帮助老年人进行站立、行走活动		
小计				100	

B.5 三级（高级）养老护理员理论培训内容见表B.5。

表B.5 三级（高级）养老护理员理论培训内容

培训模块	培训内容	教学目标	学时安排	教学方法
一、生活照料	饮食照料	识记：1.能正确简述影响老年人饮食的因素 2.能正确简述老年人进食、进水困难的表现 3.能正确简述适宜不同病症的治疗饮食 理解：1.能准确概述老年人常见的不良饮食习惯 2.能准确概述老年人进食、进水困难的原因 3.能准确概述老年人治疗饮食的落实内容 运用：能运用所学知识，正确检查治疗饮食的落实情况	9	讲授法、演示法、角色扮演法、讨论法、网络学习法
	排泄照料	识记：1.能正确简述老年人便秘、大便失禁的表现 2.能正确简述老年人排尿异常的表现及常见原因 3.能正确简述老年人呕吐的原因 4.能正确简述老年人呕吐物的性质 理解：1.能准确概述老年人二便异常的分析方法 2.能准确概述老年人二便异常的常见原因 3.能准确概述老年人呕吐的应对措施 运用：能运用所学知识，正确分析判断老年人二便异常	6	讲授法、演示法、讨论法、网络学习法
二、基础护理	消毒防护	识记：能正确简述常用的消毒监测标准 理解：1.能准确概述监测老年人居室消毒效果的常用方法 2.能准确概述紫外线灯的使用方法及注意事项 3.能准确概述常用消毒液的配制方法 运用：能运用所学知识，准确配制常用消毒液并正确使用	12	讲授法、演示法、网络学习法
	应急救护	理解：1.能准确概述老年人突然倒下的观察与急救要点 2.能准确概述老年人发生心、脑血管意外的表现及急救要点 3.能准确概述老年人哮喘发作的表现、急救要点 4.能准确概述急危重症老年人的观察要点 5.能准确概述老年人缺氧的表现 6.能准确概述安全使用氧气筒的注意事项 7.能准确概述老年人氧气吸入的操作方法及注意事项 8.能准确概述老年人吸痰的指征、操作方法 9.能准确概述老年人心肺复苏的流程、注意事项	20	讲授法、演示法、角色扮演法、讨论法、案例分析法、网络学习法
三、康复护理	康乐活动	识记：能正确简述智力障碍及痴呆的概念 理解：1.能准确概述健身康复操的作用及要求 2.能准确概述老年性痴呆的临床表现 3.能准确概述智力障碍的老年人康复训练方法 运用：能运用所学知识，正确指导老年人健身康复操	5	讲授法、演示法、角色扮演法、讨论法、网络学习法
	功能锻炼	识记：1.能正确简述肢体障碍的概念和评定标准 2.能正确简述压力性尿失禁的概念 理解：1.能准确概述肢体障碍老年人功能训练的方法 2.能准确概述压力性尿失禁功能训练的方法	5	

表B.5 三级（高级）养老护理员理论培训内容(续)

培训模块	培训内容	教学目标	学时安排	教学方法
四、心理护理	心理疏导	识记：能正确简述老年人正常的心理变化特点 理解：能准确概述老年人心理异常的常见表现 运用：1.能运用所学知识，正确运用语言心理疏导的常用技巧 2.能运用所学知识，正确运用非语言心理疏导的常用技巧	5	讲授法、演示法、角色扮演法、讨论法、网络学习法
	心理保健	识记：1.能正确简述老年人心理健康的标准 2.能正确简述休闲娱乐活动对老年人的意义 理解：能准确概述老年人心理保健的要点 运用：能运用所学知识，正确选择适于老年人的休闲娱乐活动项目	5	
五、培训指导	培训	识记：1.能正确简述基础培训知识 2.能正确简述培训教案基本知识 理解：1.能准确概述培训教案编写方法 2.能准确概述基础培训技巧 运用：能运用所学知识，正确运用基础培训技巧	3	讲授法、演示法、讨论法、案例分析法、网络学习法
	指导	识记：能正确简述实践指导一般知识 理解：能准确概述实践指导方法	2	
六、健康管理	健康管理评估	理解：能准确概述各种评估报告结果对老年人健康的影响 运用：能运用所学知识，正确实施老年人的生理健康评估、心理健康评估、社会功能评估、生活质量评估，并发现影响老年人健康的危险因素	7	讲授法、演示法、讨论法、网络学习法
	健康管理计划	运用：能运用所学知识，制定老年人健康管理计划、提供健康指导		
小计			79	

B.6 三级（高级）养老护理员技术操作培训内容见表B.6。

表B.6 三级（高级）养老护理员技术操作培训内容

培训模块	培训内容	技能操作	培训目标	学时安排	教学方法
一、生活照料	饮食照料	进食指导	1.能识别老年人进食、进水困难的基本原因 2.能对老年人不良饮食习惯提出改善建议 3.能检查老年人治疗饮食的落实情况	12	演示法、操作练习法、回示法、网络学习法
	排泄照料	二便观察	能识别老年人二便异常的基本原因	8	
		呕吐护理	能对呕吐的老年人采取应对措施		
二、基础护理	消毒防护	消毒处理	1.能实施老年人房间消毒 2.能监测老年人居室的消毒结果	12	演示法、操作练习法、回示法、网络学习法

表B.6　三级（高级）养老护理员技术操作培训内容(续)

培训模块	培训内容	技能操作	培训目标	学时安排	教学方法
	应急救护	心、脑血管意外现场急救	能初步识别老年人发生心、脑血管意外的表现，并实施初步现场急救	28	演示法、情景教学法、操作练习法、回示法、网络学习法
		哮喘发作急救	能为或帮助老年人紧急使用哮喘药物		
		氧气吸入	能协助为老年人进行氧气吸入		
		心肺复苏术	能为心跳骤停老年人进行现场心肺复苏，并组织实施心肺脑复苏		
三、康复护理	康乐活动	健身操锻炼	1.能辅导老年人完成健身康复操 2.能协助智力障碍的老年人进行康复训练	7	演示法、操作练习法、回示法、网络学习法
	功能锻炼	肢体功能锻炼	能帮助肢体障碍老年人进行功能康复训练	8	
		二便功能康复训练	能帮助压力性尿失禁的老年人进行功能训练		
四、心理护理	心理疏导	心理疏导	1.观察并发现老年人心理变化的原因 2.能针对老年人的异常情绪实施心理疏导	7	演示法、情景教学法、回示法、网络学习法
	心理保健	心理保健	1.能对老年人及家属进行心理健康宣教 2.能根据老年人的兴趣，带动老年人进行活动	8	
五、培训与指导	培训	培训	1.能制订初级养老护理员的培训计划 2.能编写初级养老护理员培训教案 3.能开展初级养老护理员的基础培训	6	示教法、情境教学法、网络学习法
	指导	实践指导	1.能对初级养老护理员进行实践指导 2.能对初级养老护理操作中各种疑难问题进行示范、指导	4	
小计				100	

B.7　二级（技师）养老护理员培训内容见表B.7。

表B.7　二级（技师）养老护理员培训内容

培训模块	培训内容	教学目标	学时安排	教学方法
一、基础护理	护理评估	理解：1.能准确概述老年人护理评估的项目、内容、方法和技巧 2.能准确概述老年人功能状态评估的常用方法、注意事项、遵循原则和常用量表的使用 运用：1.能运用所学知识，识别老年人评估中的异常情况 2.能运用所学知识，评估老年人的功能状态、生活起居状况，判断功能的缺失	15	讲授法、演示法、讨论法、网络学习法

表B.7 二级（技师）养老护理员培训内容（续）

培训模块	培训内容	教学目标	学时安排	教学方法
	护理计划	运用：1.能运用所学知识，正确制定护理计划 2.能运用所学知识，正确制定慢性病老年人照料护理计划 3.能运用所学知识，系统评价老年人护理计划的实施结果 4.能运用所学知识，正确分类保管老年人护理档案 5.能运用所学知识，正确制定老年人安全预案	28	讲授法、演示法、案例教学法、讨论法、网络学习法
	环境设计	理解：1.能准确概述老年人生活环境有害因素识别知识 2.能准确概述老年人生活环境优化设计知识 运用：1.能运用所学知识，设计老年人护理环境，制订改善老年人护理环境的方案 2.能运用所学知识，准确识别并消除危害老年人健康的环境因素 3.能运用所学知识，设计适合不同疾病状态老年人的生活环境		
	技术创新	运用：1.能运用所学知识，对老年人照料、护理技术进行创新 2.能运用所学知识，为老年人用品技术改良提出建议 3.能运用所学知识，撰写老年人照料、护理的技术总结或论文 4.能运用所学知识，选择、论证、申报养老护理科研课题并参与养老护理科研成果的鉴定与推广		
二、康复护理	功能锻炼	运用：1.能运用所学知识，正确指导言语障碍老年人进行言语训练 2.能运用所学知识，正确指导吞咽障碍老年人进行吞咽功能训练	5	讲授法、演示法、角色扮演法、讨论法、网络学习法
	活动评价	运用：1.能运用所学知识，正确制订老年人功能康复训练计划 2.能运用所学知识，系统评价老年人肢体活动效果	5	
三、心理护理	心理辅导	运用：1.能运用所学知识，制订老年人心理辅导基本方案 2能运用所学知识，讲解老年人心理健康知识	5	讲授法、演示法、角色扮演法、案例教学法、讨论法、网络学习法
	心理疏导	运用：1.能运用所学知识，正确疏导并稳定老年人的不良情绪 2.能运用所学知识，系统评估老年人心理辅导效果	5	
四、培训指导	培训	运用：1.能运用所学知识，编写分级养老护理员培训教案 2.能运用所学知识，对五、四、三级养老护理员及技师养老护理员进行基础培训	3	讲授法、演示法、讨论法、示教法、情景教学法、网络学习法
	指导	运用：能运用所学知识，对五、四、三级养老护理员及技师养老护理员实践给予以指导	2	

表B.7 二级（技师）养老护理员培训内容（续）

培训模块	培训内容	教学目标	学时安排	教学方法
五、护理管理	组织管理	运用：1.能运用所学知识，制订养老护理员岗位职责 2.能运用所学知识，制订养老护理员工作程序 3.能运用所学知识，制订养老护理员护理流程 4.能运用所学知识，完成护理管理制度的起草 5.能运用所学知识，对护理流程和工作程序提出改进意见 6.能运用所学知识，检查和控制养老护理计划和方案 7.能运用所学知识，制订养老护理员考核办法	15	讲授法、演示法、讨论法、网络学习法
	质量管理	运用：1.能运用所学知识，制订养老护理质量控制方案 2.能运用所学知识，制订养老护理技术操作规程 3.能运用所学知识，正确应用养老服务信息化管理技术		
六、老年人健康管理	健康干预	识记：能正确简述老年人常见的不良生活方式和习惯 理解：能准确概述老年人常见慢性病的相关危险因素及干预技术 运用：能运用所学知识，开展老年人健康风险干预和健康促进	7	讲授法、演示法、讨论法、案例学习法、网络学习法
小计			90	

附 录 C
(规范性附录)
养老护理师资培训内容

养老护理师资培训内容见表C.1。

表C.1 养老护理师资培训内容

培训项目	培训内容	教学目标	学时安排	教学方法
一、养老护理服务概述	养老护理服务伦理	理解：能准确概述养老护理服务伦理原则、规范 运用：能运用所学知识，解决在养老护理服务过程出现的伦理问题	3	讲授法、讨论法、案例教学法、网络学习法
	养老护理服务道德	识记：能正确简述养老护理服务道德内涵 理解：能准确概述职业道德建设的意义		
	养老护理服务政策、法律法规	识记：能正确简述养老服务相关政策、法律法规 理解：能准确概述关系老年人切身利益的政策、法律法规		
二、基础护理	护理评估	理解：能准确概述老年人心理状态、角色适应、环境状态评估的内容、常用方法及量表 运用：能运用所学知识，正确评估老年人的心理状态、角色适应、环境状态，制定相应的护理计划	12	讲授法、演示法、讨论法、网络学习法
	护理干预	运用：能运用所学知识，正确指导养老护理员对老年人存在的各种生理问题、心理问题等进行有效干预		
	环境设计	运用：能运用所学知识，设计符合老年人身心发展要求的文化环境		
	技术创新	运用：能运用所学知识，选择、论证、申报养老护理科研课题并参与养老护理科研成果的鉴定与推广		
三、康复护理	康复护理评估	理解：能准确概述康复评估的方法与程序	10	讲授法、演示法、讨论法、网络学习法
	康复护理措施	理解：能准确概述老年人常见慢性病的康复护理措施及效果评价等相关知识 运用：能够运用所学知识，正确完成老年人常见慢性病的康复护理		

表C.1 养老护理师资培训内容（续）

培训项目	培训内容	教学目标	学时安排	教学方法
四、心理护理	老年心理学概论	理解：能准确概述老年人心理特征、心理健康、个体社会化以及感知觉、智力、情绪与情感等方面的知识	12	讲授法、演示法、讨论法、网络学习法
	老年人常见心理问题及照护、养老护理人际沟通技巧	理解：1.能准确概述老年人焦虑、抑郁、孤独等常见心理问题及照护知识 2.能准确概述老年人人际沟通的特点及影响因素、与老年人进行沟通的技巧与策略 运用：能运用所学知识，正确对老年人心理健康进行评估，维护与促进老年人心理健康		
五、教育理论及教学方法	教育与教学	运用：1.能运用教育学基础知识，以及教学基本规范、备课与撰写教案法、教学方法与技巧等相关知识，完成教育培训工作 2.能根据成人学习特点和现代培训方法，完成教学任务	15	讲授法、演示法、讨论法、示教法、案例教学法、网络学习法
	教育心理	理解：能准确概述学习的影响因素、学习心理、学习策略、教育心理学基础知识		
六、护理管理	安全与风险管理	理解：能准确概述养老服务管理特点、内容及安全与事故管理等知识 运用：能运用所学知识，制订安全与事故的管理方案	18	讲授法、演示法、讨论法、网络学习法
	领导管理	理解：能准确概述领导的职能、作用及其相关理论 运用：能运用所学知识，采用适当的激励方式		
七、老年社会学	老年生活与社会发展	理解：1.能准确概述老年人与社会供养环境的内容 2.能准确概述老年人与社区服务的内容 3.能准确概述老年人与社会交往的内容 4.能准确概述老年人的养老服务机构生活 运用：能运用所学知识，提出协调社会发展以促进老年人晚年生活的合理化建议	10	讲授法、讨论法、网络学习法

表C.1 养老护理师资培训内容（续）

培训项目	培训内容	教学目标	学时安排	教学方法
	老年社会照护和社会支持	理解：1.能准确概述老年社会照护与社会支持的定义、理论模式 2.能准确概述老年社会照护体系及中国老年照护的类型 3.能准确概述中国老年人照护体系		
	老年社会制度	理解：1.能准确概述国内外主要的老年社会制度 2.能准确概述老年人制度体系中的核心部分，即老年保障制度 3.能准确概述老年社会养老保险制度、老年医疗保险制度		
	老年社会工作	理解：1.能准确概述老年社会工作的含义、特点和意义 2.能准确概述老年社会工作地目标、功能、类型与对象划分 3.能准确概述老年社会工作理论、内容、工作模式、工作方法与技巧 运用：能运用所学知识，提高老年人社会活动能力，实现其自我发展		
八、养老文化	养老文化建设	理解：能准确概述养老文化建设的意义 运用：能运用所学知识，为建设中国特色的现代化和谐养老文化提出建设性意见	4	讲授法、演示法、讨论法、网络学习法
九、智慧养老	智慧养老服务系统构建	理解：能准确概述国家智慧养老的发展战略 运用：能运用所学知识，为养老机构构建智慧养老服务系统提供合理化建议	4	讲授法、演示法、讨论法、网络学习法
十、健康管理	健康教育	理解：能准确概述老年人健康教育计划的设计、实施及效果评价相关知识	12	讲授法、演示法、讨论法、网络学习法
	健康管理评价与监控	理解：能准确概述老年人健康管理的评价内容 运用：能运用所学知识，正确指导养老护理员进行健康管理，并对其过程进行监控、评价		
小计			100	

附 录 D
（规范性附录）
养老护理师资培训比重表

D.1 养老护理师资培训比重理论知识要求见表D.1。

表D.1 理论知识要求

项目		所占比重（%）	
		计	合计
一、养老护理服务概述	养老护理服务伦理	1	3
	养老护理服务道德	1	
	养老护理服务政策、法律法规	1	
二、基础护理	护理评估	3	14
	护理干预	3	
	环境设计	3	
	技术创新	5	
三、康复护理	康复护理评估	5	10
	康复护理措施	5	
四、心理护理	老年心理学概论	3	10
	老年人常见心理问题及照护、养老护理人际沟通技巧	7	
五、教育理论及教学方法	教育与教学	10	15
	教育心理	5	
六、护理管理	安全与风险管理	10	15
	领导管理	5	
七、老年社会学	老年生活与社会发展	2	10
	老年社会照顾和社会支持	3	
	老年社会制度	2	
	老年社会工作	3	
八、养老文化	养老文化建设	5	5
九、智慧养老	智慧养老服务系统构建	5	5
十、健康管理	健康教育	5	13
	健康管理评价与监控	8	
小计		100	100

D.2 养老护理师资培训比重技能要求见表D.2。

表D.2 技能要求

项目		所占比重（%）	
		计	合计
一、基础护理	护理评估	2	15
	护理干预	5	
	环境设计	3	
	技术创新	5	
二、康复护理	康复护理评估	5	10
	康复护理措施	5	
三、心理护理	老年人常见心理问题及照护、养老护理人际沟通技巧	10	10
四、教育理论及教学方法	教育与教学	10	15
	教育心理	5	
五、护理管理	安全与风险管理	10	20
	领导管理	10	
六、老年社会学	老年生活与社会发展	1	7
	老年社会照顾和社会支持	2	
	老年社会制度	2	
	老年社会工作	2	
七、养老文化	养老文化建设	5	5
八、智慧养老	智慧养老服务系统构建	5	5
九、健康管理	健康教育	5	13
	健康管理评价与监控	8	
小计		100	100

参 考 文 献

《养老护理员培训大纲》（试行）

———————————————